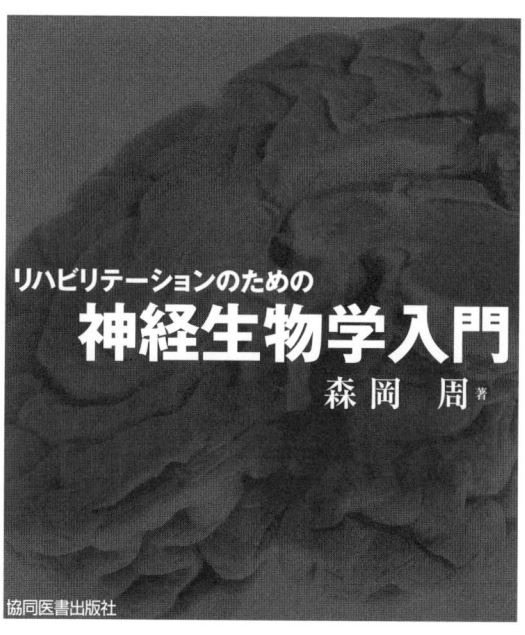

リハビリテーションのための
神経生物学入門

森岡 周 著

協同医書出版社

装　幀⋯⋯⋯岡　孝治
カバー写真⋯⋯大西成明

目次

第1章 私たちはどこから来たのか──人類の進化に伴う脳機能の変遷 1
- 1.1── 脳の三層構造と欲求の関係 2
- 1.2── 人類の祖先と脳の関係 6
- 1.3── 進化プロセスにおける脳の相違 8
- 1.4── 大脳皮質における人間と他の霊長類の違い 15
- 1.5── 脳の三位一体による機能特性 17

第2章 「私」はどのようにして生まれるのか──脳の発達と成熟 25
- 2.1── ニューロンの産生と分化 26
- 2.2── ニューロンとグリア細胞の関係 30
- 2.3── 胎内における神経系と機能の関係 30
- 2.4── シナプス形成とミエリン形成 32
- 2.5── 環境および身体経験と脳の発達の関係 37
- 2.6── 運動行動の発達とシナプス抑制回路 38
- 2.7── シナプス抑制システム 42
- 2.8── 環境と身体の相互作用に基づいた大脳連合野の発達 45
- 2.9── 認知機能の発達のための神経基盤とその障害 47
- 2.10── 社会性の発達のための神経基盤とその障害 49
- 2.11── 生涯にわたる脳・神経系の成熟 53

第3章 「私」はどこにいるのか──自己意識と身体性の神経機構 59
- 3.1── 自己意識とは 60
- 3.2── 動物の自己意識 62
- 3.3── 時間感覚に基づく自己意識 66
- 3.4── 自己認知の発達 68
- 3.5── 自己身体認知の脳機能 70
- 3.6── 自己と他者の区別 83

第4章 私は世界に触れる──手の進化とその神経機構 93
- 4.1── 手の進化と脳機能の関係 94
- 4.2── 手の行為と意志の発動 96
- 4.3── 上肢運動制御における視覚情報処理系 97
- 4.4── 手の運動における体性感覚情報処理系 110
- 4.5── 上肢運動における言語情報処理系 115
- 4.6── 両手協調動作の神経機構と半球間抑制 119
- 4.7── 上肢の運動制御における皮質脊髄路の役割 125

第5章 私は世界を歩く──二足歩行を生み出す神経機構 137
- 5.1── 直立二足歩行への進化 138

5.2──立位制御の神経基盤　138
　　5.3──歩行運動の神経基盤　142
　　5.4──歩行の神経システムおよびその機能回復メカニズム　165
第6章　**私は知る**──学習する人間　177
　　6.1──学習とは　178
　　6.2──認知学習とは　179
　　6.3──宣言的記憶とその脳領域　182
　　6.4──記憶の神経回路　186
　　6.5──運動学習の種類　188
　　6.6──3つの運動学習戦略　192
　　6.7──運動の内部モデル形成のために　200
　　6.8──視覚誘導性・記憶誘導性の運動学習システム　202
　　6.9──運動学習におけるコネクティビティ　204
第7章　**私の心は動かされる**──情動の神経機構　213
　　7.1──情動と感情　214
　　7.2──恐怖を感じ，それに対処する脳　215
　　7.3──情動記憶の消去に関する神経メカニズム　223
　　7.4──道徳形成の基盤となる嫌悪感の神経基盤　228
　　7.5──報酬系作動に基づく喜びの感情の生起　232
　　7.6──表情が伝える情動　236
第8章　**私は心の中に世界をつくる**──概念・言語・イメージ・ワーキングメモリの神経機構　249
　　8.1──人間のコミュニケーション世界　250
　　8.2──概念化の神経機構　253
　　8.3──言語情報処理における神経機構　256
　　8.4──イメージの神経機構　264
　　8.5──ワーキングメモリの神経機構　269
第9章　**私は世界とともに生きる**──社会的動物としての人間　287
　　9.1──人間における社会性　288
　　9.2──人間における共感システム　290
　　9.3──道徳・倫理的な心の神経メカニズム　317
　　9.4──社会的関係に基づいた相対的な報酬　326
　　9.5──意思決定の神経メカニズム　330
第10章　**私たちはどこへ行くのか**──文化・芸術を生み出す人間　343
　　10.1──人間社会における文化・芸術　344
　　10.2──リハビリテーションは文化である　349

あとがき　351
索引　355

私たちはどこから来たのか

1. 人類の進化に伴う脳機能の変遷

第1章 私たちはどこから来たのか

1.1 脳の三層構造と欲求の関係

　人間の脳の構造を大きく3つに分けると，爬虫類脳，旧哺乳類脳，新哺乳類脳に分類される（図1.1）[1]．これらは発生順であり，爬虫類脳は反射脳，旧哺乳類脳は情動脳，新哺乳類脳は理性脳に位置づけられる．これは有名なMacLeanによる分類であり，人間はこれら3つの層が環境に対して"三位一体"となって機能していくという説である[2]．現代の神経科学において，MacLeanのこの説は，厳密性はないが，大まかに脳の構造と機能の進化を考える意味でとても便利である．

　さて，爬虫類脳とは，爬虫類から進化をせず人間の脳に存在している領域を指すが，一般的な用語を用いると脳幹（brainstem）と，間脳（interbrain）になる．脳幹は，延髄（medulla oblongata），橋（pons），中脳（midbrain）を合わせた総称である．脳幹はいわゆる不随意である「自律神経系」の中枢であり，循環，呼吸，消化，発汗・体温調節，内分泌機能，生殖機能や代謝のような意図のない不随意の機能を制御する．ホメオスターシスの維持には欠かせない脳領域である．また，縄張りを形成し攻撃，回避といった危険に

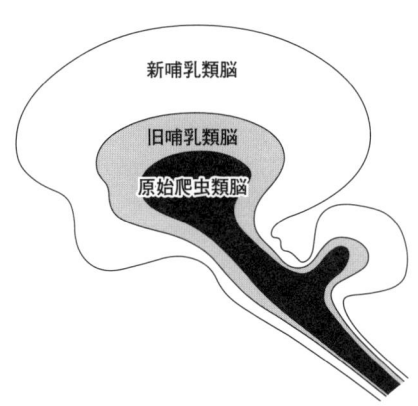

図1.1　マクリーンによる「三位一体説」
中枢神経系は3つの層に分かれる．原始爬虫類脳は脳幹・脊髄，旧哺乳類脳は大脳辺縁系，新哺乳類脳は大脳皮質を指す．これらは独立した機能を有するとともに，関連し合いながらシステムとして機能して高次な脳機能を展開し，自己を形成する．
（MacLean PD［法橋　登・訳］：三つの脳の進化－反射脳・情動脳・理性脳と「人生らしさ」の起源－．工作舎，1994より）

対する防衛意識を発生させる．これは種の保存というよりも自己防衛のための脳機能である．Maslowの欲求階層（図1.2）[3]で言えば，一番下位層の生理的欲求（physiological need）を実現するための脳機能とも言える．すなわち，生命維持のための根源的な欲求である．いわゆる成熟した人間であっても，極限までの恐怖にさらされると，生理的欲求が他のどの欲求よりも最も主要な動機づけになる．したがって，下位の脳幹や脊髄が中心的に作用し，ステレオタイプな反射応答を示すことになる．

一方，旧哺乳類とは霊長類以外の哺乳類を指し，四肢が前足，後足と表現され，手を器用に扱えない動物のことである．ネズミやネコがこれに相当する．旧哺乳類脳を一般的な用語で示すと大脳辺縁系（limbic system）になる．大脳辺縁系とは，扁桃体（amygdala），乳頭体（mammilary body），側坐核（nuculeus accumbens），視床下部（hypothalamus）といった核に加

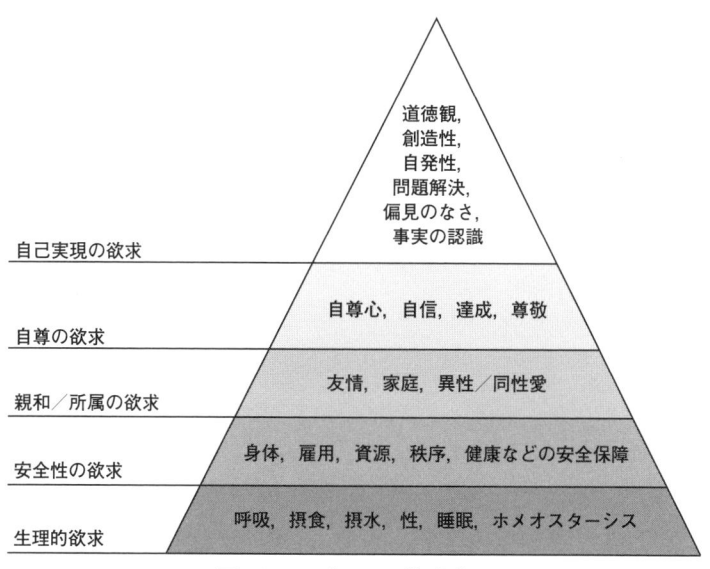

図1.2　マズローの欲求階層

マズローの示した欲求階層．5層に分けられている．下位がより生物学的欲求．上位が社会学的欲求になる．最近では自己実現の欲求の上位にコミュニティ発展の欲求が追加される場合がある．

(Maslow AH［小口忠彦・訳］：人間性の心理学—モチベーションとパーソナリティ．産能大出版部，1987より)

え，帯状回（cingulate gyrus），海馬（hippocampus），海馬傍回（parahippocampal gyrus）といった領域を含んだ総称である（図1.3）[4]．大脳辺縁系は内分泌系や自律神経系に影響を与えるが，この領域を一言で表すと本能の中枢と言うことができよう．本能の中には生物学的な情動や記憶を含み，その機能は自己の防衛や保全だけでなく種の保存を生み出す．理由なく子育てをするといった本能行動を生み出すのも，この領域の働きによるものである．Maslowの欲求階層で言えば，安全の欲求（safety need），そして，この後に示す新哺乳類脳と関係し合いながら，所属と愛の欲求（social need/love and belonging）を生み出す．通常，生理的欲求が満たされないと，この階層の欲求は生まれにくい．

　旧哺乳類脳の上部に位置する新哺乳類脳は大脳皮質（cerebral cortex）である．新哺乳類とは人間を含んだ霊長類のことであり，主に手を操作することが可能な動物である．大脳皮質は前頭葉（frontal lobe），頭頂葉（parietal lobe），側頭葉（temporal lobe），後頭葉（occipital lobe）といった4つの脳葉と少し深部にある島皮質（insular cortex）の総称である（図1.4）[5]．大脳皮質は知覚，随意運動，思考，記憶，さらには意思決定といった高次機能を

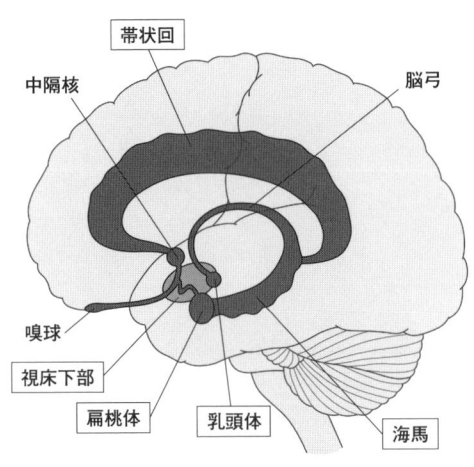

図1.3　大脳辺縁系の構成

(Joseph R：Neuropsychiatry, Neuropsychology, Clinical Neuroscience, 3rd edition, Academic Press, New York, 2003 より)

人類の進化に伴う脳機能の変遷

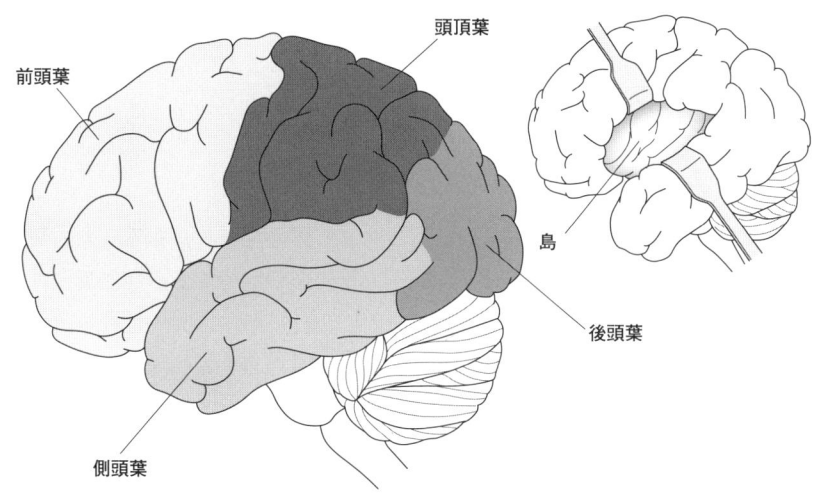

図1.4 大脳皮質における4つの脳葉と島皮質
(Bear MF, Connors BW et al［加藤宏司, 後藤 薫, 他・訳］:神経科学―脳の探究―, 西村書店, 2007より)

司る．Maslowの欲求階層の承認（尊重）の欲求（esteem）や自己実現の欲求（self-actualization）を生み出す領域である．Maslowは晩年において，5段階の欲求階層の上に，もう一つの欲求を追加した．それは自己超越（self-transcendence）の段階であるが，これはコミュニティ発展の欲求ととることもできる．自己よりも他者そして社会の発展を求める志向性である．この欲求の出現は子どもでは難しいと考えられており，脳が成熟していくことで生まれる高度な人間が持つ志向性であると言えよう．ただし，すべての人間が有する欲求でもない．

　リハビリテーション対象者の欲求と脳機能との関係を考えれば，高度な欲求を求めて行く志向性こそが，脳機能を発達・維持させて行くものであると考えることができる．生命の危険にさらされている者に対する医学的管理や，障害を持ちながらも安全に生活ができる援助も，医学的見地から見てもちろん大切であるが，その上の層である所属や愛の欲求，承認の欲求，さらには何歳になっても目標が見つかり，それを自己実現しようとする欲求の生起，さらには自己の経験を伝承し，地域や他者のためにそれを役立ててもらうといったコミュニティ発展の欲求の生起こそが，ある意味自分たちの種を

保存していくための手続きになるのではないだろうか．これは人間が持つ利己的な面と利他的な面の相互作用から生まれる．こうした欲求を生み出すことこそが，人間らしい脳機能の維持につながるのではないかと考えられる．

1.2 人類の祖先と脳の関係

　地球上において哺乳類の祖先は恐竜と共存していた時代がある．恐竜が昼行性であったのに対して，それを避けるように小型動物である哺乳類は夜行性であった．恐竜が絶滅した後，哺乳類は大型化を進め，約2,500万年前に類人猿が旧世界ザルと分岐し，約350万年前（あるいは約600万年前とも言われる）には類人猿と現代人類の祖先につながるアウストラロピテクスの猿人が分岐する．すなわち，類人猿であるチンパンジーなどと人間の祖先との分岐である．共通の祖先から生まれたチンパンジーとアウストラロピテクスは，最初は体重も脳の重さもほぼ同じで多くの特徴を共有していた．アウストラロピテクスの脳の容積は現代人の約35％の500 cc程度であり，チンパンジーと変わらなかった．この2つの集団の決定的な違いはアウストラロピテクスの脊柱が直立だったことである．アウストラロピテクスは現代の人間のようかは定かではないが，二足で歩行していたのではないかと考えられている．

　アウストラロピテクスは約250万年前に姿を消したが，代わって出現してきたヒト種がホモ・ハビリス（Homo habilis）である．ホモ・ハビリスは「器用な種」の意であり，手を使って石器（道具）をつくり，それを用いて生活を営んでいたという記述がある．ハビリスとは人間にふさわしいという意味でも用いられ，それは適応，有能，役立つ，生きるなどの意味も含有し，リハビリテーション（Re-habilitation）の語源となっている．脳容量は現代人の約半分ほどであり，前頭部に膨らみが確認されている．

　その後出現してきたのがホモ・エレクトス（Homo erectus）である．一般に原人（北京原人，ジャワ原人）はホモ・エレクトスを指す．ホモ・エレクトスとは「直立する種」を表し，その脳容量は950 cc〜1,100 ccであり，現代人の約75％であった．行動面では，それ以前の人類よりも精巧な石器をつくり使用していたことがわかっている．脳が大きくなるとその分エネルギー消

費が大きくなることから，タンパク質を豊富に富む食物である肉の必要性が高まり，そうした理由から，狩猟に力を注がなければならなくなった．したがって，狩猟のための道具の工夫や集団で力を合わせて獲物を狙う手段が用いられ始めてきた．このような知性の芽生えが起こることに相関するように脳容量が増えていったことが想定される．現にホモ・エレクトスは石器の製作を伝承していたことがわかっている．技術を伝承するためには，模倣，教育，そして現代人のような言語ではないが，なんらかのサインを用いてそれを伝えていたことが推察される．すなわち，これこそが人間が世代から世代へと知識を伝えて行くといった社会的関係の原点であることが推察される．

　さて，現代人の学名はホモ・サピエンス（Homo sapiens）であるが，生物学的にはヒトと表し，社会学的には人間あるいは人（ひと）と表す．なお，ホモ・サピエンスとは「賢い種」を意味したものである．その脳容量は1,200 cc～1,500 ccである．現代人の祖先は約15万年前に登場したとされている南アフリカに誕生した女性「ミトコンドリア・イブ」である[6]．現代人の祖先はそれまでの狩猟生活中心を採集生活中心にシフトしていった．狩猟を繰り返すと対象となる動物は少なくなり，最終的には絶滅する．それと同じように狩猟をしていた種も絶滅してしまう．自分たちの種の絶滅を防ぐための知性の出現こそが，今なお地球上に絶滅せずに生きる結果をもたらした．その背景には，絶滅を防ぐための認知機能の発達，具体的には武器の改良，因果的推理，動物の習性の知識など，これらの情報を集団で絶えず共有，更新，検討してきたプロセスがあった．そしてついには狩猟に頼らず，植物の栽培，家畜を飼育するようになった．ある問題を解決するためのこのプロセスの繰り返しにより，多様な選択肢を生み出したのである．それは農耕生活への大転換につながった．この大転換は恒常的に人口増加がもたらされる結果を導いた．狩猟生活時代は30人ほどの小集団であったのが，人口増加に伴い集団が徐々に大きくなることで，法律の制定を含んだ国家を形成し，貨幣経済を生み出すといった社会文化的変化が起こった．ここで大事なのは狩猟民族であったものが，新たな食べ物を探すといったそれまでの延長線上での問題解決を試みたわけでなく，まったく新しい戦略で生き延びることを選んだことである．つまり，それまでのある種が絶滅しようとすることで，それ

にとって代わるといった単純な生物学的な変化ではなく，ホモ・サピエンス同士が知恵を共有し，新たな生命維持の戦略を生み出すといった社会学的な変化が起こったのである．脳の構造が変わらないにもかかわらず，この戦略の変化は，まさに人間の発達・進化が社会生活に基づいたものであることを示している．したがって，脳機能の発達もそのような社会的プロセスの産物であることがわかるであろう．

1.3 進化プロセスにおける脳の相違

　古生代（約5億4,200万〜約2億5,100万年前）に登場した魚類は脊椎に沿って脊髄神経が走行し，その先が脳となっている（図1.5）．脳幹・間脳の先に大脳辺縁系がくっついた構造を形成している．魚類の脳の中心は脳幹・間脳であり，呼吸，摂食などといった生命維持こそが「生きる」という証である．

　爬虫類も構造上は大きくは変わらないが，大脳辺縁系がより大きくなっているのがわかる．大脳辺縁系といっても人間のような複雑な機能は有しておらず，ここで発達しているのは嗅覚に携わる機能である．前述した内容と少し矛盾があると思うかもしれないが，爬虫類であっても嗅覚を利用して繁殖のために相手を捜すといった本能的欲求を持っている．MacLeanの示した爬虫類脳といった表現はあくまでも便宜上の分類であることを断っておく．すなわち，爬虫類においては「生きる」証に本能という生物学的機能が付け加えられる．人間の大脳辺縁系において嗅覚の機能を担っているのは嗅球であるが，他の動物に比べて退化しているのは周知の事実であるだろう．一方，人間においても本能的欲求の中枢であることは間違いなく，環境における対象物が自己にとって快か不快かを決め，接近か回避かを瞬時に処理する場所でもある．すなわち，人間にとってシンプルな情動を生み出す脳領域である．

　一方，図1.5で示す哺乳類の脳は旧哺乳類の構造であり，爬虫類と大きく異なるのが大脳皮質の出現である．この生活上で魚類や爬虫類と哺乳類が異なるのは，子育てするかどうかである．爬虫類をペットにした場合と哺乳類をペットにした場合，根本的に異なるのが飼い主に対して愛着を持つかどう

人類の進化に伴う脳機能の変遷

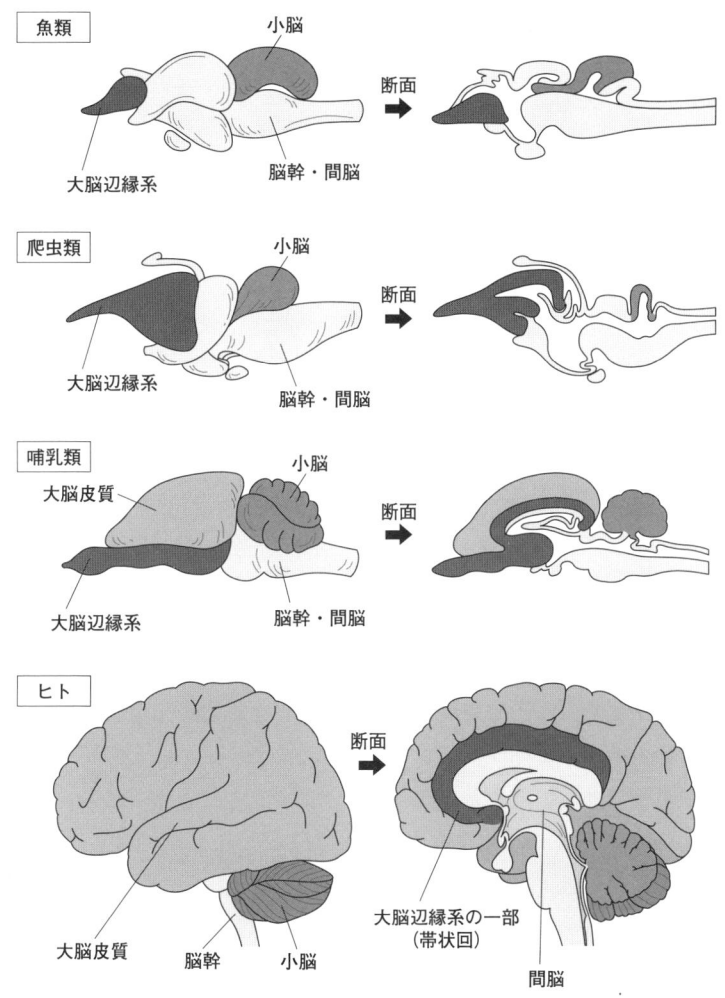

図1.5 大脳皮質における4つの脳葉と島皮質
(Bear MF, Connors BW et al [加藤宏司, 後藤 薫, 他・訳]：神経科学―脳の探究―, 西村書店, 2007より)

かであるが, これも旧哺乳類と爬虫類の脳の構造と機能の相違と考えられる. このように, 大脳皮質の出現によって, 他者と共存しながら「生きる」という選択がつくられた. こうした機能は, 情動と記憶や知覚とが相互作用することでつくられる.

第1章　私たちはどこから来たのか

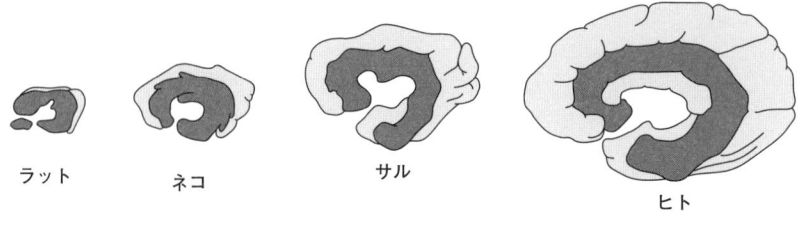

□ 大脳皮質
■ 大脳辺縁系

図1.6　進化プロセスにおける大脳皮質と大脳辺縁系

　一番下段の人間の脳の構造において一目瞭然でわかることは大脳皮質の拡大である．図1.6を見る限り，大脳辺縁系を取り囲むように大脳皮質が形成されており，他種よりも人間でその割合が大きい[7]．大きさこそ違うもののゴリラやチンパンジーなどの他の大型類人猿もこれに似た構造を示す．大脳皮質の拡大は，生活上において高次機能を生み出した．その象徴的なものが言語である．チンパンジーやゴリラは人間のような言語は扱えないが，シンボル操作が可能であり，サインを用いて簡単なコミュニケーションを図ることができる．また，こうした高次な類人猿では手を用いて道具を使用することが可能である．小型のサルでは木を渡るための手であったのが，大型類人猿では道具を操作して餌をとったりする手に変化してきた．さらにチンパンジーは鏡に映る自分の身体が自分自身であることを認識できる[8]．これは2歳頃までの人間では不可能である．

　一方で，これらの動物は群れを形成したり，家族で行動を共にしたりとコミュニティを形成するようになる．社会行動と霊長類の大脳皮質の大きさの相関が証明されているが，その社会行動とは，社会集団の大きさ[9,10]，密接な関係を同時に維持できる個体の数[11]，社会的技能の程度[12]，戦術的ごまかしの頻度[13]，社会的遊びの頻度[14]の5つである．このうち，社会的技能とは地位や力の優位性が低くても，それを社会的な技能によって埋め合わされるというものである．戦術的ごまかしとは，集団の中で力を駆使せずとも他者を巧みに操る能力である．特に社会集団の大きさは脳全体の容量に占める大脳皮質の割合と正の相関を示すことが明らかになった（図1.7）[15,16]．この脳の

人類の進化に伴う脳機能の変遷

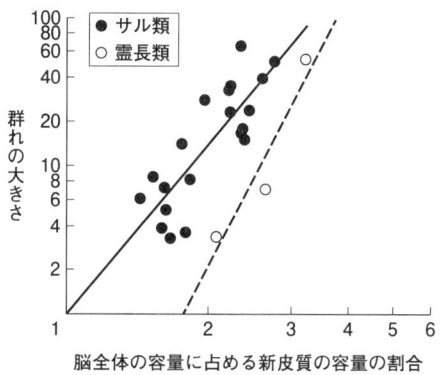

図1.7　霊長類における脳のサイズと群れの大きさの相関
(Dunbar RIM et al：Evolution in the social brain. Science 317：1344-1347, 2007より)

大きさはその種の身体の大きさや行動範囲，さらには食べ物といった生態学的な要因とは相関せず，こうした社会的要因と最も強く関連していることがわかった．このデータを提示したDunberは霊長類の脳は社会的な環境を上手に処理できるように進化したという「社会脳仮説」を提唱した．この考えは，それ以前の「マキャベリ的知能仮説」に類似している．この仮説は大型類人猿の知能は社会的問題を解くのに適したように進化してきたのではないかというものである[17]．

こうしたコミュニティの形成は他者との共存によって成り立つことは言うまでもない．そのコミュニティは人間で最も大きく，人間は成長するにつれてそれが拡大して行く特徴を持っている．つまり，人間と大型類人猿を大きく分ける機能は，言語や道具操作の獲得というよりも，社会性（sociality）の獲得であるかもしれない．現に，相手の心を類推し自己と他者の心の違いを認識する「心の理論（theory of mind）」はチンパンジーでは不完全であることが示されており，人間は社会性を形成するうえで「心の理論」を発達させたと考えられる．人間の持つ社会性とは生活を共にする家族のみならず，仕事や趣味を通じた社会の形成へと拡大して行く．仕事とは何かを生産していくプロセスであり，何かを生み出すために他者同士が「共同注意（joint attention）」を働かせることで，さまざまな道具や構造物の製作を可能にし

た．大型類人猿は道具を操作できても，道具を生み出すことは不可能である．この抽象的なプロセスが複雑な文法に基づく言語コミュニケーションを生み出したのかもしれない．現に，感覚情報を統合し概念を形成する領域である下頭頂小葉はチンパンジーに比べ人間で相当に発達している[18]．ここは比喩的な言語を生み出す場所としても知られており，人間の言語の裏腹を見抜く能力の中心的な役割を担う．この領域が機能不全をきたしてしまうと，ことわざなどの比喩的表現の認識が不可能になる[19]．こうした複雑なコミュニケーション関係を生み出すことが可能になったのも，社会性の拡大に基づいたものと言えよう．とりわけ人間の社会性においては，駆け引き（ごまかしたり，ごまかしを見抜いたり）といったものも生まれた．こうした駆け引きを生み出す脳領域としては腹内側前頭前野（ventromedila prefrontal cortex）がその機能を担っている．ここは人間で特に発達した脳領域である（図1.8)[20]．人間は血縁関係のない個体に対して，さまざまな感情を抱き恩恵を施したり，恩恵を得たりする．この互恵的利他主義は人間以外の動物の世界には存在しない[21]．

　前頭前野のみならず，いくつかの研究から，扁桃体の体積は社会的ネットワークや社会行動に関連していると考えられている．大きな社会集団を形成する種ほど扁桃体のサイズが大きいことが明らかになった[22,23]．Bickartら[24]は，人間の扁桃体の体積と社会的ネットワークの大きさがどの程度関連しているかを調べる研究を行った．その結果，被験者が定期的に連絡をとっている人数の多さを指標とした社会的ネットワークの大きさ，被験者の知人がどれだけ多くの異なるグループに分けられるかといったネットワークの複雑さの2つのカテゴリーにおいて，その両方ともに扁桃体の体積と有意な正の相関が見られることが明らかになった（図1.9）．社会的ネットワークが大きく，それが複雑であればあるほど扁桃体の体積が大きいことが判明したのである．すなわち，社会的な関わりが脳の構造自体を変えてしまうわけである．扁桃体は，世界の情報をキャッチアップする働きを持つ．またここは情動行動・反応や社会性の基盤となることが明らかになっており，これらの機能が向上されることによって社会的コミュニケーションが促進されるのであろう．

人類の進化に伴う脳機能の変遷

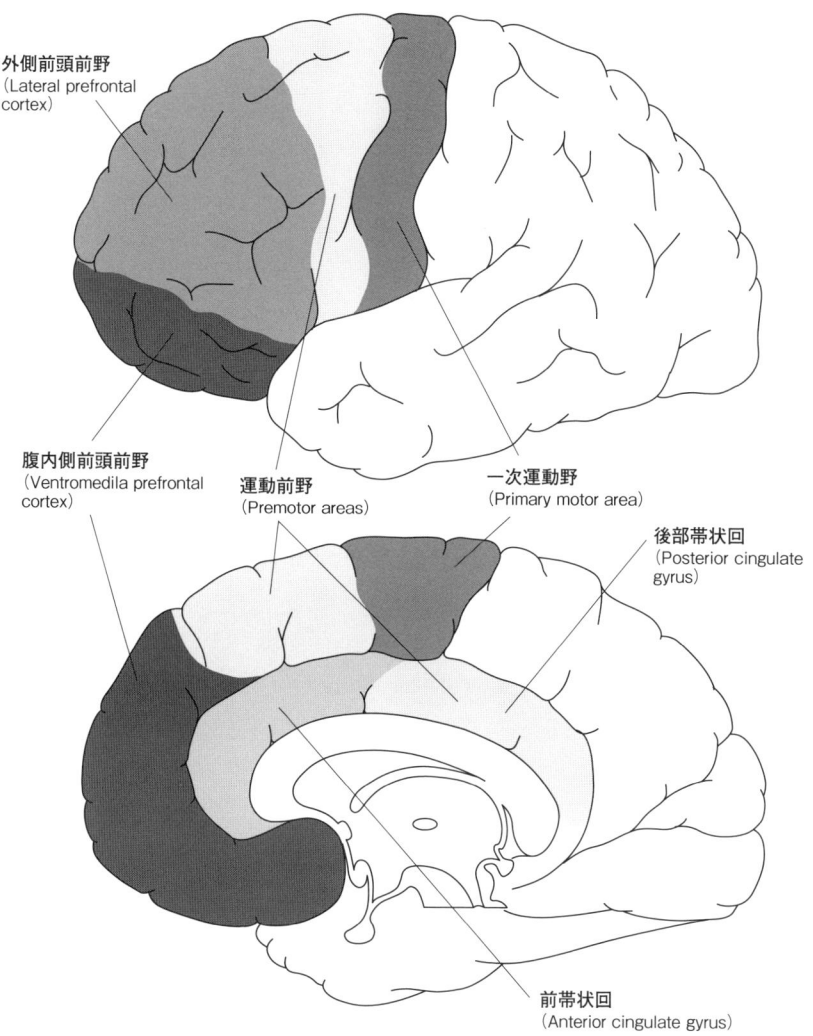

図1.8　前頭葉の構造と領域

(Gazzaniga MS et al：Development and plasticity. Cognitive neuroscience: The biology of the mind, 2nd ed. W.W. Norton & Company, New York, 2002より)

　Dunberは霊長類以外の動物の脳の大きさと社会的環境についても調べているが，旧哺乳類（食肉目や偶蹄目）や鳥類では群れの大きさと脳の大きさに相関がないことを示した[15]．その一方で，脳の大きさに影響しているのは

第1章 私たちはどこから来たのか

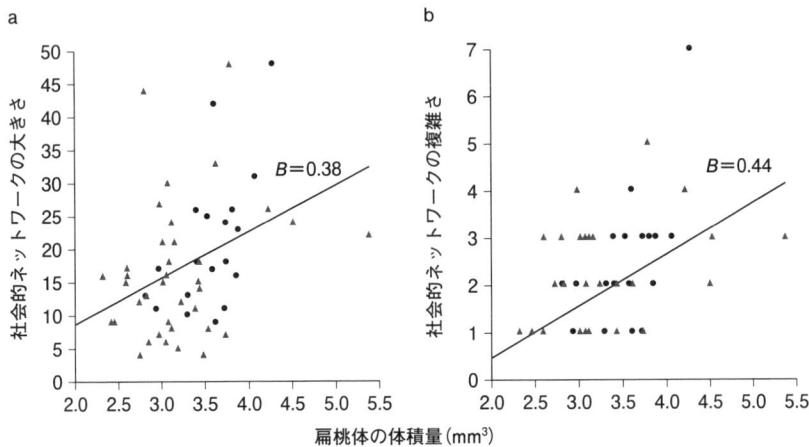

図1.9 社会的ネットワークと扁桃体の体積の関係
58名の成人を彼らの社会的ネットワークを2つの要素によって評価した．
要素1：ネットワークの大きさで，これは単純にその被験者が定期的に連絡をとっている人数の多さで評価．
要素2：ネットワークの複雑さで，被験者の知人がどれだけ多くの異なるグループに分けられるかで評価．
(Bickart KC et al：Amygdala volume and social network size in humans. Nat Neurosci 14：163-164, 2011 より)

一夫一妻であるかということであった．したがって，Dunberはこの種の動物においては社会集団の大きさではなく，種の個体が持つ「絆」の数であるという説を提唱した．これは人間にも当てはまることが考えられ，人間は社会集団の大きさだけでなく，時間をかけてパートナーを選び，共に子育てに関わるといったプロセスが脳を拡大させてきた要因と考えられる．さらにDunberは拡大を続ける社会生活の中においては，生活の複雑さやプレッシャーが脳を増大させると結論づけた[25]．

これらの見解から，社会性の狭小化，さらには絆の希薄化は，人間の脳を構造の視点からも，あるいは機能の視点からも低下させていく引き金になりかねない．リハビリテーションにおいては，さまざまなトレーニングによって脳を意識的に働かせて行くという「脳トレーニング」の視点のみでなく，健全なコミュニケーションが形成されるように環境を整え，障害によって社

会性の狭小化を起こさないことが，人間らしい脳機能を維持できるものと考えられよう．

1.4　大脳皮質における人間と他の霊長類の違い

　大脳皮質は6層に存在するニューロンとそのニューロンを接続する経路からなる．どの種の霊長類でも大脳皮質は認められるが，相対的に人間で大きい．周知のとおり，人間の大脳皮質は知性の源である．大脳皮質は知覚，認知，運動，思考，言語，判断といった機能を担う．大脳皮質が大きくなるとそれに伴い，ニューロンの数が増加するが，ニューロンそのものが拡大化するのではない．ちなみに人間の大脳皮質では，100～200億個のニューロンが存在している．チンパンジーで80億個，アカゲザルは50億個とされている．ニューロン同士で接続される数は限られているので，大脳皮質そのものは大きくなれば，その分，相対的な接続度は低下する．つまり，まったく交信しないニューロン同士が生まれるのである．宇宙の中の小宇宙といったものをイメージするとわかりやすい．接続の密度が低くなれば，脳はある程度分化し，局所的な回路を強化し，それによってオートメーション化する[26]．これは会社組織における部門というイメージであり，大脳皮質のそれぞれが完全に独立して作用しているわけではないが，ある程度機能分化することで効率性を生み出したことが想定される．この分化こそが，同時にいくつかのことを遂行できたり，先に示した戦略や選択肢を変えるといった現代人の能力を生み出したわけである．

　さて，大脳皮質の中でも特にどの領域が拡大したのであろうか．一般的にそれらは下頭頂小葉，言語野，前帯状回，前頭前野（特にブロードマン10野）であることが確認されている．下頭頂小葉は角回（ブロードマン39野），縁上回（ブロードマン40野）からなり（図1.10），五感を統合し概念を生み出す場所である．言語野は，ブローカ野（ブロードマン44/45野），ウェルニッケ野（ブロードマン22野）を中心とした場所で言語コミュニケーションを生み出す重要な領域である．前帯状回（特にブロードマン32野）は他者の心を推察したり，それに伴って共感したり，あるいは妬みなどの高次な感情を生み出す場所である．そして前頭前野（特にブロードマン10野）である．前頭

第1章　私たちはどこから来たのか

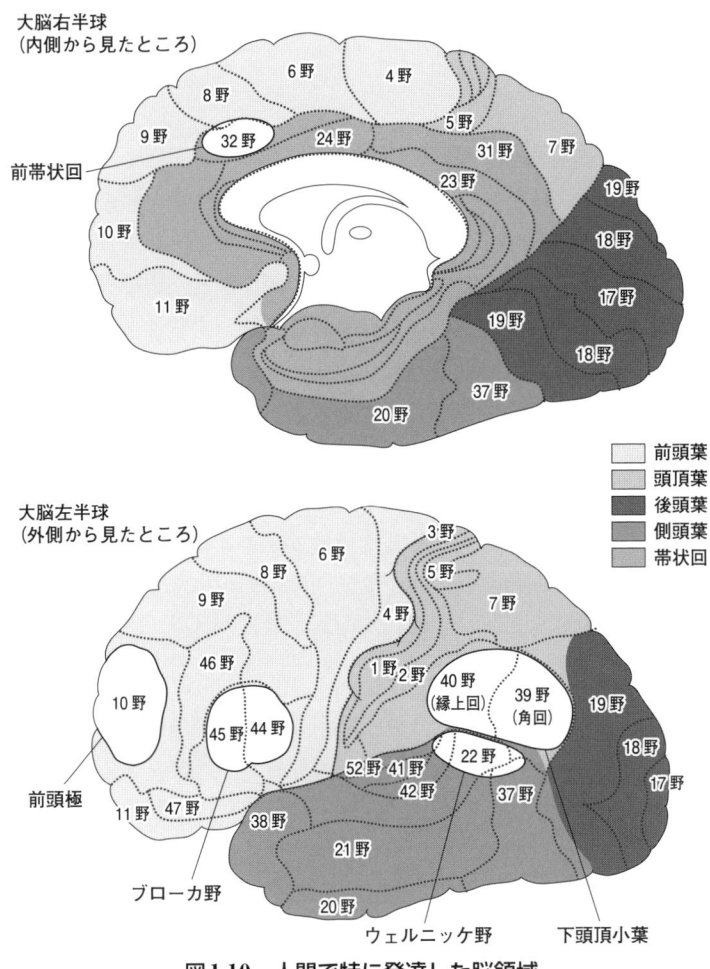

図1.10　人間で特に発達した脳領域

前野は前頭葉の前部に位置する領域であるが，面白いことに，大型類人猿に比べ人間の前頭葉は絶対的には大きいが，相対的には変わらないことが明らかになった[27]．また人間の前頭葉における運動野の比率がチンパンジーよりも小さいことがわかっている[28]．しかしながら，ブロードマン10野は，人間において類人猿の2倍であることが確認されている[29]．この領域は系統発生学的進化が進むにつれて全脳に占める割合が大きくなっているのが特徴であ

る．Fuster[30]はネコでは3.5％，サルでは11.5％，チンパンジーでは17％，人間では29％になることを示した．この領域は一言で言えば推論と選択の機能を持ち，具体的には抽象的思考，記憶とプランニング，ルールの学習，適切な行動の開始と不適切な行動の抑制といった環境あるいは自己の身体から起こる感覚情報に基づいて適切な判断と行動を導き出す機能を有している．また自動的な反応を抑制し，新しい行動を見つけ出す役割を担う．先に示したように，狩猟から農耕に生活を大きく斬新にシフトさせた社会的経緯とこの領域の働きは密接に関わっていることが推測される．社会生活の中でルールを遵守し，自己の抑制を起こし，適切な判断のもと行動に移すという人間らしさ，あるいは問題に対する斬新な解決策を見出せる想像力といった人間らしさ，これらは生まれながらにして持っているわけではないことがわかるであろう．乳児や幼児あるいは学童や青年に至ってもこの機能をパーフェクトに持っているとは言いがたい．社会生活の中で他者と共存することで生み出してきた人間ならではの機能であると言えよう．

1.5 脳の三位一体による機能特性

MacLeanによる脳の三層構造において，爬虫類脳，旧哺乳類脳，新哺乳類脳と分類された新哺乳類脳は大脳皮質に相当するが，そのうち前頭前野は他の皮質領域だけでなく，旧哺乳類脳ではある大脳辺縁系から投射を受ける．大脳辺縁系の中でも扁桃体は情動反応を生じさせる場所であるが，前頭前野の中でも先に述べたブロードマン10野を含んだ腹内側前頭前野と特に密接な関わりをもつ．

外界から入ってくる情報はまず視床に送られ感覚情報処理を司る領域（後頭葉，側頭葉，頭頂葉）を経て，最終的に前頭前野に入る．これは意識回路とも呼ばれる（図1.11）．一方，この経路よりも短く素早く反応する経路がある．短絡回路と呼ばれるものであるが，これは情動発現に関与する扁桃体に入る．扁桃体は情動の中でも特に恐怖に対して強く働く．それは自らの生命を守るためには不可欠な情動であるからである．すなわち，扁桃体は危険と結びつくパターンに強く反応する．それは運動系に情報を与えるだけでなく，認知系にも影響を与え，思考をも変える．人間は損害の少ない選択肢を

第1章　私たちはどこから来たのか

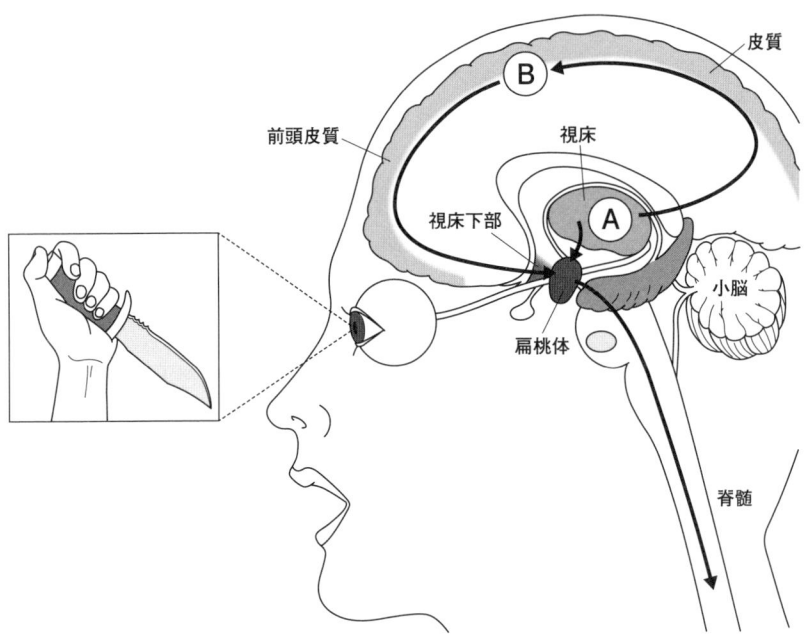

図1.11　脳における短絡経路と意識経路

A：短絡回路
脳は驚くと自動的に扁桃体に直接情報を伝える短絡回路を形成する．扁桃体が興奮すると脳の各部に警戒信号を出す．その結果，古典的不安反応（手の平の発汗，心悸亢進，血圧上昇，アドレナリンの急激分泌）が起きる．これらの反応は何に恐怖したのか理由がわかる前に起きる．

B：意識回路
短絡回路の急激な不安反応が起きた後に意識脳が活動を開始する．情報のある部分は扁桃体に直接行かず，比較的長い回路を通過する．情報はまず視床（感覚刺激処理中枢）に向かい，そして大脳皮質に到達する．大脳皮質は入ってくるデータを分析し，恐怖かどうか判断する．恐怖と判断すると扁桃体にシグナルを鳴らし，扁桃体は身体に警戒信号を送り，体は警戒態勢に入る．

選ぶバイアスがある[31]．進化の視点から考えれば，生き残った者はネガティブな合図により速く反応したものと言えよう．ポジティブに先立ちネガティブの処理をしないと生存できないからだ．たとえば，いくつかの顔の表情があったとしても，幸せそうな顔よりも怒りを表現した顔を見つけやすく[32]，快感より苦痛を表す語彙に対して反応を高める[33]．また，ネガティブ優先の

人類の進化に伴う脳機能の変遷

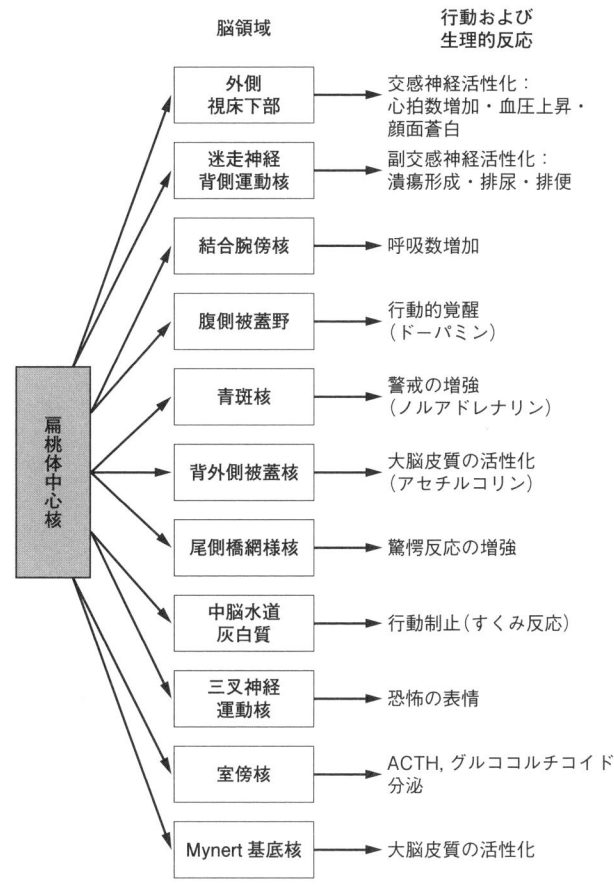

図1.12　扁桃体の線維結合
扁桃体中心核から入力を受けるいくつかの重要な脳領域とその領域によって制御される情動反応の模式図
(Davis M：The role of the amygdala in fear and anxiety. Annu Rev Neurosci 15:353-375, 1992 より)

刺激を受けると，血圧が上がり，心拍数が増えるといった身体反応がより増える[34]．これは扁桃体から下位層の神経システムである脳幹に情報が向かい自律神経系の反応を起こすからである（図1.12）[35]．この自律神経系の反応を通じた身体反応のフィードバックが前頭前野に送られることで，人間はポジティブな情動よりもネガティブな情動を強く意識することになる．これはネ

ガティブな出来事が自分自身に対して身の危険を起こすだけでなく，それが伝染することによって種の保存が失われるかもしれないという警戒指標である．伝染病などに対する意識もそれに相当する．

　こうした情動を通じた最終的な決断は，扁桃体と前頭前野が密接に関わっているからこそ生まれる．後述するが，人間がルールを遵守するといった道徳的判断も，もとをたどれば，よいものには「接近」し，わるいものからは「回避」するという決断から生まれるものである．また，自分と血縁が濃い集団もそうでない集団も，いずれも全員が生存するためには，つまり生理的欲求と安全の欲求を分かち合うためには，たとえ食料不足になったとしても「食べられてしまわれることなく，食べて行く」という道徳・倫理感を生み出さなければならなかった．いわゆる「おすそわけの精神」もこれに相当する．この社会形成の出現こそが，単に危機的状況に対して扁桃体が反応し，それに伴って脳幹の作動に基づき反射的に身体反応（攻撃，回避）を起こすだけでなく，扁桃体からの情報が腹内側前頭前野にわたり，自らの生命を維持したいという欲求と，他者への配慮をするべきだという信念との葛藤を生じさせ，判断や行動に対する推論を生み出し社会的行動をつくることになった．すなわち，欲望と理性，衝動と制御，感情と論理といった脳の中で対立する2つの葛藤する要因に対して対処していく手続きを身につけたわけである．現代人においても，前頭前野に異常がみられる者は行動の抑制が困難になることが示されている．眼窩前頭皮質を含んだ前頭前野は大脳辺縁系の複数の領域を抑制している．特に，恐怖感や攻撃性を引き起こす視床下部と扁桃体を抑制する．この経路に異常をきたすと感情を抑えられなくなるのが特徴である．

　眼窩前頭皮質が損傷すると利他性が弱まり，自己の報酬ばかりに意識が向けられ，相手が不利益を被っても何も思わなくなる．一方，人間が不公平を嫌うのもこの領域の働きによるものである．実は腹内側前頭前野は自己が報酬を得られた際だけでなく，他者が報酬を得られた際にも働く．これが社会的互恵関係であり，地球上の動物の中で人間ほどまでにそれに満ちているものはない．人間は社会的互恵関係を維持するために，道徳を逸脱した者に対しては罰さなければならないという法律を築いた．そうでなければ，ごまかし

を生み出したものや，力を鼓舞するものが他の人を出し抜いて優位になってしまう．これにより社会的互恵関係は崩壊し，秩序が乱れることによって自分自身を危険な目にさらしてしまう可能性がある．これを人間自ら抑止する意味で，自らの満足感を先送りにしてまでも他者との互恵関係を維持する方を選択したのである．これこそが行動をしばし抑制する人間の機能である．法によって罰する行動と自己の行動を抑制するという人間ならではのものである[36]．人類の祖先は，自己と他者の相互関係性によって，大脳辺縁系からの強い衝動的な連結を抑制するルートを生活のプロセスの中でつくってきた．時に衝動にもろく，時には衝動を制御し，そしてその衝動を意図的に操作する．こうした多様性が人間に見られるのである．感情的な人がいたりそうでない人がいたり，あるいは成長によって感情のコントロールを学習したりと，このような現象の違いから，そもそも大脳辺縁系と前頭前野が万人に均一につくられてきたわけでないことがわかるであろう．実存する自己と他者の関係性によって，この回路がつくられ強化されてきたのである．

　一般的に，年齢とともに利他的志向が増すことが予想される．自分のことは二の次に孫のためには張り切るといった高齢者もその類である．このような人間の脳機能の観点から，リハビリテーションにおいて，ある程度，自己実現した年齢層に対しては，次の世代へ伝承して行くといった人間の意識を意図しつつ，それを利用した社会的な関わりへの援助が必要ではないかと思われる．

引用文献

1) 森岡　周．脳を学ぶ〜「ひと」がわかる生物学〜．協同医書出版社，2007．
2) MacLean PD（法橋　登・訳）：三つの脳の進化－反射脳・情動脳・理性脳と「人生らしさ」の起源－．工作舎，1994．
3) Maslow AH（小口忠彦・訳）：人間性の心理学－モチベーションとパーソナリティ．産能大出版部，1987．
4) Joseph R：Neuropsychiatry, Neuropsychology, Clinical Neuroscience, 3rd edition, Academic Press, New York, 2003.
5) Bear MF, Connors BW et al（加藤宏司，後藤　薫，他・訳）：神経科学－脳の探究－．西村書店，2007．
6) Avise JC（西田　睦，他・訳）．生物系統地理学－種の進化を探る．東京大

第1章　私たちはどこから来たのか

学出版会，2003.
7) Striedter GF：Principles of Brain Evolution. Sunderland MA：Sinauer Associates, 2005.
8) Gallup GG：Chimpanzees: Self-recognition. Science 167:86-87, 1970.
9) Sawaguchi T et al: Neocortical development and social structure in primates. Primate 31:283-290, 1990.
10) Dunbar RIM：Neocortical size as a constraint on group size in primates. Journal of Human Evolution 22:469-493, 1992.
11) Kudo H et al：Neocrtex size and social network seize in primates. Animal Behaviour 62:711-722, 2001.
12) Pawloeski BP et al：Neocrtex size, social skills and mating success in primates. Behaviour 135:357-368, 1998.
13) Byrne RW et al：Neocortex size predicts deception rate in primates. Proc Biol Sci. 271:1693-1699, 2004.
14) Lewis K：A comparative study of primate play behavior: Implications for the study of cognition. Folia Primatica 71:417-421, 2001.
15) Dunbar RIM et al：Evolution in the social brain. Science 317:1344-1347, 2007.
16) 千住　淳：社会脳の発達．東京大学出版会，2012.
17) Byrne RW et al：Machiavellian intelligence: Social expertise and the evolution of intellect in monkeys, apes, and humans. Oxford：Clarendon Press, 1988.
18) 株式会社ニュートンプレス編集部・編：宇宙にまで進出した知的生命体．ヒト Homo sapiens．Newton 30：22-53，2010.
19) Ramachandran VS：A Brief Tour of Human Consciousness. New York, Pi Press, 2004,pp 60-82.
20) Gazzaniga MS et al：Development and plasticity. Cognitive neuroscience: The biology of the mind, 2nd ed. W.W. Norton & Company, New York, 2002.
21) Trivers R：The evolution of reciprocal altruism. Quarterly Review of Biology 46:35-37, 1971.
22) Barton RA et al：Visual specialization and brain evolution inprimates. Proc R Soc Lond B265:1933-1937, 1998.
23) Lewis KP et al：Amygdala size and hypothalamus size predict social play frequency in nonhuman primates: a comparative analysis using independent contrasts. J Comp Psychol 120:21-37, 2006.
24) Bickart KC et al：Amygdala volume and social network size in humans. Nat Neurosci 14:163-164, 2011.

25) Dumbar RIM：The social brain: Mind, language, and society in evolutionary perspective. Annual Review of Anthropology 32:153-181, 2003.
26) Deacon TW. Rethinking mammalian brain evolution. American Zoology 30:629-705, 1990.
27) Semendeferi K et al：The evolution of the frontal lobes: A volumetric analysis based on threedimensional reconstructions of magnetic resonance scans of human and ape brains. J Hum Evol 32:375-388, 1997.
28) Preuss TM：The discovery of cerebral diversity: An unwelcome scientific revolution. In Falk D, et al(eds.), Evolutionary anatomy of in the primate cerebral cortex (pp.136-164). Cambridge. Cambridge University Press, 2001.
29) Semendeferi K et al：Prefrontal cortex in humans and apes: A comparative study of area 10. American Journal of Physical Anthropology 114:224-241, 2001.
30) Fuster JM：前頭前皮質‐前頭葉の解剖学，生理学，神経心理学．第3版（福居顕二・監訳）．新興医学出版，2006．
31) Haselton MG et al：Error management theory: A new perspective on biases in cross-sex mind reading. Journal of Personality and Social Psychology 78:81-91, 2000.
32) Hansen CH et al：Finding the face in the crowd: An anger superiority effect. Journal of Personality and Social Psychology 78:81-91, 2000.
33) Rozin P et al：Negativity bias, negativity dominance, and contagion. Personality and Social Psychology Review 5:296-320, 2001.
34) Caciopp JT et al：The affect system has parallel and integrative processing components: Form follows function. Journal of Personality and Social Psychology 76:839-855, 1999.
35) Davis M：The role of the amygdala in fear and anxiety. Annu Rev Neurosci 15:353-375, 1992.
36) Amati D et al：On the emergence of modern humans. Cognition 103:358-385, 2007.

「私」はどのようにして生まれるのか

2. 脳の発達と成熟

第 2 章　「私」はどのようにして生まれるのか

2.1　ニューロンの産生と分化

　人間は，新しく生じた環境に対して適応し，そして進化を起こしてきた．その際，最も柔軟に変化してきた臓器が脳である．人類が進化してきたプロセスと同じように，胎児から成人に至るまでの発達は，脳が柔軟に対応し，構造上も機能上も変化して行く．人間の脳の発生は，胎児期における神経管の形成から始まる．神経管を形成する神経上皮細胞から中枢神経系は形成されるが，その基盤が最初にできるのは受精後18日齢ごろである．

　発生における外胚葉の一部が厚くなり神経板（neural plate）が形成される（図2.1）[1]．この神経板は，その後に神経溝（neural groove）となり，最終的には21日齢ごろまでに両端が互いに癒合し，神経管（neural tube）に変化する．この大きさは長さ2mmほどであり，この小さな神経管からいわゆる中枢神経系がつくられて始めて行く．28日齢ごろまでには神経管は完全に閉じ，そして40日齢ごろまでには，神経管の前方部に3つの膨らみが認められるようになり，これらの膨らみは最終的に前脳（forebrain），中脳（midbrain），菱脳（rhombencephalon），脊髄（spinal cord）へと分化し始める（図2.2）[2]．

　先の神経上皮は，多分化脳および自己複製脳（どのような成熟細胞へも発達しうる能力あるいは複製する能力）を有し，この複数の細胞に分化する細胞を神経幹細胞（founder cell）と呼ぶ．神経幹細胞から神経細胞（ニューロン：neuron）が産生される．発達初期には，この神経幹細胞は分裂してさらに新しい神経幹細胞をつくり，脳を拡大させる．そして，分裂によってまったく同じ幹細胞ができる．受精後7週齢ごろになると，その場所にとどまる神経幹細胞と外側（皮質側）へ移動するニューロンに分かれ始める（図2.3）[1]．このニューロンの移動を誘導するのが垂直に伸びたグリア細胞である．いったんニューロンが適切な位置に移動し，神経構造へと集合すると，軸索と樹状突起の伸長が始まる．大脳皮質の肥厚に伴い，最後のニューロンが遠くまで移動すれば，幹細胞が化学信号によって死に，神経系の発生に伴う発達は終える．この幹細胞の死をアポトーシス（apoptosis）と呼ぶ．

　神経系の発達のためには，この神経突起が適切な標的に向かって発育して行かなければならない．ニューロンが最終到達点にたどりつくと，他の

26

脳の発達と成熟

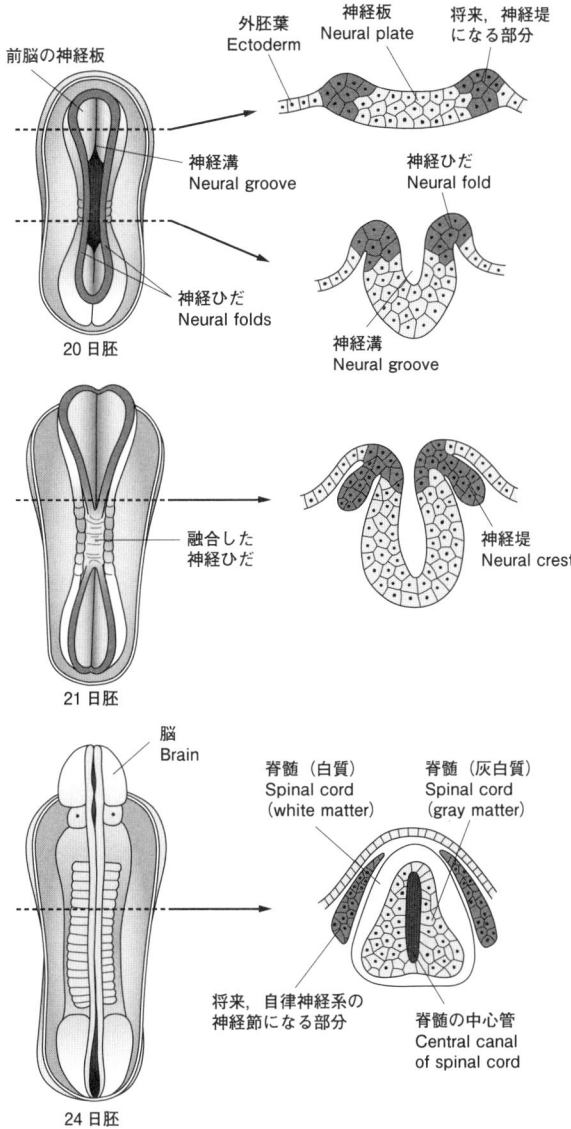

図2.1　神経板および神経管の形成
神経板が神経管になり，さらにそれが発達して脳や脊髄になる．左：背側から見た図．右：点線で示した部分の断面図．
(Carlson NR：第2版　カールソン神経科学テキスト—脳と行動—［泰羅雅登，他・監訳］．丸善株式会社，2008より)

第2章 「私」はどのようにして生まれるのか

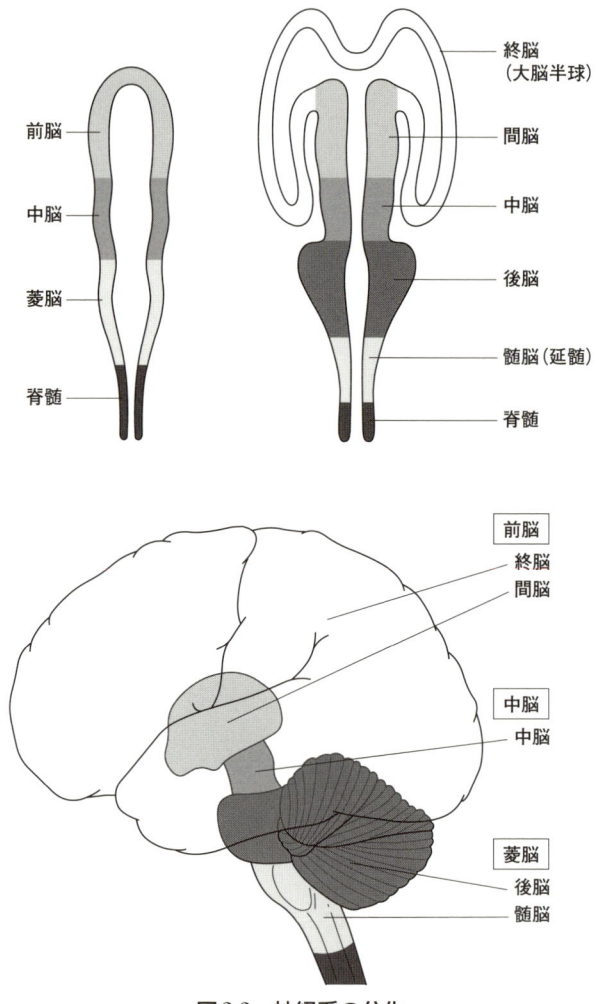

図2.2 神経系の分化
上：水平断で模式的に示した哺乳類の脳の初期発生．
前脳は終脳，間脳に分化する．菱脳は後脳，髄脳に分化する．
下：ヒト成人脳の区分．
(Pinel J：ピネル バイオサイコロジー．脳と行動の神経科学［佐藤　敬，他・訳］．西村書店，2005より)

ニューロンと結合を始める．これが軸索と樹状突起の結合に伴うシナプス（synapse）形成である．胎児脳において軸索と樹状突起の伸長が確認されて

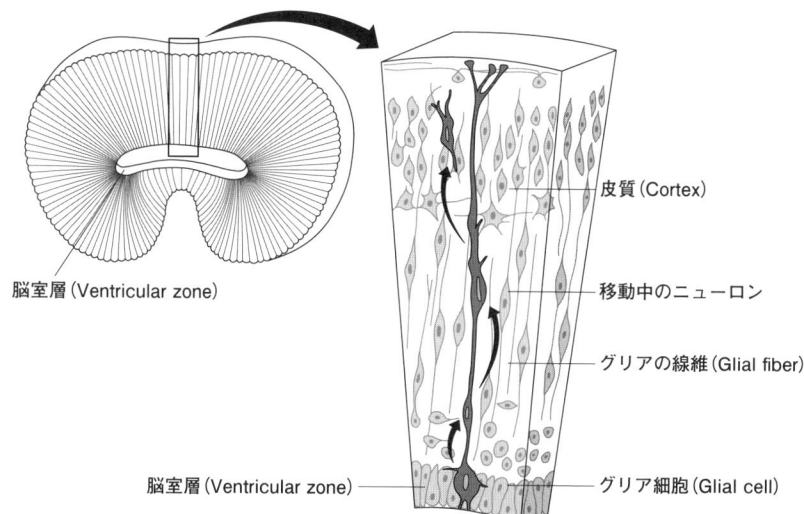

図2.3 発達初期の神経系の断面図
垂直に伸びたグリア細胞が新生ニューロンの移動を誘導する．
(Carlson NR：第2版　カールソン神経科学テキスト―脳と行動―［泰羅雅登，他・監訳］．丸善株式会社，2008より)

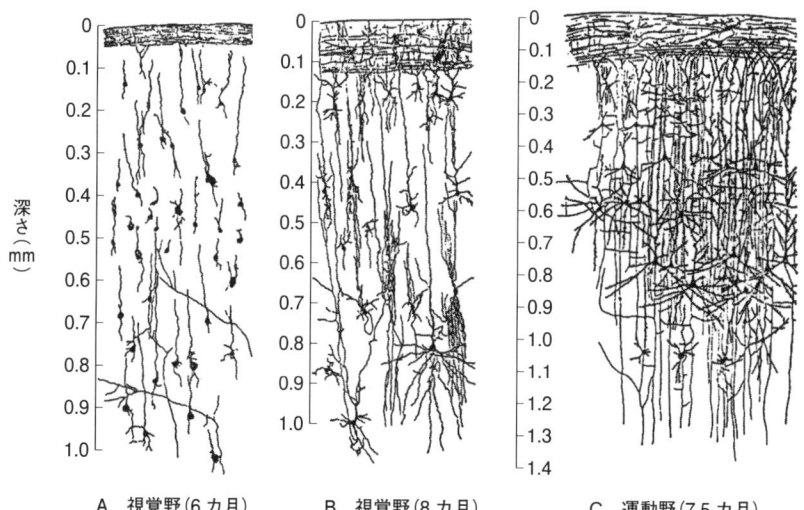

図2.4　ヒト胎児の大脳皮質視覚野（A, B）および運動野（C）におけるニューロンの形状
(津本忠治：脳と発達―環境と脳の可塑性［シリーズ　脳の科学］．朝倉書店，1996より)

おり，それは視覚野に比べて運動野の発達が早い（図2.4）[3]．シナプスは脳内の情報の流れと蓄積のための主要なチャンネルとなり，シナプスを通してニューロン間の伝達が行われることと，過去のシナプス伝達により書き込まれた情報が呼び起こされる．シナプス形成がいわゆる人間が発達して行く神経系の手続きになるといっても過言ではない．

2.2 ニューロンとグリア細胞の関係

シナプスを形成するニューロンを産生して行くうえでグリア細胞の働きが欠かせない．ニューロンはグリア細胞によって物理的ならびに機能的に支持されている．近傍のニューロンに対し，電気的に絶縁にしたり，構造を支持したり，栄養を与えたりすることによって脳の機能の一翼を担っている．死滅したニューロンを掃除するとともに，機能修復にも関与することが明らかになっている．グリア細胞の数はニューロンの約10倍もある．最も大きいグリア細胞はアストロサイト（astrocyte）と呼ばれ，脳全体にわたり，血管とニューロンの細胞体に接合し，血管からニューロンに化学物質を運ぶ役割をもっている．オリゴデンドロサイト（oligodendrocyte）と呼ばれるグリア細胞は，ニューロンの軸索に巻きつき，その突起はミエリン（myelin）となり，それからなるミエリン鞘は神経伝達のスピード効率を高める役割を持っている（図2.5）[4]．

2.3 胎内における神経系と機能の関係

神経管の尖端が分化し，脳が胎内でつくられ始める．受精後5週齢ごろでは，ニューロンは脳幹と脊髄だけ出現する．この段階では，まだ原始的な魚類の状態である．7週齢ごろには脊髄のニューロンは完成し，反射的な運動が発現し始める．これに伴い，頸部や体幹の屈曲・伸展運動や手足の屈曲・伸展運動が起こり始める．身長は2mm程度である．10週齢を超えると身長は7cm程度になり，脊髄のニューロンが手足の末端まで伸び，筋と連結する．両足交互運動が見られ，生後見られる自動歩行の原型が出現する．13週齢ごろになると，間脳，中脳，延髄のニューロンの形成が完了するが，この段階で身長は13cm程度になる．身長が20cmに達する17週齢では，大脳の

脳の発達と成熟

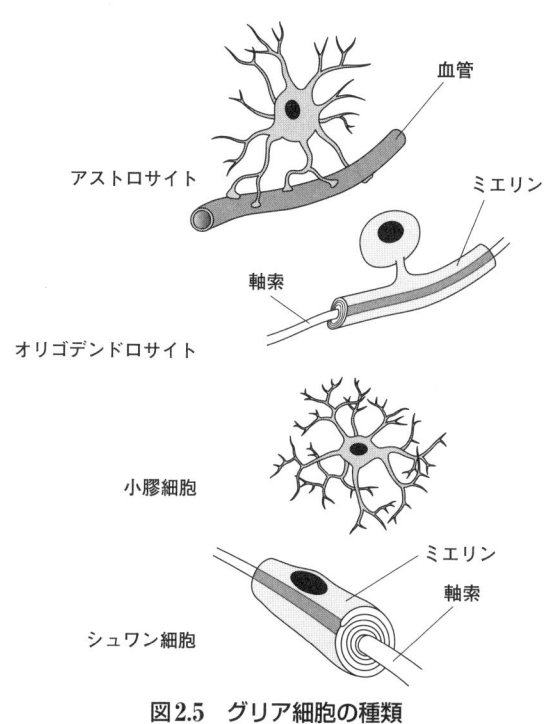

図2.5 グリア細胞の種類

(Gazzaniga MS et al：Development and plasticity. Cognitive neuroscience: The biology of the mind, 2nd ed. W.W. Norton & Company, New York, 2002より)

ニューロン産生も完了に近づき，140億個程度のニューロンが大脳皮質を形成する．なお，大脳のニューロン数は胎児期がピークである．20週齢では，脳幹や脊髄のニューロン形成が成熟し始め，軸索の髄鞘化（ミエリン形成：myelin sheath）が始まる．このミエリン形成によって信号の伝達・処理機能の向上が見られ始める．中枢神経の軸索が有髄化するこの手続きは，生後にも続けられ，情報伝達の速度が上がることでさまざまな機能が発達して行く．またミエリン形成が始まるこの時期では，下行性の神経回路がつくられ始める．これによって行動調節のための抑制機能を発現させる．22週齢ごろには爬虫類脳としての脳幹は成熟し，この時期に生まれてもいわゆる生存は可能となる．26週齢になると，大脳表面に中心溝，頭頂後溝，シルビウス裂が認められるようになる．これらの溝によって，大脳皮質は前頭葉，頭頂

葉，側頭葉，後頭葉に分かれていく．一方，脳幹の機能に基づく音や光に対する反射や，呼吸につながる運動も出現し始める．30週齢ごろには，身長は45cmに達し，視神経や脳幹，脊髄から大脳に向かう軸索にもミエリン形成が見られる．大脳のミエリン形成により，外界の音が聞こえる体制が胎内でつくられる．この時期から，四肢の運動と姿勢の関係の調整が見られ始める．そして，顔の表情も生み出される．感覚系の発達に関しては，触覚や味覚などの接触感覚から始まり，聴覚，視覚の発達が追従して行く．37週齢ごろには大脳内部の軸索のミエリン形成が始まり，この段階で脳・神経系の活動は一時的な抑制がかかり，いよいよ胎動を停止させ出産を待つわけである[5]．

2.4 シナプス形成とミエリン形成

受精後5カ月ごろより脳重量は加速度的な増加が見られる．出生直後の新生児では400g程度になるが，生後半年で出生時に比べ約2倍の大きさになる．このように新生児から乳児にかけて急速に脳重量が大きくなる（図2.6)[3]．その後，1歳半ごろから増加の速度が鈍る．延髄，橋，脳幹は6カ月でほぼ成人の大きさに到達するが，大脳はその後も大きくなる．

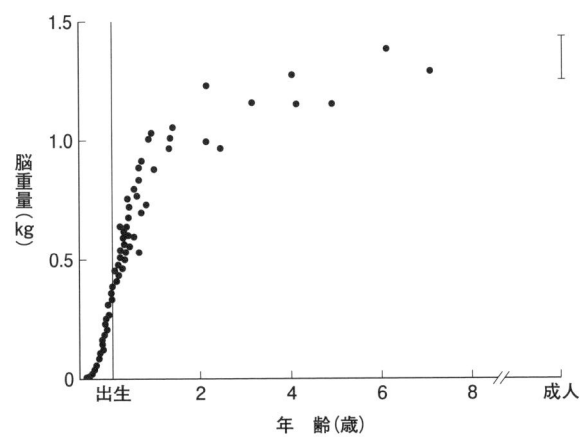

図2.6 発達に伴うヒトの脳重量の変化

(津本忠治：脳と発達—環境と脳の可塑性［シリーズ　脳の科学］．朝倉書店，1996より)

成人になっても新たに産生され続ける少数の構造（例：海馬）を除き，成人脳を構成しているすべてのニューロンは受精後7カ月齢までに産生され，適切な部位に移動する．生後における脳の発達はニューロンの産生ではなく，シナプス形成，樹状突起の枝分かれ，軸索のミエリン形成である．胎生9カ月では，成人の脳のニューロンよりも30～60％多い．これはシナプス形成のためであり，その後の発達において不要なニューロンを刈り込んで行く．生後まもなく大脳皮質のいたる場所でシナプス形成が起きる[6]．一次視覚野や一次聴覚野では最も盛んな時期は生後4カ月であり，生後7～8カ月で最大のシナプス密度に達する．この段階で成人の150％に相当する．脳の一次運動野や一次感覚野領域の発達は早く，シナプス形成は8カ月を境に減少を始める．この一連の過程をシナプスの過剰形成（synapse production）とシナプスの刈り込み（synapse elimination）と呼ぶ．

　一方，前頭前野のシナプス形成は新生児から2歳までほぼ一定のペースで増加する．シナプスの形成と減少は脳部位によって異なり，一次感覚野のシナプス密度は3歳までに成人のレベルに達するが，前頭前野は青年期まで成人のレベルに到達しない．シナプスの過剰な産生は新生児，乳児期の脳により高い可塑性を生み出す基礎になっている．一般に感覚情報処理や動作の表現を司る大脳皮質領域の方が，前頭前野のような認知機能を司る大脳皮質領域よりも早くシナプスが刈り込まれ，成熟する．

　脳の発達の段階においては，まずはニューロン同士によって大量のシナプスが形成される．それに引き続きシナプスが刈り込まれるという現象が認められるが，この過剰形成と刈り込みは，視覚野，運動野，連合野などの脳のほとんどすべての領野で見られる普遍的な現象である．最近では小脳でも確認されている[7]．Chechikら[8]は結合荷重の小さいシナプスを系統的に切断することで，シナプスの伝導効率が大きくなることを示した．すなわち，機能面においてシナプス刈り込みは重要な現象である．

　近年，このシナプス刈り込みには，抑制性神経伝達物質である「GABA（γアミノ酪酸）」の働きが必要であることが明らかにされた[7]．神経伝達物質の中で，グルタミン酸は神経細胞の活動を上昇させる「興奮性神経伝達物質」であることが知られているが，このグルタミン酸を受け取る受容体の一種が

欠落するとシナプス刈り込みが起こりづらい[9,10]．一方，GABAはニューロンの活動を抑える抑制性神経伝達物質であり，ニューロンの活動の調節において重要な役割を担う．脳の細胞レベルの研究においては，興奮系の回路のみでなく，抑制系の神経回路の形成が，発達あるいは学習において重要であることを示している．自閉症や統合失調症などで見られる社会脳の問題においては，特定の神経系での興奮性活動と抑制性活動とのバランスの乱れにより起こるモデル，あるいは発達の特定の時期に起こるシナプス刈り込みの異常の関与であることが指摘されている．たとえば，脳損傷後のリハビリテーション介入は，機能代行システムも含めて，シナプス形成を促進して行くわけであるが，この際，興奮性回路と抑制性回路のバランスが生まれることで，機能が促進されると考えられている．とりわけ，抑制性回路の形成は経験に依存しており，行動の予測的制御との関わりが深い．シナプス回路の組織化は，行動を最適化させて行くために重要な神経生物学的機構である．これは運動の調整，感情のコントロールなどにも関わって行く．

一方，ミエリン形成は軸索の伝導速度を増すが，その形成と機能発達はほぼ相関する．ミエリンは出生時には限定された領域にしか見られないが，その後徐々に広がる．感覚野のミエリン形成は生後数カ月で起こり，運動野のミエリン形成はそのすぐ後に起こる．一方，前頭前野はシナプス形成と同様に青年期まで続き，この発達は人間の認知機能の発達過程に対応している．ミエリン形成は一次運動野や一次感覚野，一次視覚野といった一次領域で早く，連合野で遅い．この特徴は一次領域は胎児期にある程度完成されているのに対して，連合野は生後6カ月〜1年で徐々に始まると指摘されており（図2.7）[11]，連合野の発達は環境に大きく依存したものと言えるであろう．ミエリン形成はおおよそ大脳皮質の後方から前方に向かって進む（図2.8）[12]．年齢に伴い，より高度なレベルの思考や計画性，さらには意思決定・判断は，個人の経験にその技量は由来している．若年者の意思決定能力の不足は，前頭前野のミエリン形成が貧弱であるという考え方もある．

別の視点から考えてみると，成人早期まで軸索のミエリン化が完成しないのは，人間がいかに経験に対応した形で，軸索の伸長を変化させているかがわかる．いったんミエリン形成が完成されてしまうと，軸索の伸長は制限を

脳の発達と成熟

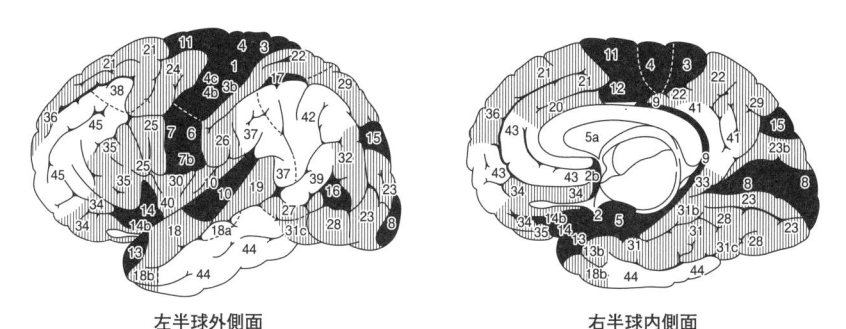

図2.7 大脳皮質における髄鞘化（ミエリン形成）の順序
番号の順序で髄鞘が形成される．ブロードマンの脳地図の番号とは無関係である．
黒地：出生時に完成（原始領域），縦縞：生後1〜2カ月で始まる領域．白地：生後6カ月〜1年で徐々に始まる領域．
（八木文雄：神経心理学．認知・行為の神経機構とその障害．放送大学教育振興会，2006より）

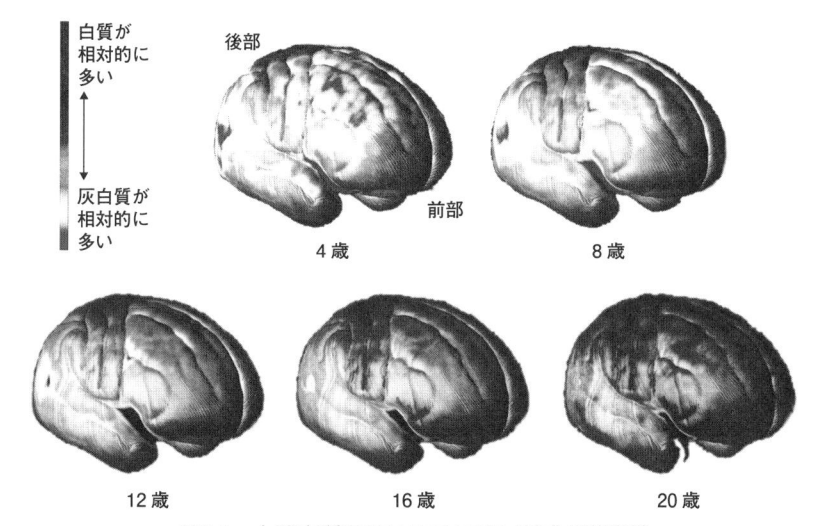

図2.8 大脳皮質におけるミエリン形成の順序性
出生時にはミエリンに覆われた軸索はほとんどない．時間が経つにつれて大脳皮質後側から前面に向かってより多くの軸索が絶縁されて行く．継時的なニューロンの刈り込みとミエリンの相対的な増加を表している図であり，視覚（後部）などの基本的な機能領域は4歳までに完成し，言語領域がそれに続き，自己コントロールする部位（前部）が最後に完成する．

(Fields RD [馬場広子・訳]：脳の隠れた主役．学習と白質の意外な関係．別冊日経サイエンス166：54-62, 2009より引用)

35

受ける．だから，環境に対してより柔軟に対応して行くためにミエリン化を遅らせるのである．このミエリン形成は，人間の神経システムにおいて完全にプログラム化されたものなのか，あるいは個人の人生経験がミエリン形成に変化を与えるのかが調べられたところ，後者の影響が大きいことがわかった．Bengtssonら[13]は，プロの音楽家とそうでない者を比較したところ，手指を協調的に動かすのに必須の大脳皮質領域と音楽をつくるのに必要な高次機能に関与する領域とを結ぶ特定の白質部位がプロの音楽家でより発達していることを明らかにした．白質は灰白質の別の領域同士を結ぶ多くの神経線維が走っている．さらに1日の練習時間が長いほど，白質線維路の拡散テンソル信号が強く，軸索のミエリン化が進んでいることが判明した．また，ミエリンの変化は生活において，精神的な経験や生育環境に応じることもわかった．Greenoughら[14]は，豊富な遊具や他の仲間と交流がある豊かな環境（enriched enviroment）で育ったラットは，大脳半球間を結ぶ脳梁において，有髄神経線維が増えることを明らかにした．Schmithorstら[15]は拡散テンソル法を用いて，5歳から18歳までの子どもの白質を調べた結果，白質構造の発達はIQと直接的に相関することを報告した．加えて，過度の育児放棄を受けた子どもでは脳梁の白質が最大で17％減少することを報告している．これらの研究から，白質の神経線維がミエリン化して行くプロセスには環境が関わっていることが明らかになるとともに，機能面からいうと知能や認知面，あるいは情動や人格面に対しても影響することが示唆された．脳梁の軸索は出生時には1本もミエリン化されておらず，身体と環境との相互作用を通じてミエリン化して行く．無髄線維では左右半球の伝達には150～300ミリ秒かかるのに対して，有髄線維では30ミリ秒ほどで伝達される．しかしながら，すべての脳梁の神経線維がミエリン化されているわけでなく30％程度は無髄線維のままであり，多様性があるようだ．こうしたミエリン化はグリア細胞であるアストロサイトの役割が大きい．アストロサイトは軸索に沿って伝わる信号を感知し，化学物質を放出する．この化学情報がオリゴデンドロサイトを刺激し，そのプロセスを経てミエリンがつくられる．統合失調症患者ではオリゴデンドロサイトが少ないと言われている．一方，ミエリンを失った後，軸索やニューロンが変性をきたすことから，ニューロン

の活動がミエリンに依存されている側面も存在する．

　右肢と左肢の協調性には脳梁を通じた左右脳の情報を調整する半球間抑制の神経メカニズムが関与していると考えられているが，この情報伝達速度にもミエリン形成が関わっている．半球間抑制とは1962年にAsanumaら[16]が世界に先駆けて発表した片側の大脳が活性化すると，反対側の大脳の神経活動を抑制する現象である．この半球間抑制は動物がスムーズに行動を起こしていくうえで不可欠な神経活動とされている．最近になって，この抑制性の神経メカニズムには神経伝達物質であるGABAが関与していることが明らかになった．Palmerら[17]はGABA受容体を活性化させる促進剤を注入すると半球間抑制が亢進し，阻害剤を注入すると半球間抑制が観察されないことを明らかにした．

　ミエリン形成の大部分が20代で完了してしまえば，その後において神経可塑性が見られないことにもなる．子どもに比べればその速度は遅く限界もあることから，ミエリン形成がある年齢でそのほとんどを終えることもわかる．しかしながら，歳をとっても学習することは事実である．動物実験の関係で歳をとったものでの研究が不足しているのは否めないが，少ないながらも歳をとってもミエリン形成が起こることも言われている．一方で，中高年者ではミエリン形成の影響よりも，ニューロンの発火やシナプスの直接的な興奮性に基づくタイプの学習形態とも言われている．

2.5　環境および身体経験と脳の発達の関係

　身体経験が脳の発達に多大な影響を及ぼすことが明らかにされている．たとえば，装飾的なケージ（豊富な環境）で育てられたラットはそうでないケージで育てられたラット（図2.9）[18,19]よりも大脳の重量が重く，ニューロンの樹状突起の分枝の数が多くなり，シナプスも増える．その分枝の増加は視覚野や聴覚野などで見られる一方で，認知機能を司る外側前頭前野では，それだけの理由では増加は見られない．しかしながら，ニューロン1個あたりのシナプス数は豊富な環境グループで増加していることがわかっているように，脳の構造があらかじめ細部にわたって決定されているのではなく，環境によって変化している．また，最近では脳卒中後の環境が遺伝子レベルで

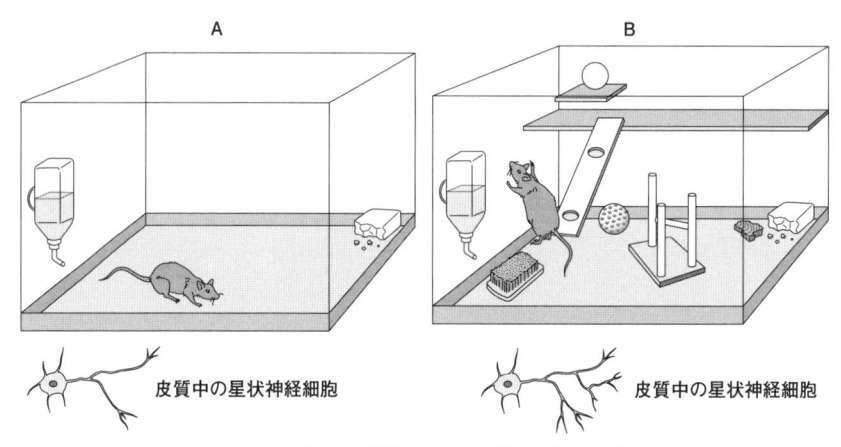

第2章 「私」はどのようにして生まれるのか

図2.9 豊かな環境における神経系の発達
Aに比べBの方が豊かな環境．その場合，樹状突起が増えシナプスが増加する．

回復に影響することが示される[21]一方で，最近では環境のみではなく，適切な課題による影響が指摘されている[22]．

新生児の視覚野は未完成であるが，この時期に片眼を遮断すると，その眼の視覚は発達しないが，もう一方の眼も遮断された場合にはこのことは起こらない．発達初期に片眼が遮断された場合には，その眼が視覚野を活性化する能力は低下，欠如するが，もう一方の眼は向上する．これは初期に片眼を遮断することが，一次視覚野の第Ⅳ層におけるシナプス入力のパターンを変化させることが明らかにされている（図2.10）[2,23]．これを神経発達の競合性と呼び，ネコの実験では生後4～20週では起こるが，成熟した大人のネコではその影響がないことが明らかにされている[24]．

2.6 運動行動の発達とシナプス抑制回路

新生児期においては感覚受容器と効果器を結ぶごく単純な神経回路は存在し，運動はそれに依存している．新生児はこの反射運動により不快刺激を避けることができる．これは定型発達児においては遺伝的にプログラムされた生物学的なメカニズムであると考えられている．このような反射行動は新生児の生存を保障してくれる本能的反応である．この反応は原始反射（primi-

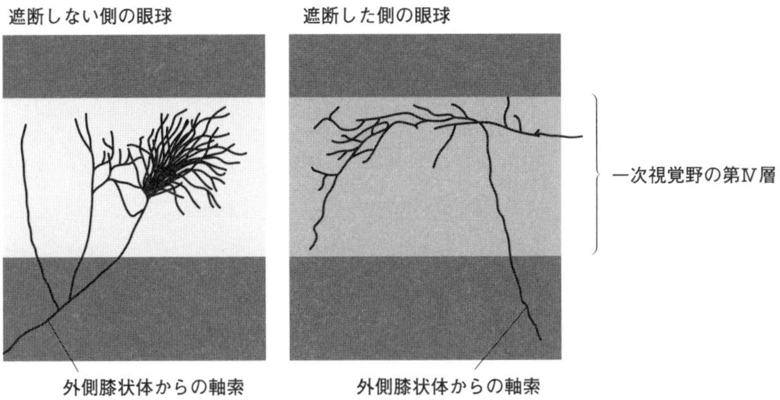

脳の発達と成熟

図2.10 片眼遮断に伴う一次視覚野のニューロンの構造の変化

発生早期に片側の眼球が遮断されてから数日後に,外側膝状体から一次視覚野のⅣ層に投射する軸索の構造に及ぼす影響を観察した結果,遮断された側からの情報を伝える軸索は明らかに枝分かれが少ない.

(Pinel J:ピネル バイオサイコロジー.脳と行動の神経科学［佐藤 敬,他・訳］.西村書店,2005より)

tive reflex）と呼ばれ,モロー反射,吸引反射,把握反射などがそれにあたり,胎児期にも見られることが確認されている.これらの反射行動は脊髄や脳幹の機能に基づく無意識的なものであり,意思決定,自発的行為,言語の発達に基づく大脳皮質の成熟に伴って統制される.この大脳皮質の制御は感覚情報処理領野と運動関連領野の発達に基づいている.しかしながら,未熟児出産などで胎児期において大脳皮質の基盤が形成されていない場合においては,大脳皮質と脊髄との間に機能解離が起こり,自発的行為の出現や原始反射の制御が難しくなる.脳性麻痺児に伴う原始反射の残存はこの影響が大きい.

神経系の発達が未熟な時期には,1つの運動ニューロンが多くの筋細胞を興奮させて,筋を収縮させる.したがって運動としては粗大なものしか出現しない.しかし,シナプス間の競合によって形態的にも除去され,このシナプス除去の過程は末梢神経,脊髄,脳幹,視床,大脳皮質において普遍的に行われるものであり,余剰回路が除去され,1つひとつの運動ニューロンが制御する筋細胞が少なくなることで,自発的かつ細かな運動が可能になる(図2.11)[25].中枢神経系の発達はニューロンの発生から始まり,神経回路の

第2章 「私」はどのようにして生まれるのか

再編成である程度完成され，その後，ミエリン化の変化に基づき生まれる（図2.12）[25]．

この発達期におけるシナプス形成に基づく神経回路の編成は，認知，情

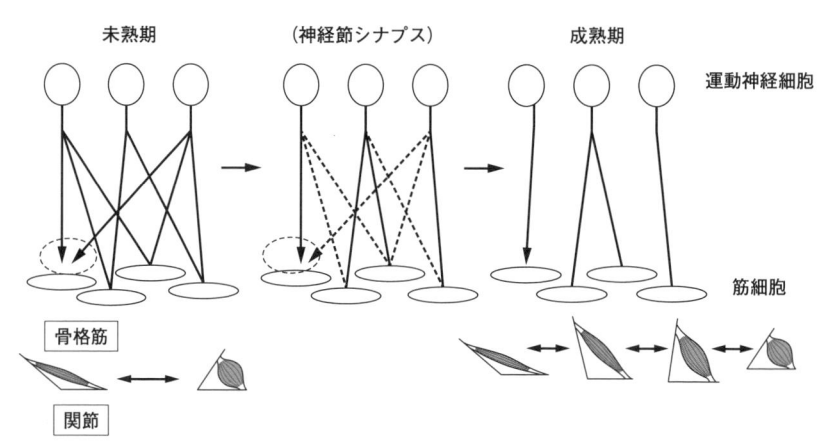

図2.11 シナプスの除去と運動機能

新生児期および乳児期初期には多くの入力がターゲットに入力する．未熟期には1つの運動ニューロンが多くの筋細胞の収縮を制御している．そのため，筋収縮としては大まかな動きしかできない．余剰回路が除去され，個々の運動ニューロンが制御する筋細胞の数が減少すること細かな動きが可能になる．
（鍋倉淳一：発達期における脳機能回路の再編成．ベビーサイエンス8：26-32, 2008より）

1	神経細胞の発生	胎生3～4週	
2	分化	胎生8～25週	
3	移動	胎生10～25週	脳（神経回路）としての機能の発現前
4	集合	胎生8～34週	
5	神経細胞間連絡の形式	胎生8週～2歳	
6	神経細胞死	胎生10週～1歳	神経回路（脳機能）形成後
7	神経回路の再編成	胎生16週～10歳	
8	髄鞘化	胎生20週～数歳	

図2.12 神経回路の形成・発達変化

神経回路の形成・発達の各段階．時期はおおよその週数で，報告によっては変化する可能性がある．
（鍋倉淳一：発達期における脳機能回路の再編成．ベビーサイエンス8：26-32, 2008より）

脳の発達と成熟

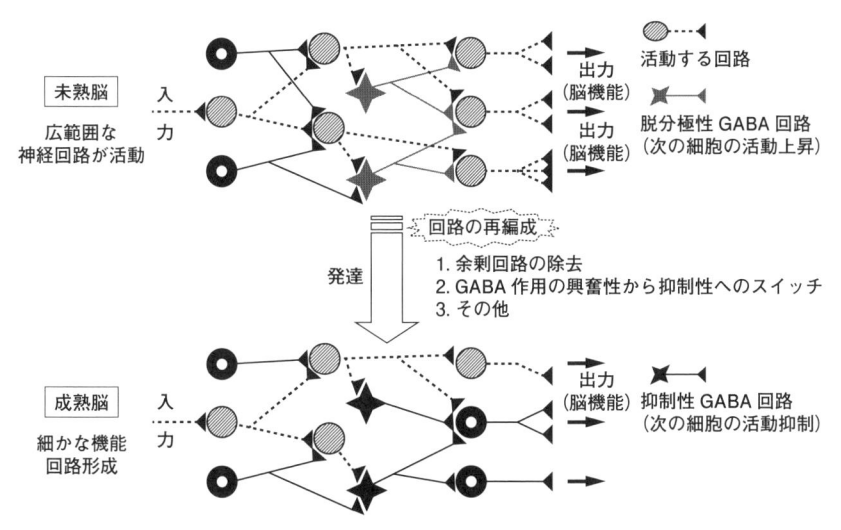

図2.13 発達期における神経回路の編成過程

いったん形成された未熟回路において余剰シナプスの除去と個々のニューロン間における情報の受け渡し，特にGABA機能の興奮性から成熟期には強力なスイッチが起こる．そのため，ある入力（左から右へ）によって活動する回路（破線）の範囲は発達とともに小さくなる．つまり，発達によって，より細かな神経機能回路が完成する．
（鍋倉淳一：発達期における脳機能回路の再編成．ベビーサイエンス8：26-32, 2008より）

動，感覚，運動を含む脳機能を正常に機能させるための生物学的な神経現象である．こうした神経回路の編成には促通回路のみならず，抑制系の神経伝達物質であるGABA回路などの形成が重要であり（図2.13）[25]，この抑制系の回路形成には大脳皮質における予測的制御の機能獲得が重要であると考えられている．身体運動の経験に伴う感覚情報処理を経て脳の中に身体マッピングが形成されて行くことで予測的制御がつくられる．これにより多くのニューロンが興奮しないため，多くの筋細胞を興奮させない．それに基づき分離運動が見られ始める．なんらかの麻痺に伴うことで身体運動ならびに感覚情報処理の経験の未熟さから，運動の予測的制御の形成が不十分となり，それによって分離運動や巧緻的な運動が出現しないことが考えられている．

2.7 シナプス抑制システム

シナプス抑制には3つのシステムが存在している．一つは側抑制であり，図2.14のように活動電位が上段に発生すると，中断，下段に伝わって行くが，側抑制がないと興奮するニューロンが全域に広がってしまう（a）．一方，側抑制があると興奮が限局された領域にとどまる（b）．あるいは側抑制が強いほど絞り込みの作用も強くなる（c）．このような神経回路網を側抑制と呼ぶ[26]．

一方，シナプス後抑制と前抑制のシステムが中枢神経系には存在しているが，前者は興奮性シナプスに対して抑制性シナプスを結合することでニューロンの興奮を減弱化させるものである．後者はあるニューロンの軸索の神経終末に対して，興奮性のシナプスを結合させることで，脱分極させることで，神経伝達物質の興奮を弱めるものである（図2.15）．前者の結合をフィードバック型，後者の結合をフィードフォワード型と呼ぶ場合があり，中枢神経系はフィードフォワード型の抑制の方がフィードバック型の抑制よりも普遍的に見られる[27]．また先の側抑制は，フィードバック，フィードフォワードの両方を持つが，周辺の細胞が一斉に抑制されるシステムである．

近年，シナプス前抑制が能動的な運動制御における伸張反射の制御に関

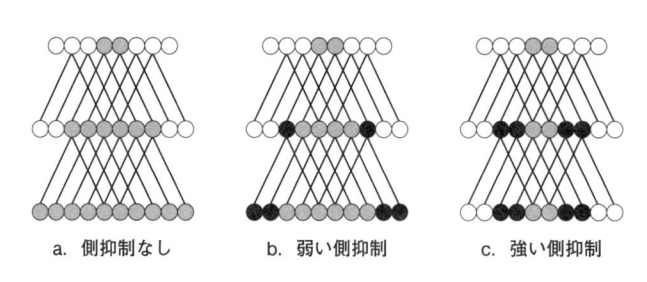

a. 側抑制なし　　b. 弱い側抑制　　c. 強い側抑制

○ 無反応のニューロン
● 興奮性の反応（灰）
● 抑制性の反応

図2.14　側抑制をもつ神経回路網

活動電位が上段に発生すると，中断，下段に伝わる．側抑制がないと興奮するニューロンが全域に広がる（a）．側抑制があると興奮が限局された領域にとどまる（b）．側抑制が強いほど絞り込みの作用も強くなる（c）．

(松村道一：ライブラリ脳の世紀：心のメカニズムを探る1―脳科学への招待．サイエンス社，2002より)

脳の発達と成熟

シナプス後抑制

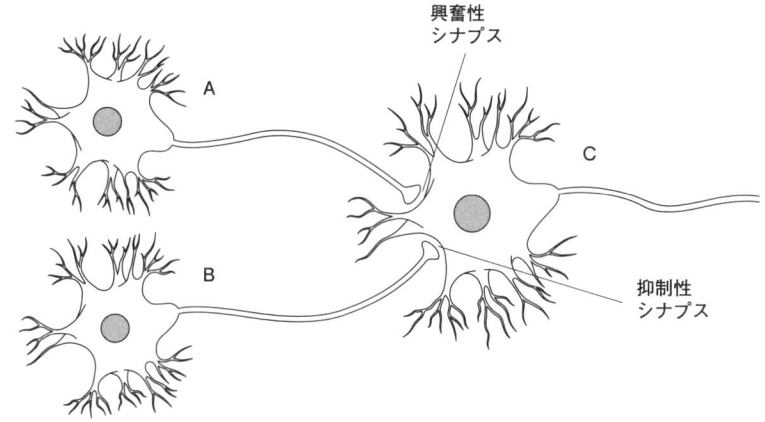

シナプス後抑制では、BはCを過分極させることによって、Cにシナプス結合しているAや他の興奮性ニューロンの興奮作用を抑制する。

シナプス前抑制

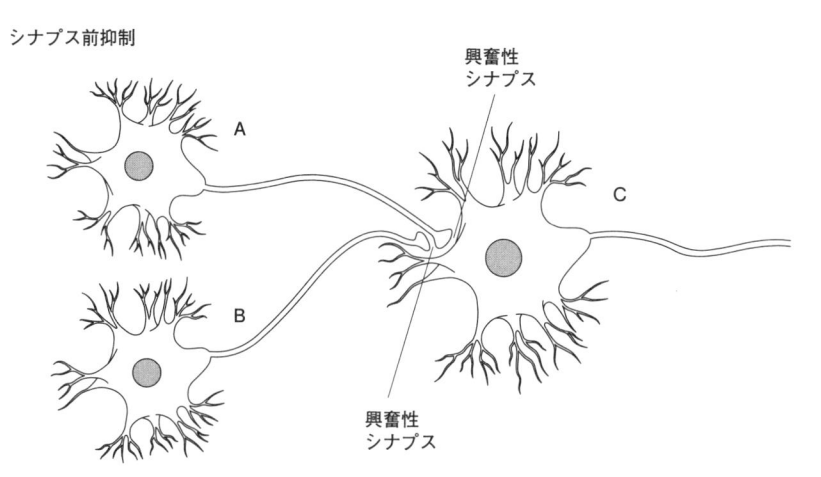

シナプス前抑制では、BはAの神経終末接合部を部分的に脱分極させてAに至る活動電位が小さな膜電位変化を起こし、そのためCに対する神経伝達物質の放出量を少なくすることによってCに対するAの興奮作用を抑制する。

図2.15　シナプス後抑制と前抑制

(Pinel J：ピネル　バイオサイコロジー．脳と行動の神経科学［佐藤　敬，他・訳］．西村書店．2005より引用)

第2章 「私」はどのようにして生まれるのか

わっていることが明らかにされた．運動中には運動指令が脊髄細胞に対して下降する．それは感覚入力に基づくシナプスに対して前抑制を行うシステムであるが，このシナプス前抑制が運動開始前に認められることが明らかになった（図2.16）[28]．この研究成果は，そもそも随意運動制御を行う大脳皮質は，筋肉を活動させると同時に，重要性の低い感覚入力をシナプス前抑制を使って効果的に抑制していることを示したものである．これは，シナプス前抑制がリアルタイムな運動制御に適切あるいは重要な情報と不適切あるいは無意味な情報を分けるといったいわばフィルターのような働きを行うというものであり，重要でない情報に対しては運動開始前にすでに抑制をかけていることになる．つまり，経験を通じて注意機能が働き，そして予測的制御が可能になるそのプロセスには，このシナプス前抑制が関与していることが

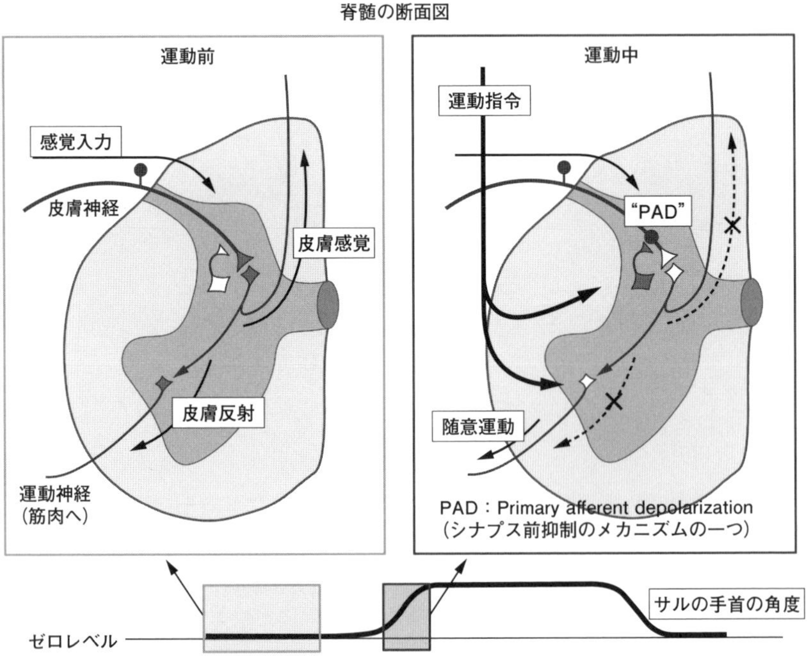

図2.16　皮質および脊髄細胞の連関によるシナプス前抑制

（Seki K et al：Sensory input to primate spinal cord is presynaptically inhibited during voluntary movement. Nat Neurosci 6：1309-1316, 2003より）

考えられ，不適切な情報に抑制がかからないと，先に示したように，多数の出力経路が興奮する結果になる．経験が構築されることで，シナプス前抑制が形成され，それに基づいて出力の調整が行われるそのプロセスこそが学習ということになろう．これはリハビリテーション・プロセスにおける学習に伴う抑制系回路の形成ということになる。

2.8　環境と身体の相互作用に基づいた大脳連合野の発達

　胎児期と乳幼児期の決定的な違いが環境と生物体との接触である．環境とは外界であり，生物体とは自己の身体である．感覚自体は部分的な情報にすぎないが，知覚機能は状況に応じて比較照合したりして，区別，統合しようとするものである．すなわち，現実世界を解釈する機能であり，生後に知覚は発達する．知覚機能の発達は「何か」に関心を抱き，注意を払うという機能との関係が深い．注意機能と知覚機能は相互に関係し合い，その連関をつくりだすのが神経連結である．とりわけ大脳連合野の発達は生後に著しい．大脳連合野におけるミエリン形成は一次感覚野や一次運動野に比較して遅く，生後に形成させる．その理由から6カ月ごろまでは連合野である高次視覚野が未成熟なために，新生児の見ている世界は3次元的な立体構造を示しておらず，色もない．したがってコントラスト（白黒）の強い視覚対象を好む傾向にある．

　乳児が物体に対して注意を向け，その動きに対して自律的に反応する段階から，生後2カ月になると，しっかり物体を捉えるように注視するようになる．その後，3～6カ月にかけて，物体の移動軌跡を予測するようになる．すなわち，物体の移動に先回りして予測的な眼球運動を出現させる．これは意図的な運動であり，後頭葉にある一次視覚野から前頭葉にある意図的な眼球運動を司る前頭連合野へと連合線維が結びつき始めたことを示している．その後，すでに経験した事象の記憶，そして脳内にある図式（スキーマ：Schema）と比較照合しながら，環境における物体の差異を認識できるようになる．このスキーマは視覚，聴覚，触覚などあらゆる感覚モダリティの統合により構成される．たとえばそれは母親の顔と声，顔と肌触りなどであり，これらの感覚が統合されることによってスキーマが形成される．この統

第2章 「私」はどのようにして生まれるのか

合を異種感覚統合（cross modal transfer）と言い，頭頂連合野の発達に基づいた機能である．

　先の肌触りは自己の運動を伴い得られる知覚であるため，触覚経験には身体運動を伴う．図2.17は手のつかみ運動の発達過程である[29]．生後20週目のつかみ方と52週目のつかみ方を比較すると，52週では手指の対立つまみ運動が出現し，より効率的な運動単位の動員が図られていることがわかる．対象（図中の一つのブロックのみを指さず複数の物体を指す）の知覚探索によって，その大きさ，形，摩擦，重量などの情報に基づく身体図式の形成が更新されたと同時に，数ある運動レパートリーからの選択が変更されている．この過程においては，頭頂葉から前頭葉の機能が必要であり，それらの神経回路網の発達と考えられている．こうした神経回路網の形成がみられないと，どのような環境においてもステレオタイプな運動が出現する．大脳連合野の発達が未熟であると，どのような対象に対しても同じ運動パターン，同じ運動出力で対応してしまう．たとえば，これが脳性麻痺児における共同運動パターンの出現の一因として考えられている．リハビリテーションにおいては，感覚情報処理ならびに感覚統合が適切に行われているか，そしてそれに伴い運動の予測が築かれ，運動単位の動員が適切であるかを分析するとともに，共同運動の出現の有無を確認する．リハビリテーション・プロセス

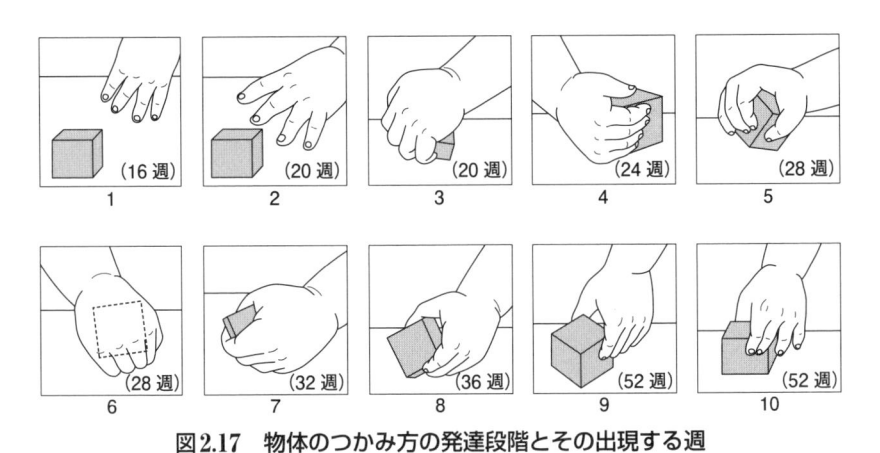

図2.17　物体のつかみ方の発達段階とその出現する週

（上田禮子：人間発達学．医歯薬出版，1985；Halverson HM：An experimental study of prehension in infants by means of systematic cinema records. Genet Psychol Monogr 10：107-286, 1931 より）

脳の発達と成熟

自体が，身体運動を伴う知覚経験を与え，大脳連合野の発達を後押しすることになろう．

2.9 認知機能の発達のための神経基盤とその障害

Piajetは認知機能の発達を3つの期間に区分している（図2.18）[30,31]．第1期は感覚運動的段階（0～2歳）であり，反射的運動を経て，目と手の協調や学習に伴い簡単な運動図式を形成する段階である．この期間は身体運動を伴い環境を探索することが前提であり，Brunerはこの身体運動を伴った学習によって形成される表象（representation）を動作的表象と呼んだ（図2.19）[32,33]．これは身体運動に基づく行為を通じて形成される．この期間は先にも示したシナプスの過剰形成を経てシナプスの刈り込みが起こる時期であり，一次感覚野のシナプス密度は3歳までには成人のレベルに達する．

第2期は前操作的（自己中心的）段階（2歳～7，8歳）である．この初期（2～4歳）は外界の刺激がなくとも内面的に行動のプランが想起されてくる

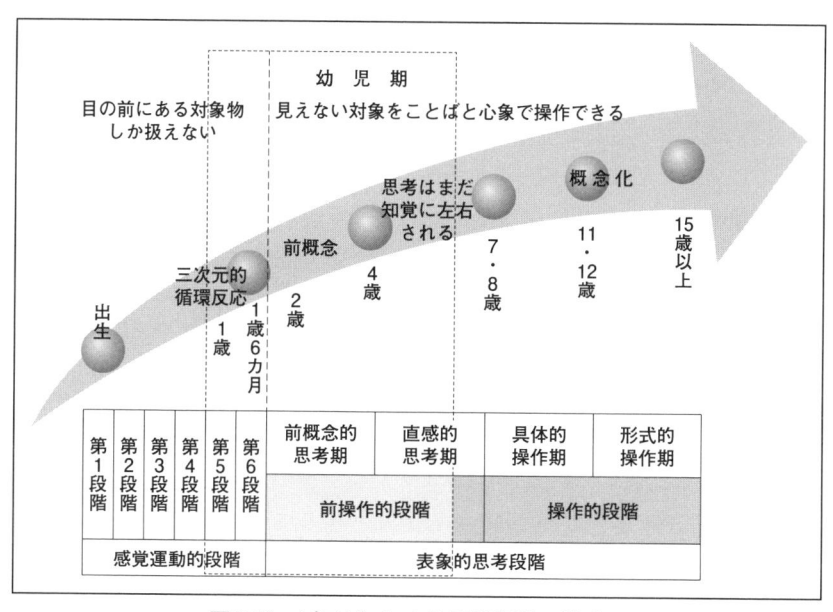

図2.18 ピアジェによる発達段階の模式図

(Piajet J ［波多野完治・訳］. 知能の心理学. みすず書房，1998より)

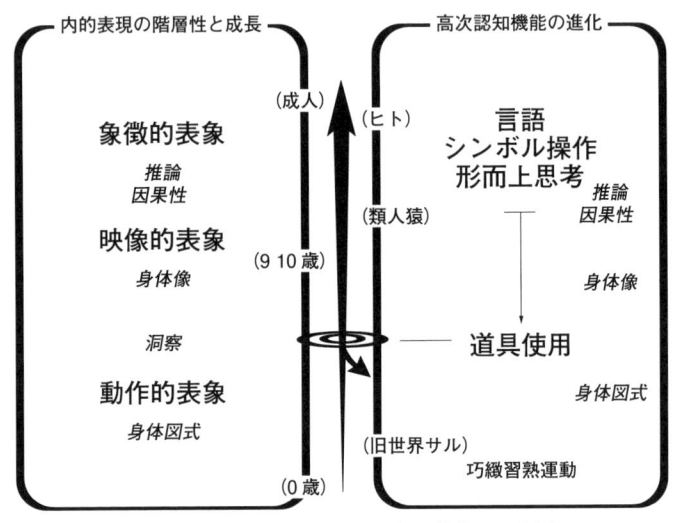

第2章 「私」はどのようにして生まれるのか

図2.19 高次認知機能の発達と進化との対応
(入來篤史:〈神経心理学コレクション〉Homo faber 道具を使うサル. 医学書院, 2004;Bruner JS, Oliver RR, Greenfield PM: Studies in cognitive growth. New Wiley, New York, 1966 より)

時期であり，海馬の機能形成に基づく記憶の保持の発達とともに，大脳連合野に保存された行動の計画に基づく記憶を再生し始める時期である．これは生後に発達し始める大脳連合野のシナプス形成やミエリン形成に基づいている．エピソード記憶の保持・再生が断片的ながらも可能になる時期である．この時期の後期（4歳〜）になると直観的思考が形成され始め，文脈性のある行動の予測ができ始めるが，それは自己の運動経験に基づいたものでしかなく，自己の経験がない抽象的なものから思考することはまだ難しい．こうした発達は，頭頂連合野における異種感覚統合の発達に基づく感覚同士の結びつけ，および自己の身体経験に基づいた言語の発達によるものが大きい．

第3期は操作的段階である．初期（7, 8〜11, 12歳）は具体的操作期と呼ばれている．たとえば「椅子」が倒れていたら，その椅子のあるべき姿を想像し，その椅子を直して座るという行動を起こすことができる．これはBrunerの示す映像的表象の段階であり，現在の具体的な「倒れている椅子」いう視覚情報をもとに，心的に椅子を回転させ，あるべき姿（倒れていない椅子）を脳内で映像的に表象する．それに基づいて行動のプログラムが形成

されるというものである[34]．これは心的回転（mental rotation）を担う領域である頭頂葉や小脳の神経回路網の形成[35]とともに，その映像的表象に基づく行動のプログラム形成のための前頭－頭頂葉の回路網の形成が成熟することが前提である．一方，後期は形式的操作期（11, 12歳以降）と呼ばれ，仮説を立て，それをもとにして演繹的に行動ができる時期である．この発達には具体的な感覚情報がなくても脳内で心的にイメージを生成し，抽象的な出来事に対しても対処できる思考と行動を築く．言語の発達に伴う文脈（context）形成といった認知発達は，前頭葉の中でも背外側前頭前野（ブロードマン46野；図2.20）[36]の機能形成に由来する．この場所はワーキングメモリ（working memory：作業記憶）機能を担う[37]．ワーキングメモリとは情報を一時的に保ちながら，操作することである[38]．背外側前頭前野では行動のプログラムのために必要な情報を取捨選択する機能を有している．

　問題解決能力の発達は背外側前頭前野におけるワーキングメモリの機能に基づくところが大きい．Brunerは言語や抽象的な象徴的表象に基づく推論を形成するのは10歳以降であるとし，成人に至るまでの発達の中心になると示した．背外側前頭前野は大脳皮質の階層構造においても上位に位置し，他の領域の機能形成に基づいて発達するため，学童期から成人期の発達の中心となり，生涯にわたって発達する場合もある．このワーキングメモリは知能の中心的な機能に位置づけられており，この機能を有していないと知能発達は遅延する．

　ワーキングメモリの未発達は，注意欠陥・多動性障害（Attention Deficit / Hyperactivity Disorder：AD/HD）や学習障害（Learning Disorders, Learning Disabilities：LD）の一因として考えられている．現在では，AD/HDに対するワーキングメモリトレーニングも開発されている[39,40]．

2.10　社会性の発達のための神経基盤とその障害

　原始反射は人間が生まれながらに持つ機能であるが，生後すぐに見られる「泣く」「笑う」といった情動行動もその機能の一種である．生後間もない新生児の泣くという行為は，悲しさの感情を表現しているのではなく，不快刺激に応答するものである．また，笑う（ほほえみ返し）という行為も快刺激

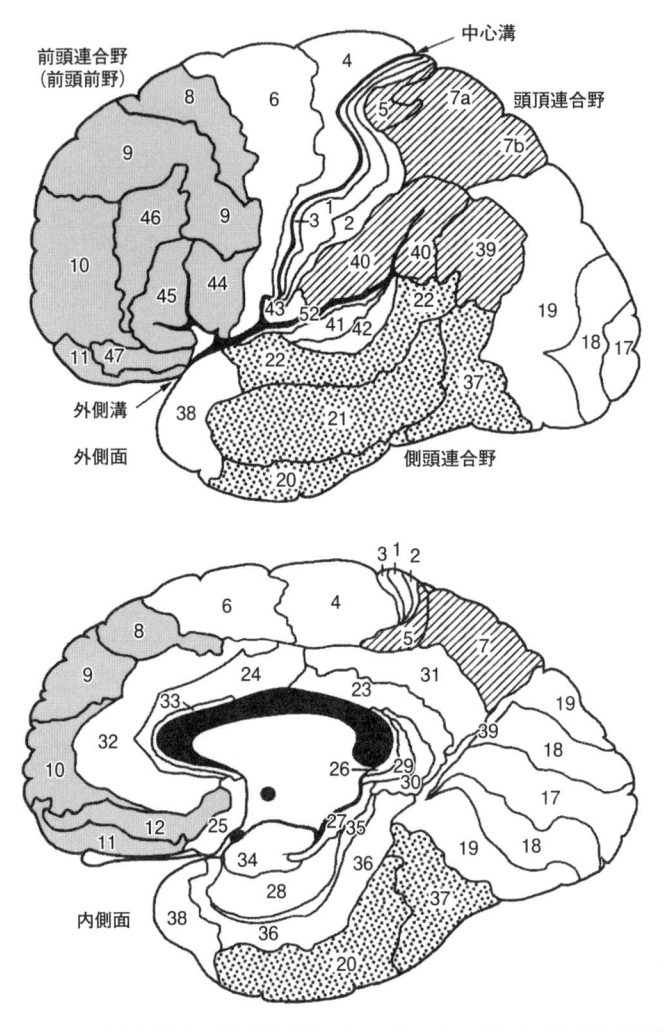

第2章 「私」はどのようにして生まれるのか

図2.20 大脳皮質連合野の区分とブロードマンエリア（図中の番号）
(八木文雄：神経心理学．認知・行為の神経機構とその障害．放送大学教育振興会, 2006より)

に応答するものであり，これらは大脳皮質による情報処理でなく，大脳辺縁系である扁桃体が応答し，脳幹の機能によって情動行動が出現する神経メカニズムである．一方，生後6カ月以降に自我と個性が発達するにつれて高度な感情が発達し始める．たとえば，欲求が満たされない不満であったり，見

知らぬ人に恐怖を感じたり，兄弟における嫉妬であったりと，これらの感情表現は社会的な経験に基づいたもので，大脳皮質の情報処理を介した反応であり，知能の発達と関連し合って身についていくものである．

　「心の理論（Theory of Mind）」とは，他者の心の動きを類推したり，他者が自分とは違う信念を持っているということを理解したりする機能のことであり，社会性の発達の基盤とされている．社会性とは対人行動，集団参加，社会的適応などの社会的行動が円滑に行われることを示す概念であり，人間関係の形成からもたらされる機能である．したがって，環境における対人関係を経て発達して行く．この神経基盤から情緒の安定，道徳心の涵養が見られる．「心の理論」は脳の特定の局所部位の働きのみで成り立っているのではなく，広範な神経ネットワークで成り立っているが，心の理論を支える基盤となっている中心的部位としては，眼窩前頭皮質，内側前頭前野（前帯状回を含む），上側頭溝，側頭極，扁桃体（図2.21）があげられている[41-43]．

　相手の心を読み取るという機能は，相手の意図や視線を検出することから生まれる[44]．意図の検出は相手の動きの知覚から生まれる．生物学的運動の知覚に特異的に働く領域は，上側頭溝領域であることが判明している．この上側頭溝領域はミラーニューロンシステム（mirror neuron system）を形成する一つでもある．ミラーニューロンとは霊長類などの動物が自ら行動する時と，その行動と同じ行動を他の同種の個体が行っているのを観察している時の両方で類似した活動電位を発生させるニューロンのことである[45,46]．他者の行動に対して，自己が同じ行動をしているかのように「鏡」のような活動を示すことから，このように名づけられた．現在では，腹側運動前野，頭頂連合野，上側頭溝で多くが確認されていることから，これらを結ぶネットワークをミラーニューロン・システムと総称し，それは心の理論の神経基盤の一つとして考えられている．近年，こうしたミラーニューロン・システムの機能不全が自閉症やアスペルガー症候群における社会性の発達障害の一因として考えられている[47,48]．

　一方，視線の検出のためには眼窩前頭前野や扁桃体の働きが重要である．このうち，扁桃体の機能形成は，乳児期における自己の快・不快の情動機能の発達に伴い，自己の情動経験に基づいて他者の情動を推察する神経基盤と

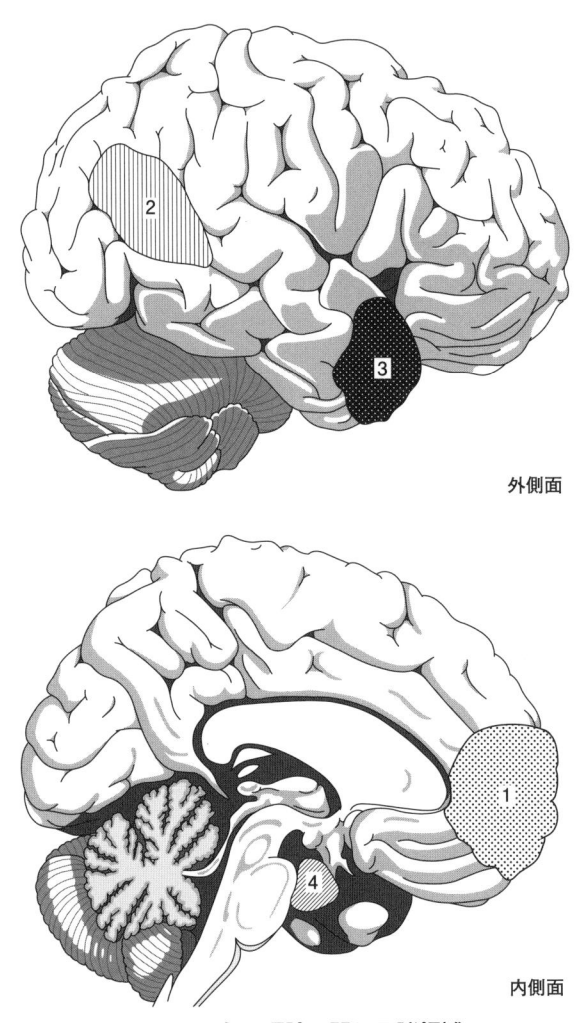

第2章 「私」はどのようにして生まれるのか

外側面

内側面

図2.21 心の理論に関わる脳領域
1：眼窩前頭皮質，内側前頭前野，前帯状回，2：上側頭溝，3：側頭極，4：扁桃体
(八木文雄：神経心理学．認知・行為の神経機構とその障害．放送大学教育振興会，2006より)

なる．扁桃体は乳児期初期から発達し，情動的な出来事に関連づけられる記憶の形成と貯蔵における主要な役割を担っている．この自己の経験をもとに他者の情動を読み取る働きをも担っている．

「心の理論」に関わるもう一つの領域は内側前頭前野である．ここは葛藤

といった2つの相反する情報がある場合に働くが，自己の意見と他者の意見が相違する際，相手の思惑を読み取り行動を調整・制御する際にも働く．相手の気持ちを察し，思いやり，共感する．あるいは相手の思惑からその行動を予測して自己の行動を制御する人間らしい機能を担っている内側前頭前野はブロードマン10野（図2.20）に相当し，ここは幼児期のみならず，青年期を通じて成熟し続ける場所である．この発達は環境における社会的規範に基づいて起こり，人間が高度な社会性を形成するために重要な脳領域であることが考えられており，この領域の機能不全がいわゆる「キレる」行動につながっていると考えられている．この領域は先に示した背外側前頭前野と同じように，成人期（場合によっては生涯）に至るまで発達を続ける．この際，前頭葉のシナプスは16～20歳にかけて大胆な刈り込みが行われる[49]．このような刈り込み現象は，余分なニューロンを除去し，軸索を通してニューロン間の結びつきを安定的かつ効率的にすることで，多くの衝撃的な行動を抑制するためである．このような神経基盤の発達に伴い，自己の情動を抑制する自制心や他者との見解の相違を容認する寛大な心の発達が見られ，論理的思考の形成につながる．

　万国共通の情動（喜び，悲しみ，怒り，驚き，嫌悪，恐怖）の形成には扁桃体を中心とした大脳辺縁系の働きが必要である．この情動は乳・幼児期に発達するが，誇り，困惑，罪，恥，敬服，嫉妬などの社会的感情は認知機能の発達とともに生まれることから，学童期から成人期にかけて発達し始める．さらに，美意識といった豊かな感情は学童期後半から青年期から生まれ始め，これらは前頭前野の発達に由来するものであり，言語の発達と相互に関係し合いながらつくられて行く．

　なお，「心の理論」を中心とした社会性の神経機構については第9章で詳しく説明する．

2.11　生涯にわたる脳・神経系の成熟

　年齢を重ねるごとに経験が脳内に図式化され，それに基づいた行動の予測的制御に基づいて心身ともに安定した生活を営み始める．脳の各領域は神経回路網を形成しているが，成熟した脳は前頭連合野へ情報伝達をショート

第2章 「私」はどのようにして生まれるのか

カットする[50]. 前頭前野の機能に基づき，トップダウン情報処理となり，意思決定が速くなる．これは自己の経験に基づく判断の成熟であり，脳・神経系の成熟でもある．この処理機構は主に左脳を中心に行われており，言語処理を担う左脳（右利きの者）はこのような認知機能を生涯にわたって活用することで加齢の影響を受けにくい．

その一方，環境を身体経験からボトムアップに情報処理することが少なくなる．したがって，新しい環境に注意を向けたり，知覚したりする機能が低下する．感覚情報処理速度が遅くなり，それに伴い外部環境の刺激の可変性への適応，すなわち身体の反応速度が遅れる．

現在ではニューロンの増殖は成熟した脳でも起こることがわかっている．特に，記憶を司る海馬におけるニューロンの増殖は環境の変化に伴い起こる．さらに，成熟脳におけるニューロン発生は大脳連合野でも報告されている[51]．とりわけ，新しいニューロンの増殖は頭頂連合野における角回といった異種感覚統合領域で発見されている．これらの増殖が成熟脳で起こることは，成人以降における経験が大きく影響していることを反映している．すなわち経験によって，大脳皮質の再構築は老年期になっても起こる．

しかしながら，子どもの時に比べて環境の変化に富まない老年期においては，大脳皮質の機能の衰えは否めない．その一方，認知症で記憶力が衰え，誰の顔かを思い出せなくても，顔の表情から喜怒哀楽などの感情を読み取る力はあまり低下しない．これは大脳皮質の機能低下は進むが情動を司る大脳辺縁系の機能は比較的維持されている可能性が考えられている．したがって，大脳皮質機能に基づく言語的コミュニケーションの老化は見られても大脳辺縁系機能に基づく非言語的コミュニケーションの老化は見られないことが想定される．この事実は，医療介護者の非言語的コミュニケーション対応に最善の注意を図るべきであることを教えてくれる．

引用文献

1) Carlson N（中村克樹，他・訳）：第2版 カールソン神経科学テキスト．丸善，2008.
2) Pinel J（佐藤 敬，他・訳）：ピネル バイオサイコロジー—脳 心と行動の

神経科学．西村書店，2005.
3) 津本忠治：脳と発達—環境と脳の可塑性（シリーズ 脳の科学）．朝倉書店，1996.
4) Gazzaniga MS et al：Development and plasticity. Cognitive neuroscience：The biology of the mind, 2nd ed. W.W. Norton & Company, New York, 2002.
5) Hofer M（小野寺一清，他・訳）．私たちの行動を決めるもの．学会出版センター，1998.
6) Huttenlocher PR：Synapse elimination and plasticity in developing human cerebral cortex. American Journal of Mental Deficiency 88：488-496, 1984.
7) Nakayama H et al：GABAergic inhibition regulates developmental synapse elimination in the cerebellum. Neuron 74：384-396, 2012.
8) Chechik G et al：Synaptic pruning in development：a computational account. Neural Comput：10：1759-1777, 1998.
9) Kano M et al：Synapse elimination in the central nervous system. Curr Opin Neurobiol 19：154-161, 2009.
10) Watanabe M et al：Climbing fiber synapse elimination in cerebellar Purkinje cells. Eur J Neurosci 34：1697-1710, 2011.
11) 八木文雄：神経心理学．認知・行為の神経機構とその障害．放送大学教育振興会，2006.
12) Fields RD（馬場広子・訳）：脳の隠れた主役．学習と白質の意外な関係．別冊日経サイエンス166：54-62, 2009.
13) Bengtsson SL et al：Extensive piano practicing has regionally specific effects on white matter development. Nat Neurosci 8：148-1150, 2005.
14) Markham JA et al：Myelination of the corpus callosum in male and female rats following complex environment housing during adulthood. Brain Res 1288：9-17, 2009.
15) Schmithorst VI et al：Cognitive functions correlate with white matter architecture in a normal pediatric population：a diffusion tensor MRI study. Hum Brain Mapp 2：139-147, 2005.
16) Asanuma et al：Effects of transcallosal volleys on pyramidal tract cell activity of cat. J Neurophysiol 25：198-208, 1962.
17) Palmer LM et al：The cellular basis of GABA(B)-mediated interhemispheric inhibition. Science 335：989-993, 2012.
18) Rosezweig MR：Brain changes in response to experience. Sciencefic American 22：22-30, 1972.
19) Biernaskie J et al：Enriched rehabilitative training promotes improved forelimb motor function and enhanced dendritic growth after focal isch-

emic injury. J Neurosci 21:5272-5280, 2001.
20) Volkmar FR：Rearing complexity affects branching of dendrites in the visual cortex of the rat. Science 176:1445-1447, 1972.
21) Shono Y et al：Gene expression associated with an enriched environment after transient focal ischemia. Brain Res 1376:60-65, 2011.
22) Plautz EJ et al：Effects of repetitive motor training on movement representation in adult squirrel monkeys: role of use versus learning. Neurobiol Learn Mem 74:27-55, 2000.
23) Antonini A, Stryker MP：Rapid remodeling of axonal arbors in the visual cortex. Science. 260:1819-1821, 1993.
24) Hubel DH, Wiesel TN：The period of susceptibility to the physiological effects of unilateral eye closure in kittens. J Physiol 206:419-436, 1970.
25) 鍋倉淳一：発達期における脳機能回路の再編成．ベビーサイエンス8：26-32, 2008.
26) 松村道一：ライブラリ脳の世紀：心のメカニズムを探る1―脳科学への招待．サイエンス社, 2002.
27) 本郷利憲, 他・監修：標準生理学　第5版．医学書院, 2000.
28) Seki K et al：Sensory input to primate spinal cord is presynaptically inhibited during voluntary movement. Nat Neurosci 6:1309-1316, 2003.
29) 上田禮子：リハビリテーション医学講座　第2巻　人間発達学．医歯薬出版, 1985.
30) 大城昌平・編：リハビリテーションのための人間発達学．メディカルプレス, 2010.
31) Piajet J（波多野完治・訳）：知能の心理学．みすず書房, 1998.
32) Bruner JS et al：Studies in cognitive growth, New Wiley, New York, 1966.
33) 入來篤史：〈神経心理学コレクション〉Homo faber 道具を使うサル．pp81-106, 2004.
34) 森岡　周：「脳のなかの身体」の発達／発達障害．現代思想35：69-85, 2007.
35) 森岡　周：リハビリテーションのための脳・神経科学入門．pp57-71, 協同医書出版社, 2005.
36) 八木文雄：神経心理学．認知・行為の神経機構とその障害．放送大学教育振興会, 2006.
37) Goldman-Rakic PS：Working memory and the mind. Scientific American 262:72-79, 1992.
38) Baddeley A：The episodic buffer: a new component of working memory? Trends in cognitive sciences 4:417-423, 2000.
39) Klingberg T et al：Training of working memory in children with ADHD. J Clin Exp Neuropsychol 24:781-791, 2002.

40) Klingberg T et al : Computerized training of working memory in children with ADHD: A Randomized Controlled Trial. J Am Acad Child Adolesc Psychiatry 44:177-186, 2005.
41) Baron-Cohen S et al : Social intelligence in the normal and autistic brain: an fMRI study. Eur J Neurosci. 11:1891-1898, 1999.
42) Gallagher HL, Frith CD : Functional imaging of "theory of mind". Trends Cogn Sci 7:77-83, 2003.
43) Greene J, Haidt J : How (and where) does moral judgment work? 1: Trends Cogn Sci 6:517-523, 2002.
44) Baron-Cohen S : Mindblindness: An essay on autism and theory of mind. MIT press, Cabridge, 1995.
45) Rizzolatti G et al : Premotor cortex and the recognition of motor actions. Brain Res Cogn Brain Res. 3:131-141, 1996.
46) Gallese V et al : Action recognition in the premotor cortex. Brain 119:593-609, 1996.
47) Williams JH et al : Imitation, mirror neurons and autism. Neurosci Biobehav 25:287-295, 2001.
48) Oberman LM et al : EEG evidence for mirror neuron dysfunction in autism spectrum disorders. Brain Res Cogn Brain Res 24:190-198, 2005.
49) Oliverio A et al：胎児の脳　老人の脳．知能の発達から老化まで（川本英明・訳）．pp215-242．創元社，2008.
50) Felleman DJ et al : Distributed hierarchical processing in the primate cerebral cortex. Cereb Cortex 1:1-47, 1991.
51) Gould E et al : Neurogenesis in the neocortex of adult primates. Science 286:548-552, 1999.

動的な自己と受動的な自己とも言えるであろう．見る（感じる）のは自分自身である意識とともに，見られているのは自分自身であるという視点である．時間的にも，空間的にも，同じ環境にいる他者はそれを見たり感じたりしていないのに，自己はそれを見ているというプロセスによって自己と他者の違いを意識できる点と，他者が自己に対して視線を向けているというプロセスによって，自分自身という存在が他者に注目されていることを認識することによって自己とそれ以外の他者の違いを知るというものである．

　一方，Neiserは自己を5つに分類している[4]．生態学的自己，対人的自己，概念的自己，時間的拡大自己，そして私的自己である．生態学的自己とは環境の中で知覚される自己のことであり，自己の身体やその位置関係を把握することである．これは環境の中での身体知覚でもあり，乳幼児期に獲得される．対人的自己とは，社会の中で他者との交流によって生まれる自己であり，他者との感情の伝搬やコミュニケーション手段によって獲得されて行くものである．これも発達学的に早期に獲得されて行く．概念的自己とは，社会的あるいは文化的交流の中で，自己の経験に基づいて抽象的に自分自身を理解するものである．時間的拡大自己とは，経験の記憶や将来の予測など，過去，現在，未来をつなぐ時間軸に基づく自己であり，記憶の中の自己といったものである．自己の人格とも言える．私的自己とは，自己の経験は自分自身の身体を通じたものであり，他者のものとは違うといった自己の概念であり，自己と他者の区別を自己の身体経験に基づいて認識するものである．こうして考えると，自己は身体を通じて，そして社会環境を通じて生成されるものと言えるであろう．

　Keenanはアウェアネス（awareness）の視点から，自己意識を「自己の心的状態を省みる能力であり，自己は他者とは異なる存在と捉える能力である」と定義づけている[5]．そして，自己の思考をモデル化できること，自己の認知に対する気づき，いわゆるアウェアネスがあること，そして，自己の思考について抽象的に考えることができることであると補足した．この記述からは，自己に対する意識は，人間の発達プロセスにおいて獲得してきたものであると捉えることができる．現に，乳児は自己と他者の区別ができない．したがって，自己意識は環境との相互作用の産物と言える．だから，脳

損傷をきたすと自己の喪失感が起こることがあるわけである．脳の発達において，自己の生成には他者との出会いや関わりが大きな意味を持つ．すなわち，「私」というものが成立するためには，他者との心の違いに気づくプロセスが必要になる．自己と他者の心の違いから，自己意識が生成されるのであれば，他者の心を読み取り，自己との違いを推察するプロセスが必要になる．他者の心の読み取りには，他者の身体が必要である．すなわち，動きである．意志のない動かない物体に心があるとはとうてい思えない．けれども，目の前に2つの物体があり，その物体が相互関係性にダンスを踊るようなしぐさをしたり，お互いに衝突し合ったりすると，その物体に心が宿っているように想像してしまう．このように，人間が相手の心を読み取るためには，そのものに動きがなければ不可能である．そしてその動きは身体からつくられることは周知であり，身体なくして心が生まれないということを示すことになるだろう．よって，自己意識の生成において自己の身体認知が重要であることは言うまでもない．

アルツハイマー病ではまれに鏡像自己認知の障害が報告されている[6,7]．すなわち，鏡に写った自分の身体を自己と認識できないのである．たとえば，ある患者は鏡の中の自己に対して，微笑みかけ，それを私の友達であると報告した記述がある[6]．つまり，脳が損傷してしまうと自己が崩壊する可能性があるわけである．

3.2 動物の自己意識

人間にも動物にも身体がある．そう考えれば，すべての種に自己意識の存在が認められるということになる．しかしながら，身体を持つ昆虫や魚に自己意識が存在するとは行動の視点からとうてい思うことができない．自己と他者の区別から自己意識が生まれるのであれば，自己の身体と他者の身体の区別を脳が行うことによって生まれるとも言えるであろう．すなわち自己の身体が環境の中で物や他者の身体，すなわち物体と相互作用することで脳が自己と他者を区別し，その区別するプロセスから自己意識をつくってきたと考えることができるであろう．

そう考えれば，身体のみで自己意識が生まれるわけでない．社会という環

境要因と，その相互作用の中から区別，比較する器官である脳の存在が不可欠である．つまり，自己意識は身体のみでも，環境のみでも，脳のみでも生まれず，その関係性によってつくられると考えることが無難ではないかと思われる．したがって，それらの機能連関を生み出す特定の動物のみに自己意識が生まれると言えよう．

3.2.1 霊長類以外の自己像認知

第1章ではマクリーンの三位一体モデルを用いて，脳を爬虫類脳，旧哺乳類脳，新哺乳類脳に区別して説明したが，果たして爬虫類には自己意識といったものがあるであろうか．それを考えた時，行動が多様かステレオタイプかによって，それがあるかないか，ある程度判断できる．爬虫類は生存のための脳は有しているが，その行動はステレオタイプであり，同じ種の中で個々が完全に独立した行動を起こすことはない．つまり自己意識の違いによって意図や志向性が異なることはない．そう考えれば，進化のプロセスにおいて，高等な動物に向かうに従って，行動の多様化を生み出してきた事実と自己意識の生成には密接な関与が想定される．人間以外の霊長類においても極端に多様性が少なくなることにおいては，自己意識というのは人間固有のものであるという主張をしてもよいのではないかとも思われる．しかしながら，いくつかの種で自己意識の中でも自己像認知（self-recognition）が可能であった報告がある．

たとえば，Plotnikら[8]はアジアゾウで自己像認知能力の存在を確認している．彼らはゾウの顔に塗料で落書きをして，ゾウがその落書きに気づくかどうかを明らかにする目的でゾウに鏡像を見せた．その結果，ゾウが落書きを落とそうという行動を起こしたのである．また，Reissら[9]はイルカに対して鏡像を見せた結果，鏡以外では見ることができない身体部位を調べようとする行動を確認した．すなわち，ゾウやイルカといった哺乳類において，鏡像に映ったものが自分自身である自己像認知が認められることが明らかになった．哺乳類以外の動物ではハトを対象にした実験がある．その中でも，最近ではTodaら[10]によってハトが自己の動きに対応したビデオの中の像を自分自身の像であると捉えることが可能であることが示された．この実験は以前に録画しておいた映像と現在の映像の区別ができるかを調べたものである

第3章 「私」はどこにいるのか

が，この際，以前の録画映像と現在の映像を1～7秒遅延させた画像を比べると，5秒までは遅延画像と録画画像を区別できたが，7秒になると区別できないことが示された．この区別できたかできないかの判断は，映像に対するハトの反応を確認したものである（図3.1）．たとえば，人間においても家電販売店などで，テレビモニタが設置され，そこに自分自身の像が映し出されると，人間でもそれを見たり，手を上げたり，頭を触ったりして，それが自分自身であることを確認する行動に移す．こうした行動による反応がハトにおいても認められたわけである．

このような映像を見て，それが自分自身であるという認知には異種感覚統合が関与している．すなわち，視覚と身体（体性感覚や運動）とのマッチン

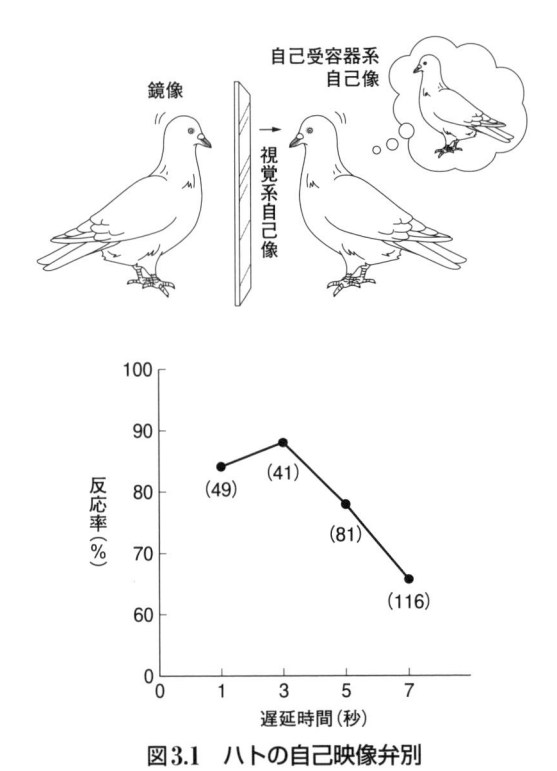

図3.1 ハトの自己映像弁別

(Toda K et al：Discrimination of moving video images of self by pigeons (Columbia livia). Animal Cognition 11:699-705, 2008より，実験結果をイラスト化)

グである．ハトの場合，5秒までの遅延画像には反応を起こしていることから，5秒前と現在の自己に気づいていることが示唆される．すなわち，5秒程度の短期記憶が存在していることと同時に，それを利用した遅延異種感覚マッチングが認められることが明らかになった．人間においては，3歳児では2秒の遅れがあるとこれに失敗しており，ハトが5秒遅れであっても自己の運動と対応した動画とそうでない動画を区別することが可能であるのならば，それ以上の自己認知能力を有していることが示唆される．

しかしながら，時間軸で言うと数秒のことであり，過去-現在-未来の自己意識を有しいているとは言えない．いわばその場限りの自己意識であり，それを自己意識というべきかの判断に困る．しかしながら，自己意識の生成においてリアルタイムな自己身体像の認知がその基盤になっていることは疑う余地がない．人間はそのリアルタイムな自己を記憶や予測という脳の機能を用いて過去や未来の自分と区別したり，それが同一の人物であることを記憶や現在の文脈に基づく予測に基づいて認知することが可能である．つまり，人間は身体における内部状態の認知とは別に，脳の中に蓄えられてきた記憶に基づいて持続している自己をつくりだす能力を持っているのである．

3.2.2 異種感覚統合としての自己像認知

先のゾウ，イルカ，ハトの実験に用いられているように，鏡を提示して，その鏡に映し出されているものが自分自身であるかといった先駆け的なものは，1970年にScienceに掲載されたGallupのマークテストである[11]．麻酔をかけたチンパンジーの額に塗料を塗り，麻酔が覚めた後，鏡を見せたところ，チンパンジーがどのような行動を示すかを調べた研究であるが，その結果，チンパンジーは額のマークに興味を示し，額を触る行動を示した．この行動は鏡の中の自己像を認知できたことを示したものである．Gallupはチンパンジーを大きく2つの群に分け，一つはマークをつける前に鏡を設置し，鏡の中の自己を確認した群，もう一つはそのようなプロセスを経ず，マークをつけた後に鏡を見せる群である．前者は先に示した身体につけられたマークを触る行動に出たが，後者はその行動が見られなかったことが示された．これは自己像認知だけにとどまらず，自分の身体に起こった変化に対して気づくことができたことを意味し，時系列に起こった外見上の変化を認識する

ことが可能であることを示す結果になった．すなわち，自己の内部モデルを有することが確認されたのである．彼はチンパンジーよりも下等なアカゲザルやブタオザルではそのような行動が見られないことを示した．こうしたチンパンジーの行動を自己指向性行動と呼び，高度な機能を有する霊長類特有のものと考えられている．現在のところ，大型類人猿のうち，チンパンジー，ボノボ，オラウータンで自己像認知が可能であることが示されている[12]．

こうしたマークテストによる自己指向性行動は，同じ大型類人猿のゴリラでは認められないことが示されている[13]．しかしながら，手話を獲得したゴリラでは認められることが報告されている[14]．また，チンパンジーも個体差が大きく，高齢なチンパンジーでは自己指向的行動を示さなくなり，さらには，社会的に孤立して育ったチンパンジーでは認められないことが報告された[15]．なお，Povinelliらの報告によれば，鏡の自己像認知はおおよそ5〜8歳で獲得されることが報告されている（最年少3歳3カ月）[15]．

こうしたことから，概念の理解や社会文化的交流が自己像認知に関与していることが推察される．後述するが，異種感覚統合に関与する下頭頂小葉は概念形成や言語機能にも関与する．自己と他者との社会文化的交流が異種感覚統合としての自己像認知だけでなく，それと相互関係するように概念形成や言語の発達に関与して行くことが想定される．

3.3 時間感覚に基づく自己意識

チンパンジーの場合においても録画した映像と現在の映像の区別は可能であり，自己の身体に貼付けられたシールをとる際に，4秒遅延された映像を見ながらでも可能である[16]．一方，人間では4歳頃になると，2秒遅れた映像が自分自身の身体像であることが認識できる．しかしながら，2歳児では2秒遅延が起こると理解できない[17]．現在進行形の鏡に映った像が自分自身であることは2歳児でもわかるが，時間的にずれが生じるとそれが理解できない．このことから，自己像の認知は育つものであると同時に，2歳児では現在の自己しか理解することができないが，4歳頃になると時系列の理解とともに時間を超えた自己の認識が可能になる．

おおよそ2歳頃には，先に示した自分では直接見ることができない身体部

位に対して鏡を介して働きかける動きである自己指向性行動を示し，鏡の中の自己像と現実の自己との対応関係を理解し，「いま・ここ」の自分であることを認識することができる．これは「現在自己（present self）」の獲得であり，あくまでも時間・空間に制限された自己である．一方，4歳児になると「固有自己（proper self）」が生まれる．たとえば，Povineliら[18]は2〜4歳の幼児の頭に気づかれないようにシールを貼り，シールの貼られた幼児を一定期間ビデオ映像に記録し，シールが貼られた3分後にその映像を幼児に観察させたところ，2歳児では誰もシールをはがそうとせず，3歳児では25％，4歳児では75％がシールをはがそうとした結果を報告した．すなわち，時間軸に沿った自己の認識が4歳児の大部分は可能であったわけである．つまり自己に関する複数の表象を同時に保持することができるわけである．

　いずれにしても，これらの実験は自己の体性感覚と視覚フィードバックの同期性を意識した実験であり，時間的にずれが生じると一度記憶に保持するプロセスが必要となる．

　人間には持続している自己が存在している．それは時間を超えて存在する自己である．これには上述した数秒の短期記憶だけでなく，長期にわたる自己の記憶が前提となる．記憶の中には時間情報が組み込まれ，過去の写真を見てもそれが自己と判断できる．これにはエピソード記憶である「いつ」「どこで」「なにを」という情報が脳内にコード化されていなければならない．また，過去のエピソード記憶だけでなく，蓄えられた記憶の中の自己像を用いて，未来の自己を想像することができる．作為的な自分自身の老いた姿を写真で見たとしても，それが自己そのものであることの理解は大人ならできる．すなわち，体験していない未知なる自己を想像することも可能なのである．記憶を固定化するため，すなわち，いくつかの情景や情報から成り立つエピソードを構成するためには海馬の働きが重要である．一方，エピソード記憶の蓄積あるいは自己の将来の想像の際には内側前頭前野が積極的に働く．この事実は，海馬と内側前頭前野が機能的連結を行うことによって，過去−現在−未来の時間を超えた自己が存在している可能性が考えられる．

3.4 自己認知の発達

1972年，Amsterdamは人間の子どもに対してマークテストを行ったところ，1歳後半頃になるとマークを触り始める仕草が見られることを報告した[19]．また，Lewisら[20]は，18カ月頃には鏡の前で顔をしかめたり，舌を突き出してみたりと自己指向的行動が出現することを報告した．このような行動は15カ月未満の子どもでは見られないのに対して，18カ月の子どもは75％に見られることが明らかになり，現在のところ，2歳までには鏡に映った像を自分自身と認識することができると考えられている．要するに，こうした自己像認知の発現は1歳半から2歳の間に生まれる．つまり，視覚−体性感覚の随伴関係を理解する能力がこの時期に獲得されるわけである．

鏡の中の自己像ではなく，自己の身体を投影した映像を子どもがどのように認識しているかを調べた研究がある．Rochaは図3.2のように乳児の足が投影されたビデオ画像の観察を自分からの眺め（ego view）と他者からの眺め（other's view）の2つのパターンでさせたところ，後者の映像をより長く注視したことを報告した[21,22]．このことは自己の身体との食い違いがあることに反応した結果になる．さらに他者からの眺めを観察している時には，自分の足を動かすことによる体性感覚の変化と，映像の変化を確認しようと，より頻繁に足を動かすことが示された．これは自己による能動的な働きかけによって環境の変化の関係を探索しようとする行動の一つである．また自己の足のリアルタイムな動きの映像と同じ靴下をはかせた別の乳児の足の動きの映像を見せたところ，別の乳児の足をより観察することが報告され，自己の身体に基づく体性感覚フィードバックとは一致しない映像を長く見ることがわかった[22]．さらに自己の足の動きに対して2秒間遅延が入る映像を用いて検討されたところ，5カ月児では遅延が入らない映像，入る映像ともに注視時間は変わらなかったが，7カ月児では，遅延が入る映像を長く注視することが明らかになった．このことは，生後になって自己の身体と異なるものを特定することができることが可能になることを示したことになる．このようなことから，鏡に映った像が自分自身であるという認知は2歳ごろ獲得されるが，生後の新生児の段階からの環境に対する自己の身体の積極的な働きかけが自己を発生させる源であると捉えることができる．

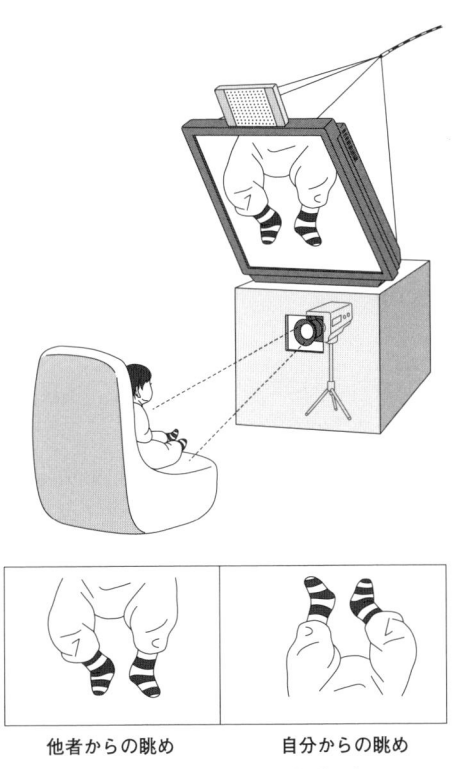

図3.2 乳児の自己探索実験の場面
（板倉昭二：「私」はいつ生まれるか．筑摩書房，2006より）

　一方，自己認知は，自己と他者の身体の違いの理解からも生まれる．たとえば，生後24時間程度の新生児に対して，その赤ちゃんの手が自分自身の口元に触れた場合と，他者の手が口元に触れた場合では，後者である外的な刺激による接触の場合において，ルーティング反応が見られることがわかった[22]．ルーティング反応とは刺激された側に顔を向けたり，口を開けたりする現象であり，母乳を吸うために必要な反応の一つである．前者の口元と手の両方の触覚が生じる方をダブルタッチと呼び，後者の口元だけの触覚が生じる方をシングルタッチと呼ぶ．この結果は自己身体で生成した刺激と他者によって生成された刺激を弁別できることを示している．すなわち，生後間もない時期で自己と他者の身体を区別している可能性が高い．

前者のマークテストは視覚－体性感覚の統合に基づいた自己認知であるが，後者のルーティング反応の出現の有無に関しては，体性感覚のみに基づいた自己認知である．発達学的には後者が早く，それは胎児期の身体形成に伴って生まれる自己に対して，前者は生後，身体が環境と相互作用する中で生み出した自己であると言えよう．

3.5　自己身体認知の脳機能

　顔を観察すれば，即座にそれが自己か他者かを区別できる．顔は身体の一部であるが，顔の違いの検出は他のどのパーツよりも素早く可能である．Keenanらは自己の顔と他者の顔を観察している時の脳活動を比較したところ，自己の脳を観察した際には右半球の前頭部の活性化が見られることを報告した[23]．この際，より自己意識を高めるために，自己の顔を観察した際には「私は考える」「私は信じる」といった自己言及的な言葉を顔写真の下に書き入れ，他者の顔を観察した際には「彼は考える」「彼は信じる」という言葉を書き入れて実験を行っている．こうした側性化に関する研究だけでなく，脳の関連領域を調べた結果においては，総称すると自己の顔を観察した際には頭頂葉と前頭葉が活性化することがわかっている[24-26]．とりわけ，頭頂葉領域では，頭頂間溝や下頭頂小葉，前頭葉領域では下前頭回が関わる．この領域は自己の身体認知に関与する領域であり，視覚と体性感覚の両方に反応するバイモダール・ニューロン（bimodal neuron）が多い（図3.3）[27]．さらに，自己の身体の視覚像と身体運動の意図やそれに伴う運動知覚との間にずれが生じると，この領域が特に活性化する．すなわち，この領域が身体としての自己に関わる処理をしているわけである．

　Gellagarは基本的な自己身体認知を身体保持感（sense of ownership）と運動主体感（sense of agency）の2つに分けている[28]．前者は先に示したように自己の身体が自分のものであるという意識であり，後者は自己の運動を実現しているのはまさに自分自身であるという意識である．これらは意図的な行為であるか，非意図的な行為であるかで区別できる．たとえば対象物に到達運動を行い，接触した際に，その接触した身体は自分自身のものであるという，この意識は身体保持感と運動主体感の両方が生まれるが，誰かに右

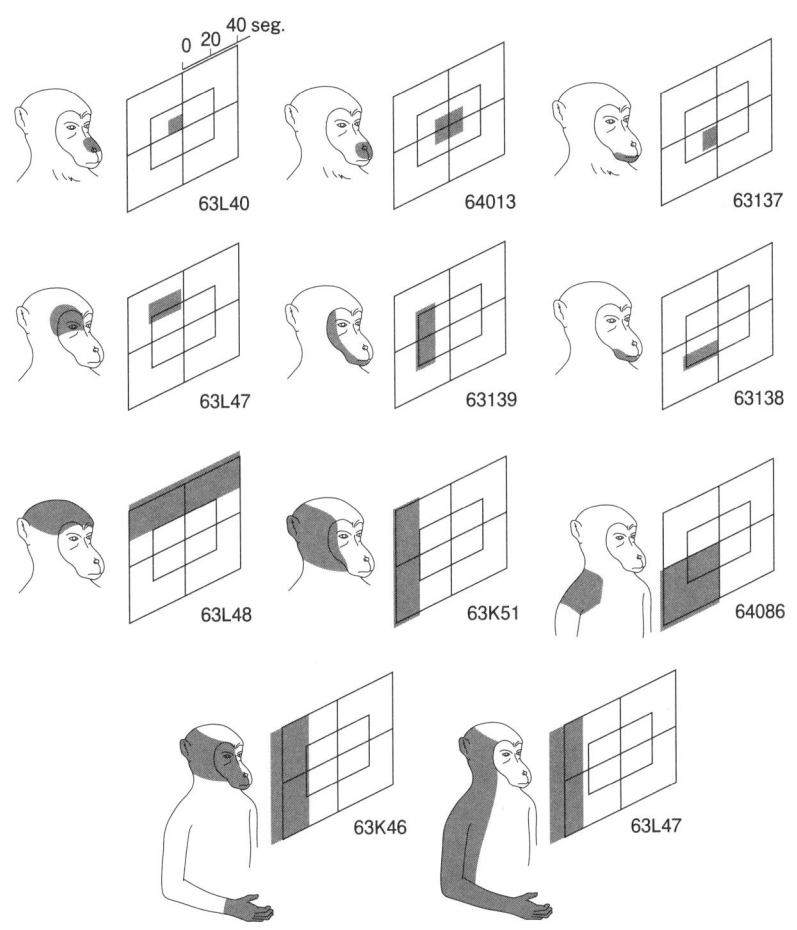

図3.3 サルの頭頂間溝腹側領域のバイモダール・ニューロン
身体の灰色部分は体性感覚刺激で応答する領域．サルの正面の灰色部分は視覚刺激で応答する空間を表している．

(Duhamel JR et al : Ventral intraparietal area of the macaque: congruent visual and somatic response properties. J Neurophysilo 79:126-136, 1998 より)

　手を触られて，その触られた手が自分自身のものであるといったものに対しては，身体保持感は関与しても，運動主体感は作動しない．
　さらにGallagerは自己意識によってアクセス可能な内的表象を身体イメージ（body image）と定義し，身体イメージは必ずしも実際の身体とは一

致しておらず改変可能性のあるものとした．一方，意識化されないものを身体図式（body schema）とし，これは感覚 – 運動に関連した脳内の身体地図の作動を表し，運動している際に身体図式は駆動しているが，どの筋肉がどのように使われているかといった報告不可能なものを示したものである．この定義は，HeadとHolmesによるものとほぼ同じである[29]．

　身体スキーマは生理的概念でもあり，脳は触覚，視覚，固有感覚，平衡感覚および聴覚の相互作用から，それをつくりあげる．そして身体スキーマは皮膚，関節，筋肉および内臓からの感覚情報によって，絶えず最新情報を入手・更新している．これらは自動的に姿勢制御するための情報となる．眼を閉じても，耳を塞いでも，絶えず身体感覚は脳に情報をフィードバックしている．自己を意識できるのは，そのフィードバック情報に基づいて自己の身体を捉えることができるからである．頭頂葉にはそれぞれ高度に処理された触覚，固有感覚，視覚，聴覚，平衡感覚の情報が絶え間なく入ってくる．したがって，頭頂葉は身体化された自己の中枢と言うことができよう．すべての感覚情報が入り込む後頭葉と頭頂葉の境界である後頭頂葉にある身体と身体の周辺空間の地図は，それぞれ異なる座標系，すなわち参照枠（reference frame）で身体を図式化している．頭・頸部中心座標，体幹中心座標，腕・肩中心座標，眼中心座標，手中心座標など，これら多数の座標に関連するニューロンが存在すると同時に，この多数の座標と運動を統合している．つまり頭頂葉はリアルタイムな感覚情報に基づいて運動に変換する働きを持っている．この頭頂葉は頭頂間溝を境に上頭頂小葉と下頭頂小葉に分けられ，前者は身体各部位の体性感覚を統合することによる姿勢図式を形成する働きを持つのに対して，後者はその体性感覚情報だけでなく，外部感覚（視覚や聴覚）と統合し，多種感覚に基づく自己の身体像を形成する働きを持つ（図3.4）[30]．

　頭頂葉の上頭頂小葉（5野，PE野：人間では7野を含む）は一次体性感覚野（S1）の後方に接し，S1からの強い投射を受けており，ここは複数の体性感覚入力が組み合わさった複雑なパターンでないと応答しない．これを関節組み合わせニューロンや関節・皮膚組み合わせニューロン（図3.5）と呼び，姿勢や身体の動きなどの身体図式の認知の成立に関わると考えられてい

自己意識と身体性の神経機構

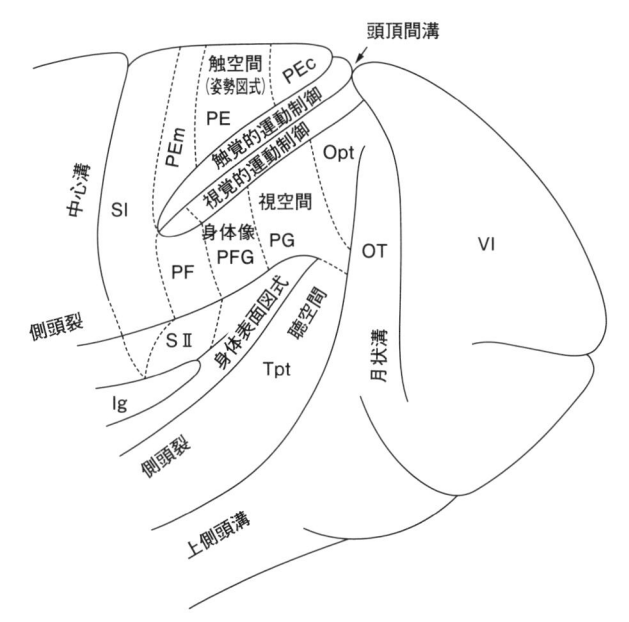

図3.4 頭頂葉領域の機能性

頭頂間溝を境に上部を上頭頂小葉 (PEm, PE, PEc), 下部を下頭頂小葉 (PF, PFG, PG, Opt) と呼ぶ. 上頭頂小葉は姿勢図式に関与し, 下頭頂小葉は身体像に関与する. 上頭頂小葉は皮膚と関節からの感覚情報を処理して触覚的な空間的位置と運動を識別すると同時に自分の身体の姿勢パターンを全体として捉える. これが3次元的な姿勢図式の知覚の基盤である. 一方, 下頭頂小葉は体性感覚と視覚の両方に反応し視覚的イメージを伴った身体像の形成に関係する.

る[31]. 一方, 下頭頂小葉 (7b野, PF野) には, 視覚情報と体性感覚情報の両方に応答するニューロンが数多く分布しており (図3.6)[32], ここは人間では角回や縁上回 (ブロードマン39, 40野) となり, 視覚や体性感覚などの異なる感覚モダリティの情報を統合する場所と知られている. この統合された情報により, 身体図式に基づいた姿勢バランスの崩れを認知すると考えられている.

3.5.1 身体所有感

先のGallagherは自己をnarrative self, minimal selfに分けている. 前者は永続的に存在する自己のことであり, 過去の記憶から未来の展望まで含ん

第3章 「私」はどこにいるのか

(A)：手首屈曲
(B)：手首伸展
(C)：肘屈曲
(D)：肘伸展

関節組み合わせニューロン

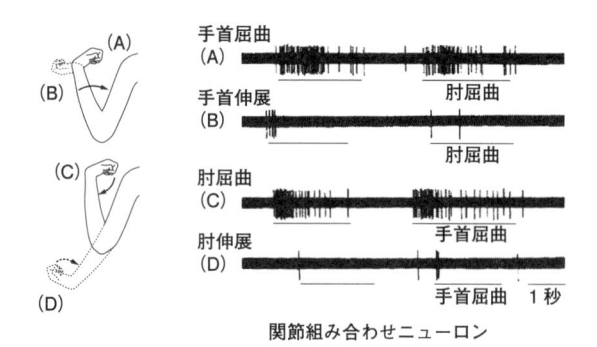

(A)：手首を屈曲させた状態での肘の屈曲．(B)：手首を伸展させた状態での肘の屈曲．
(C)：肘を屈曲させた状態での手首の屈曲．(D)：肘を伸展させた状態での手首の屈曲．

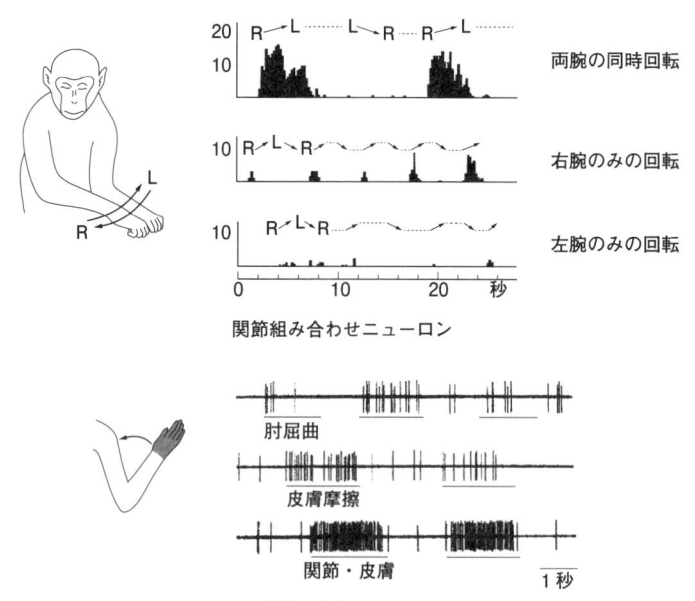

両腕の同時回転
右腕のみの回転
左腕のみの回転

関節組み合わせニューロン

肘屈曲
皮膚摩擦
関節・皮膚

関節・皮膚組み合わせニューロン

**図3.5　関節組み合わせ刺激（上段），関節・皮膚組み合わせ刺激（下段）における
サル上頭頂小葉（5野）の単一ニューロン活動**
上段，下段ともに組み合わさることでニューロン活動が増加する．

(Sakata H et al：Somatosensory properties of neurons in the superior parietal cortex (area 5) of the rhesus monkey. Brain Res 64：85-102, 1973 より)

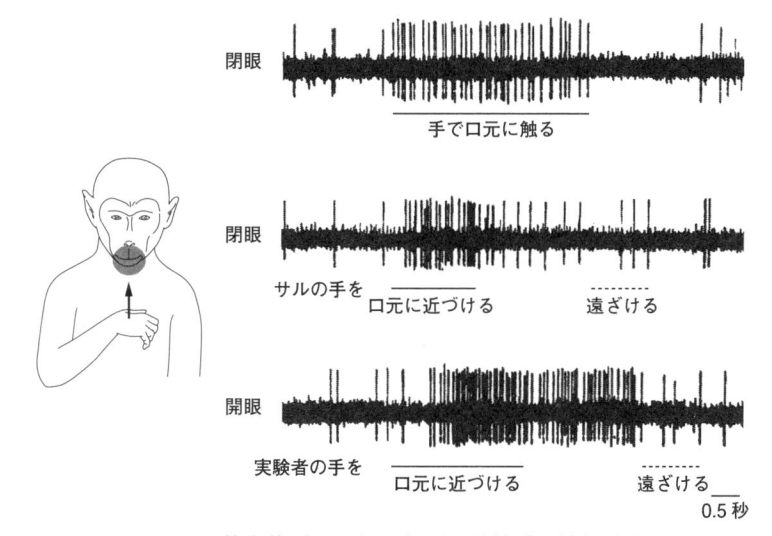

図3.6　サル下頭頂葉小葉（7b野）の視覚・体性感覚情報統合ニューロン
視覚刺激と体性感覚刺激の両方に応答するニューロンの例．目で見ながら手を身体に近づける場合に最も強い応答を示す．
（Leinonen L et al：Functional properties of neurons in lateral part of associative area 7 in awake monkeys. Exp Brain Res 34：299-320, 1979 より）

だ時空間を超えた自己である．一方，後者は現在の自己であり行為のアウェアネスに関与する．リアルタイムな自己は後者であり，「いま・ここ」といった身体化された自己と言ってもよい．幻肢（phantom limb）のように視覚的には存在しない手足があるように感じられるのに対して，手足の存在を感じない現象を身体失認（asomatognosia）と呼び，身体失認を呈した症例は，自分の手を「妻の手だ」と他者に帰属させることがある．このような症例は主に右頭頂葉損傷で認められる．右頭頂葉は視覚と体性感覚の異種感覚統合の際に特に働く場所として明らかになっている（図3.7，図3.8）[33,34]．また，Naitoら[35]は腱への振動刺激により運動錯覚を起こした最中の脳活動を記録しているが，その結果，右の下頭頂小葉や下前頭回（ブロードマン44，45野）の活性化が見られることを報告した．この結果から，外界と相互作用しない内受容的な自己の運動知覚の生起には右の前頭-頭頂ネットワークの働きが重要であることが示された．一方，ボールを持った手に対して振動刺激を加

第3章 「私」はどこにいるのか

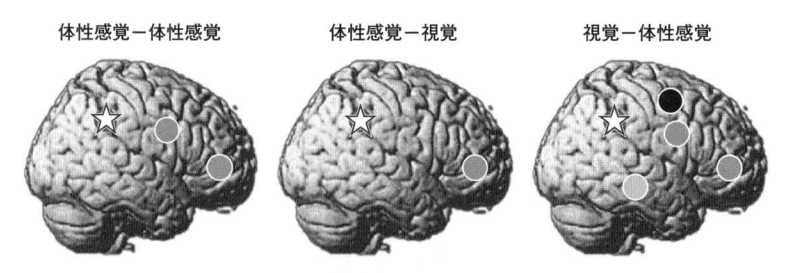

図3.7　異種感覚情報変換時の脳活動
体性感覚→体性感覚弁別課題，体性感覚→視覚弁別課題，視覚→体性感覚弁別課題の3条件において，右下頭頂小葉（星印）の有意な賦活が認められた．
(Kawashima R et al：Direction of cross-modal information transfer affects human brain activation; a PET study. Eur J Neurosci 16:137-144, 2002 より)

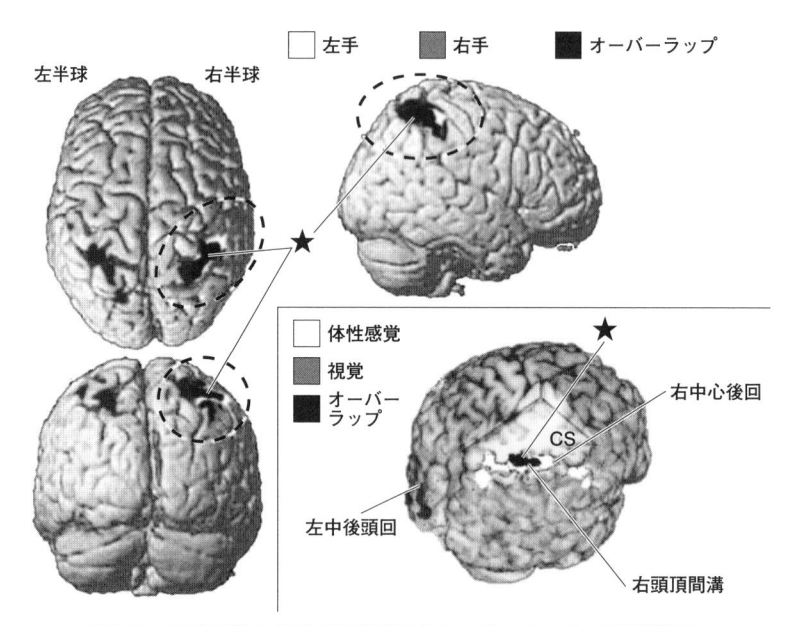

図3.8　視覚情報と体性感覚情報がオーバーラップする脳領域
触覚と視覚による空間の識別において，使用する手の左右にかかわらず，右頭頂間溝領域（星印）が共通して賦活する．
(Kitada R et al：Multisensory activation of the intraparietal area when classifying grating orientation; a functional magnetic resonance imaging study. J Neurosci 26:7491-501, 2006 より)

えると内受容的な錯覚と同時に、ボールと手が一緒に動く外受容的な錯覚を起こす．この場合，右半球の活性化に加え，左半球の下前頭回と下頭頂小葉に活性化が認められた．したがって，外界の物体や道具を手で操作する場合には右半球と比較して左半球が関与する．道具と一体化した自己の身体認知には左の前頭－頭頂ネットワークが関与すると考えられている．いずれにしても，運動・感覚ネットワークとしての自己の身体には前頭－頭頂ネットワークが関与するに違いない．

　身体保持感の生起に重要な手がかりを与えた研究がBotvinickら[36]によって最初に紹介されたラバーハンド錯覚である（図3.9）．ゴム製の偽物の手（ラバーハンド）を机の上に置き，被験者の手をその横に置く．なお，被験者の手は衝立などで見えないように配慮する．被験者はゴムの手を見るようにして，実験者はラバーハンドと実際の手を同時に同じ場所に筆で触覚刺激をする．これを数分間繰り返すと，被験者はラバーハンドが自分の手のように感じられる．この一連のプロセスで得られる錯覚をラバーハンド錯覚と呼ぶ．

　Ehrssonら[37]はラバーハンド錯覚を経験している際の脳活動を記録しているが，その際，運動前野と頭頂葉で活性化を認めている．特に運動前野の活動は錯覚の強さと正の相関が認められることが明らかになった．運動前野も頭頂葉とともにバイモーダル・ニューロンが発見されており，この活性化は視覚と体性感覚の同期化に関与するものと考えられる．この同期性は整合性

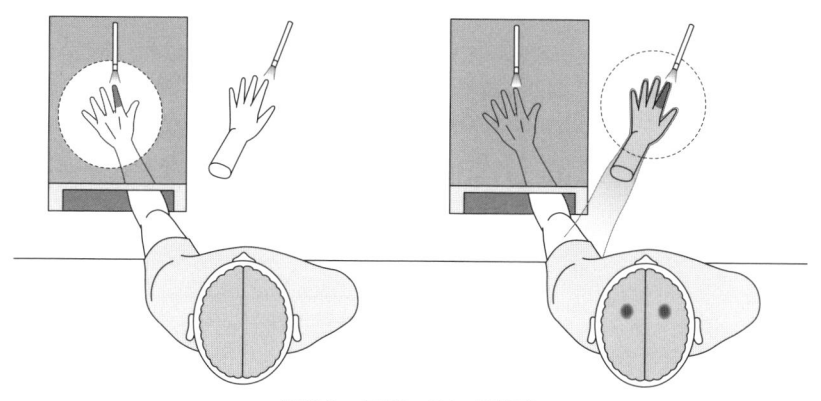

図3.9　ラバーハンド錯覚

とも呼ばれ，視覚情報と体性感覚情報の空間的かつ時間的な整合性に基づいて自己の身体所有感が生まれることが明らかになった．たとえば，Ehrssonらはラバーハンドの向きを実際の自分の手とは逆向きに配置すると錯覚が起こりにくくなることを報告した．さらに筆で撫でる位置をラバーハンドと実際の手をずらすと錯覚が起こりにくい．Shimadaら[38]は電動の回転台を用いて被験者の手を受動的に動かした時の視覚フィードバックと体性感覚が一致しているかを判定させた（図3.10）．その際，視覚フィードバックには数十～数百ミリ秒の遅延がかけられた．その結果，被験者は約200ミリ秒以上の時間のずれになると一致していないと回答することが多かった．この際の脳活動を記録した結果，視覚と体性感覚のずれが小さい場合は左右の上頭頂葉が活動していた．すなわち，視覚と体性感覚の整合性に基づいた身体保持感にはこの領域が関与することが示唆された．いずれにしても，視覚と体性感覚の時間的・空間的マッチングが頭頂葉や運動前野領域で担われ，この領域同士の機能的結合（図3.11）[39,40]が起こることによって，目の前の自分の身体が自分のものであるという身体所有感が生まれるのである．

最近になって，体温と身体所有感の関係が示唆されている．たとえば，

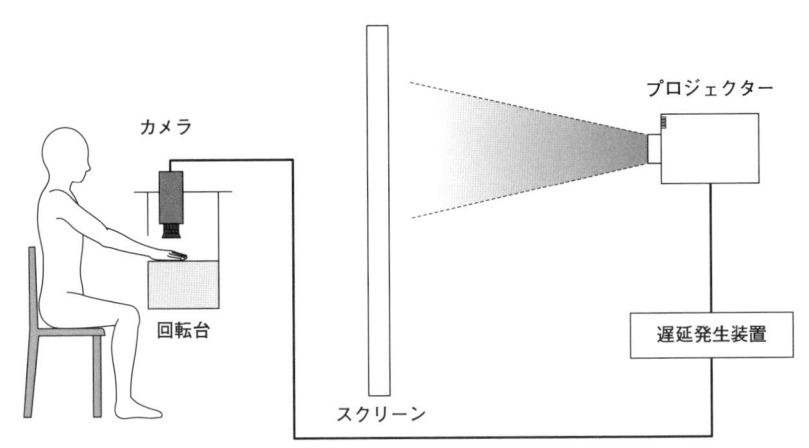

図3.10 Shimadaによって考案された体性感覚と視覚フィードバックの一致を判断させる実験の模式図

(Shimada S et al : The parietal role in the sense of self-ownership with temporal discrepancy between visual and proprioceptive feedbacks. Neuroimage 24:1225-1232, 2005 より)

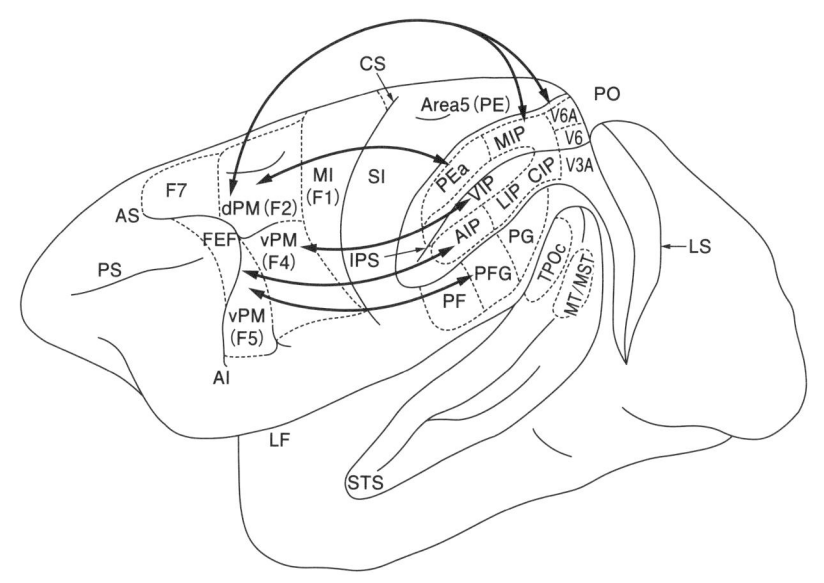

図3.11 サル大脳における頭頂連合野と運動前野の結合

AIP：前頭頂間溝領域，VIP：腹側頭頂溝間溝領域，LIP：外側頭頂溝間溝領域，CIP：尾側頭頂溝間溝領域，MIP：内側頭頂溝間溝領域，area5：5野，dPM：背側運動前野，vPM：腹側運動前野，PS：主溝，SI：第一次体性感覚野，MI：第一次運動野，AS：上弓状溝，AI：下弓状溝，CS：中心溝，IPS：頭頂間溝，PO：頭頂後溝，LF：外側溝，LS：月状溝，STS：上側頭溝．頭頂間溝と月状溝，上側頭溝は，広げて内側面を見せている．

(村田 哲，他：サル運動前野のミラーニューロンとBroca野の機能．神経進歩47：684-603, 2003を改変)

Moseleyら[41]は，ラバーハンド実験を行い，被験者がそのラバーハンドに身体所有感を持つと，本物の自己の手の皮膚温が低下することを報告した．すなわち，本物の手に身体喪失感が起こると皮膚温の変化が起こるというものである．また，Kammersら[42]は，被験者の本物の手を温めると錯覚の強さは減弱し，冷やすと錯覚の強さが増加することを明らかにした．この結果も，Moseleyの意見を肯定するものである．こうした身体所有感と体温との関係において，島皮質の関与が示唆されている．島皮質の前部は情動との関係が深く，後部は感覚との関係が深い．一方，島皮質は内臓感覚の中枢であり，自律神経機能やホメオスターシスとの関係が深い．右島皮質前方は交感神経との関係によって活動を高め，左島皮質前方は副交感神経の関係によっ

て活動を高めることが示されている[43]．このようなことから，島皮質は体温と身体保持感の相互関係を統合する機能がある[41]ことや，熱感覚と自己身体の気づきに関する神経基盤があると言われている[44]．これらをまとめると，自己身体の気づきのプロセスには外部刺激と固有受容における頭頂葉の統合機能と環境刺激と感情の相互関係をつくりだす島皮質の機能の2つがあると言える[45]．

3.5.2 運動主体感

先に示したように「この身体の運動を引き起こしたのは自分自身である」といった自己の身体の操作感が運動主体感である．Dapratiら[46]は幻覚を持つ統合失調症患者は健常者に比べて，他者の手を自分の手である誤認することが多いことを報告している．統合失調症患者の中には，自己の行為について「自分の身体は他人に操作されている」といった幻覚や妄想を抱く者がいる．これは自己の運動主体感の欠如と考えられる．

運動する際には，脳の中で運動のプランや指令の信号が出され，最終的にはそれが筋肉に伝えられる．一方，運動を正確でなめらかに行うためには，その信号によってどのような運動が行われるか，脳内では予測あるいはモニタリングが行われる．このモニタする目的で遠心性コピー（efference copy）が使われる．この遠心性コピーが運動主体感にとって重要であると考えられている．遠心性コピーとは脊髄の運動ニューロンを興奮させる遠心性線維のコピー情報のことである．運動前野で決定された運動指令が一次運動野に出力されると同時に，その情報のコピー情報が頭頂葉にフィードバックされ，運動指令に適切な修正が加えられることで，運動が円滑になる．このように，遠心性コピーが運動計画を行う運動前野などの高次運動領野から視覚や体性感覚フィードバックが回帰してくる頭頂葉に送られ，その後，実際の運動が生じることによって起こる視覚・体性感覚フィードバックと遠心性コピー情報が比較・照合される．この遠心性コピーと視覚・体性感覚フィードバックとのマッチングが「この身体運動を引き起こしたのは自分自身である」という運動主体感を引き起こすのである（図3.12）[47]．

幻肢を持つ者の中では，手足を失っているにもかかわらず，元々の手足を動かそうとしたり，それを動かせる感覚がある人がいる．これは手足を失っ

自己意識と身体性の神経機構

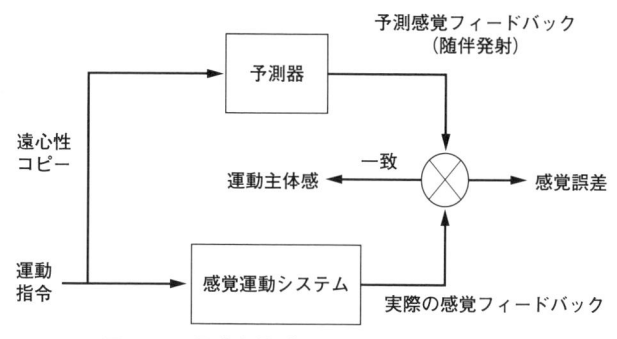

図3.12 運動主体感の生起に関するモデル

予測である遠心性コピー情報と実際の感覚フィードバック情報が一致することによって運動主体感が生起すると考えられる．

(Blakemore SJ et al：Spatio-temporal prediction modulates the perception of self-produced stimuli. J Cogn Neurosci 11：551-559, 1999 より)

たとしても，脳の中では運動指令は出され，それに伴い遠心性コピーが脳内で立ち上がり，それが運動感覚として意識されるものであると考えられている[48]．しかしながら，実際に視覚・体性感覚フィードバックは生起しないために，遠心性コピーと感覚フィードバックの間に不一致が生じる．この不一致が続くと異常感覚や痛みが出現することが示されている[49,50]．これは幻肢だけでなく，複合性局所疼痛症候群（Complex regional pain syndrome：CRPS）患者でも報告されている．

Demurgetら[51]は脳腫瘍の手術に先立ち，患者の頭頂葉（ブロードマン7野，39野，40野），運動前野（ブロードマン6野）に直接電気刺激し，どのような感じがするかを患者に答えさせる手続きによって研究を実施した．その結果，頭頂葉に弱い電気刺激を与えると被験者は「唇をなめたくなった」と報告し，さらに強度を上げると「私は唇を動かして話したが，何と言った？」と報告した．しかし，実際の運動は生じなかった．すなわち，低い強度であれば運動の意図が発生し，強い強度であれば運動錯覚が生じることが明らかになった．一方，運動前野の刺激では手足や口が実際に動いたが，意識的な意図や自覚はなかった．強い刺激を行っても，実際の運動は大きくなるが動きの自覚はなかった．これらの結果から，運動の意図や気づきは運動が実行される前に頭頂葉で生成され，運動を実行しているという主観的な感覚は運

第3章 「私」はどこにいるのか

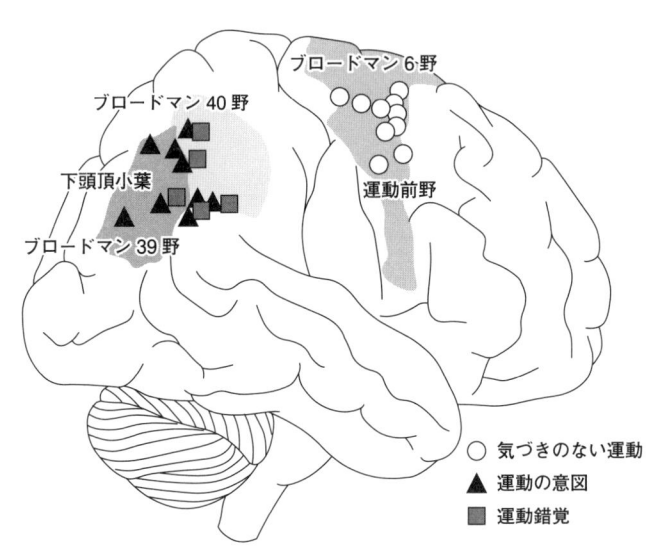

図3.13 運動の意図を生成する頭頂連合野
(Desmurget M et al：Movement intention after parietal cortex stimulation in humans. Science 324：811-813, 2009 より)

動それ自体からは生じず，それ以前の意識的な意図と予測の結果から生成されることが明らかになった（図3.13）．この研究では補足運動野にも電気刺激が行われているが，この場合自発的な意図でなく，強制的な意図に関与することが示唆されている．いずれにしても，自己の実際の運動が自己の意図に基づいて行われているとする運動主体感には，頭頂葉と運動前野との神経ネットワークが関与していることがわかる．

自己の身体を自分自身でくすぐる時と，他人にくすぐられる時では感じ方が異なり，前者はそれほどくすぐったくない経験は誰しもが持つだろう．Blakemoreら[47]は自己の左手で右手掌をくすぐる際の時間的タイミングを一致させる条件と遅延させる条件とで，くすぐったさの程度がどのように変化するかを調べた．その結果，時間的タイミングが一致するほど弱く，不一致が大きくなるほど強くなることがわかった．これは遠心性コピーが感覚フィードバックに抑制をかけることを示唆した．こうした神経メカニズムが運動主体感の起起に関与すると考えられている．第2章の図2.16で示した運動実行前にシナプス前抑制を用いて，末梢からの感覚入力を抑制するモデル

も類似した神経メカニズムでもある．

　人間は運動制御ならびに運動学習を最適化するために，自己の身体ならびに身体と外部世界との相互関係を表象する内部モデルを持っていると考えられている[52]．この内部モデルには逆モデルと順モデルの2種類があるが，前者は目標の状態になるための運動指令を出すことであり，後者は次の状態を運動予測することである．順モデルは運動指令の遠心性コピーに基づいて運動系の次の状態やその感覚結果を予測することであり，運動主体感に関与すると考えられている．

　Blakemoreら[53]は幻聴や作為体験のある統合失調症患者では，自分で自分をくすぐっても，他人にくすぐられるのと同程度にくすぐったく感じられることを示しており，これらの症状の背後に順モデルの異常がある可能性を示している．遠心性コピーの働きによって，人間は眼球運動に伴う網膜像の変化にもかかわらず，周囲の世界を制止し安定した状態で見ることができる．しかし，作為体験のある統合失調症患者では遠心性コピーに基づく随伴発射によって眼球運動に伴う網膜像の変化を補正できず，外界が動いて知覚されてしまう報告もある[54]．

　いずれにしても，人間は動くとそれに伴って知覚が変わる．人間は常に自己特有の視点から世界を経験している．これは胎児の頃から，意図的でもなく，目的があるわけでもないけれども，身体を自発的に動かすことができるからである．動かすことによって行為と結果の関係を脳に記憶させることができる．これが内部モデルの形成である．自己特有の視点であるからこそ，「私自身」の知覚や表象や経験は誰の者でもない．自己の行為に伴う運動指令の遠心性コピーと外界における感覚結果を結びつける感覚運動的な統合プロセスに基づいて自己の運動主体感が生起するのである．

3.6　自己と他者の区別

　自己と他者が共有する脳内表現，すなわちミラーニューロン・システム（mirror neuron system）は広く知られている．これは共感する身体を表す脳内表現であり，非言語的コミュニケーションの素地となる．これに関しては，第9章で述べる．ここでは，自己と他者の身体を区別する神経メカニズ

ムについて述べたい．目の前の他者について，その身体は視覚的に動いていると確認できるが，自己の体性感覚はその動きに対応したフィードバックを惹起していない．この感覚間の不整合から自己と他者の区別が可能である．もし目の前の他者が動くたびに自己の身体が動いてしまったら，あるいは自己の身体を動かすたびに，目の前の他者が動いてしまったら，サイボーグのようであり，かつ自他の区別が難しくなるであろう．Baslevら[55]は，能動的運動，受動的運動問わず，感覚間の不整合性の検出には，右下頭頂小葉を含む右側頭-頭頂接合部が関与することを報告した．また，Farrerら[56]は，モニタ上の物体をジョイスティックによって動かすように被験者に指示し，その物体の運動が自分によって操作された動きかどうかを判断させる課題を行い，その際の脳活動を計測した．すなわち，自己の運動と視覚的フィードバックの不一致の最中にどこが働くかを明らかにしたものである．結果，右下頭頂小葉の活性化を認めた（図3.14）．身体保持感だけでなく運動主体感においても自己を感じられなかった時，右下頭頂小葉が活動するわけである．この領域は自己身体の体性感覚と視覚の矛盾を検知する際に働く．さらに下頭頂小葉のすぐ下にある上側頭溝は，他者運動の知覚に関与する．たとえば，バイオロジカルモーション（biological motion）や他者の視線（まなざし）に反応する．すなわち，他者の意図や視線を意識する際に活動する領域である[57]．なお，バイオロジカルモーションに関しては第9章で詳しく説明したい．このような条件で反応する上側頭溝も右半球優位である．上側頭溝は自己の顔を観察した際には無反応であるのに対して，他者の顔の観察には特異的に働く[58,59]．面白いことに，自己の名前を見た時には活動が低いが，他者の名前を見た場合がより活動する[59]．つまり，上側頭溝の活動抑制がいわゆる「非他者」としての自己概念を反映していると想定される．これらをまとめると，他者身体の認知は右下頭頂小葉と上側頭溝の機能連結に基づいて処理される．すなわち，自己と他者の区別の際に働く領域であると言えよう．なお，嶋田によって自他弁別のモデルが提案されている（図3.15）[16]．

先に示したように，右頭頂葉の損傷を受けると身体失認と呼ばれる症状が認められる時がある．時に身体失認患者においては自己と他者の身体の区別ができない．自己の手を他者の手に見立てる．視覚で確認させても，第三者

自己意識と身体性の神経機構

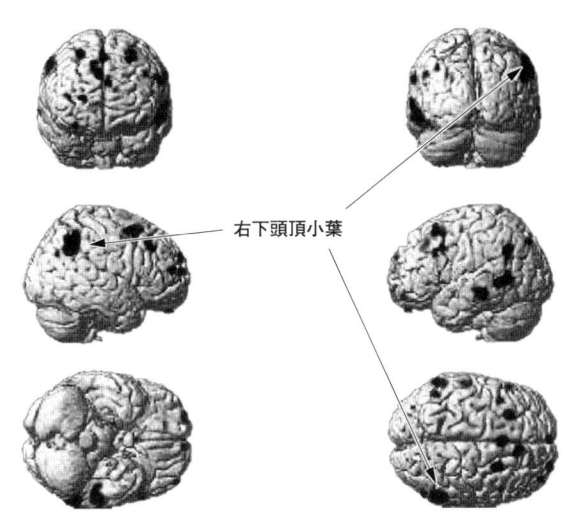

図3.14 自己運動と視覚的フィードバックの不一致で賦活する右下頭頂小葉
自己運動に対する視覚的フィードバックが空間的に一致する条件，25度回転して見える条件，50度回転して見える条件，完全に食い違って見える条件の際のそれぞれの脳活動をPETで計測．その結果，空間的ずれが大きくなると右下頭頂小葉の活動が大きくなった．

(Farrer C et al：Modulating the experience of agency; a positron emission tomography study. Neuroimage 18：324-333, 2003 より)

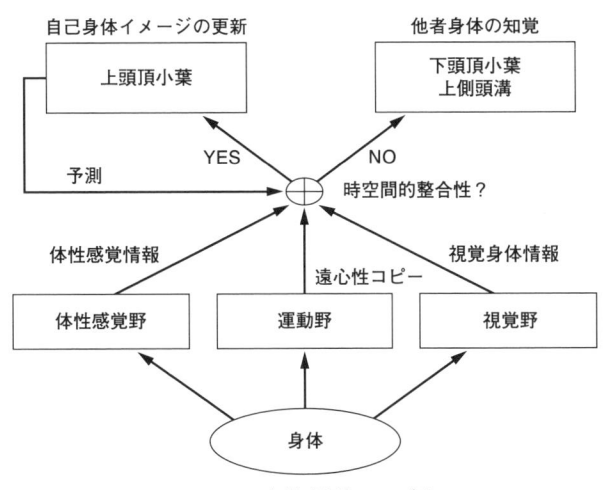

図3.15 自他弁別のモデル
(関　一夫, 長谷川寿一・編：ソーシャルブレインズ．東京大学出版会, 2009 より)

が論理的に説明してもそれを認知することは難しい．Berlucciら[60]は右後頭頂葉に損傷をきたした症例において，何年もはめていた左手の指輪を視覚的に認知しているにもかかわらず，その手が自分のものであることが認識できない現象を報告している．面白いことに，指輪を外し，自分の目の前に置くと，それが自分のものだと認知できる．右頭頂葉は多種感覚モダリティ領野とも呼ばれ，五感が統合されると同時に，先に示したように遠心性コピー情報である運動の予測と比較・照合される．すなわち，予測と感覚結果をモニタし，その矛盾に反応し，それを学習に導いて行く．運動前野と頭頂葉の機能的連結に問題なければ，この矛盾がエラー信号となり学習して行くが，その機能的連結に障害を有した場合，身体失認が出現し，自己の身体あるいは自己の身体を操作している感覚が欠如してしまう．体性感覚フィードバックの時間的遅延，遠心性コピー情報に基づく運動予測の欠陥がこの現象を引き起こしていると考えることができる．

 Spence[61]は作為体験を有する統合失調症患者において，約30％の患者が他者の手の動きを観察した際にもそれが自己の手であると判断することを報告した．この際，脳活動が計測されているが，右下頭頂小葉の過活動が生じることが明らかにされた．右下頭頂小葉の過活動による機能不全により自他弁別が不可能になったと考えられている．

 Blankeら[62]は右下頭頂小葉を含む右側頭－頭頂接合部（parieto-temporal junction：TPJ）を電気刺激することにより体外離脱体験（out of body：OBE）が出現することを報告した（図3.16）．体外離脱体験とは，自己の身体から抜け出る感覚体験のことであり，その典型的な現象が実際の物理的な自己の身体から視覚的な自己像が抜け出るような感覚のことである．体外離脱体験は実験上でも可能であることが示された．Ehrsonら[63]は椅子座位となった被験者の後ろ姿をビデオカメラで撮影し，被験者はその映像をヘッドマウントディスプレイから観察する．つまり，被験者は目の前に自分の後ろ姿が映し出された映像を観察するわけである．そして，被験者の胸を棒で押す（この棒は被験者には見えないよう設置）のと同時に，ビデオカメラ前の何もない空間を棒で押すような仕草をした．この映像をヘッドマウントディスプレイから被験者は観察しているのである（図3.17）．数分後，被験者はあ

自己意識と身体性の神経機構

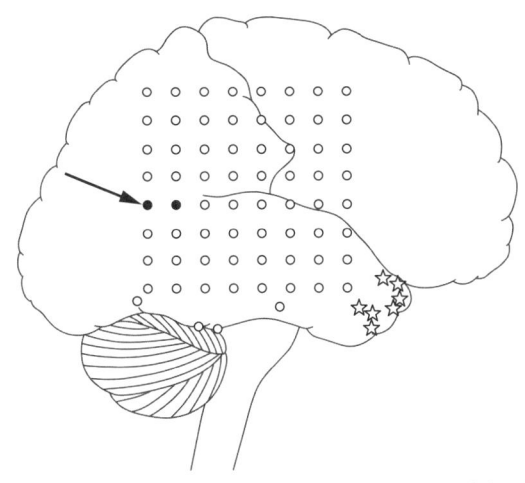

図3.16　体外離脱体験を生じさせる右側頭－頭頂接合部（矢印）
(Blanke O et al：Stimulating illusory own-body perceptions. Nature 419：269-270, 2002 より)

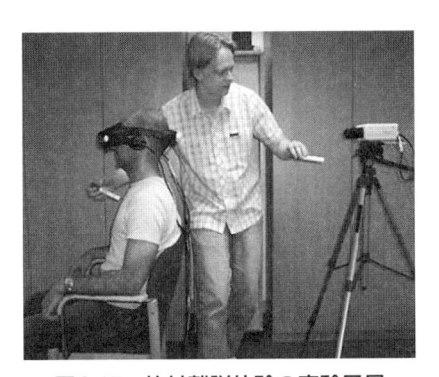

図3.17　体外離脱体験の実験風景
(Ehrsson HH：The experimental induction of out-of-body experiences. Science 317：1048, 2007 より)

たかも自己の身体から自己が離脱する現象に遭遇した．さまざまな体外離脱実験において，結果として他感覚の衝突が原因であると結論されている．右側頭－頭頂接合部は視覚，聴覚，体性感覚，平衡感覚の統合に基づき自己像をつくりあげる．この領域が過活動することによって混乱を引き起こし機能不全を起こす．すなわち，多種感覚情報の衝突によって混乱が生じるとこのような現象が出現すると想定されている．精神障害で見られる自分の像が見

え，自分が目の前を歩いているなどといった個人の報告はこうした機能不全に基づいた現象と言うことができるかもしれない．いずれにしても，下頭頂小葉（特に角回）を含んだ右側頭－頭頂接合部が自己と他者を区別する領域と考えることができる．この機能によって，自己像を捉えることができる．ひいては，それが自己の意識の源になるわけである．

引用文献

1) Libet B et al：Preparation- or intention-to-act, in relation to pre-event potentials recorded at the vertex. Electroencephalogr Clin Neurophysiol 56：367-372, 1983.
2) Soon CS et al：Unconscious determinants of free decisions in the human brain. Nat Neurosci 11：543-545, 2008.
3) James W：心理学（今田 寛・訳）．岩波文庫，1992.
4) Neiser U：Five kinds of self-knowledge. Philosophical Psychology 1：35-59, 1988.
5) Keenan JP：うぬぼれる脳．「鏡のなかの顔」と自己意識（山下篤子・訳）．日本放送出版協会，2006.
6) Phillips ML et al："Mirror, mirror on the wall, who...?"；towards a model of visual self-recognition. Cogn Neuropsychiatry1：153-164, 1996.
7) Breen N et al：Mirrored-self misidentification；two cases of focal onset dementia. Neurocase 7：239-254, 2001.
8) Povinelli DJ：Toward a folk physics for chimpanzees. Folk physics for apes? The chimpanzees's theory of how the world works. Oxford University Press, 2003.
9) Reiss D et al：Mirror self-recognition in the bottlenose dolphin；a case of cognitive convergence. Proc Natl Acad Sci USA 98：5937-5942, 2001.
10) Toda K et al：Discrimination of moving video images of self by pigeons (Columbia livia). Animal Cognition 11：699-705, 2008.
11) Gallup GG：Chimpanzees；Self-recognition. Science 167：86-87, 1970.
12) 板倉昭二：自己の起源－比較認知科学からのアプローチ．金子書房，1999.
13) Suarez SD et al：Self-recognition in chimpanzees and orangutans, but not gorilla. Journal of Human Evolution 10：175-188, 1981.
14) Patterson FGP et al：Self-recognition and self-awareness in lowland gorilla. In ST Parker et al (Ed), Self-awareness in animals and humans. Cambridge University Press, 1994.
15) Povinell DJ et al：Self-recognition in chimpanzees (Pan troglodytes)；

distribution, ontogeny, and patterns of emergence. J Comp Psychol 107: 347-372, 1993.
16) 関　一夫, 長谷川寿一・編：ソーシャルブレインズ. 自己と他者を認知する脳. 東京大学出版会, 2009.
17) Miyazaki M et al：Delayed intermodal contingency affects young children's recognition of their current self. Child Dev 77:736-750, 2006.
18) Povinelli D et al：Self-recognition in young children using delayed versus live feedback；evidence of a developmental asynchrony. Child Dev 67: 1540-1554, 1996.
19) Amsterdam B：Mirror self-image reactions before age two. Dev Psychobiol 5:297-305, 1972.
20) Lewis M：恥の心理学－傷つく自己（高橋惠子・監修, 遠藤利彦, 他・訳). ミネルヴァ書房, 1997.
21) Rochat P：乳児の世界（板倉昭二, 他・訳). ミネルヴァ書房, 2004.
22) 板倉昭二：「私」はいつ生まれるか. 筑摩書房, 2006.
23) Keenan JP et al：Functional magnetic resonance imaging and event related potentials suggest right prefrontal activation for self-related processing. Brain and Cognition 47:87-91, 2001.
24) Sugiura M et al：Neuroimage. Cortical mechanisms of visual self-recognition. 24:143-149, 2005.
25) Uddin LQ et al：Self-face recognition activates a frontoparietal "mirror" network in the right hemisphere：an event-related fMRI study. Neuroimage 25:926-935, 2005.
26) Multiple brain networks for visual self-recognition with different sensitivity for motion and body part. Neuroimage 32:1905-1917, 2006.
27) Duhamel JR et al：Ventral intraparietal area of the macaque：congruent visual and somatic response properties. J Neurophysilo 79:126-136, 1998.
28) Gallagher S：Phisosophical conceptions of the self；implications for cognitive science. Trends in Cognitive Science 4:14-21, 2000.
29) Head H et al：Sensory disturbances from cerebral lesions. Brain 34:102-245, 1911.
30) 酒田英夫：頭頂葉（神経心理学コレクション). 医学書院, 2006.
31) Sakata H et al：Somatosensory properties of neurons in the superior parietal cortex（area 5）of the rhesus monkey. Brain Res 64:85-102, 1973.
32) Leinonen L et al：Functional properties of neurons in lateral part of associative area 7 in awake monkeys. Exp Brain Res 34:299-320, 1979.
33) Kawashima R et al：Direction of cross-modal information transfer affects human brain activation；a PET study. Eur J Neurosci 16:137-144, 2002.

34) Kitada R et al：Multisensory activation of the intraparietal area when classifying grating orientation; a functional magnetic resonance imaging study. J Neurosci 26:7491-501, 2006.
35) Naito E et al：Somatic sensation of hand-object interactive movement is associated with activity in the left inferior parietal cortex. J Neurosci 26:3783-3790, 2006.
36) Botvinick M et al：Rubber hands 'feel' touch that eyes see. Nature 391:756, 1998.
37) Ehrsson HH et al：That's my hand! Activity in premotor cortex reflects feeling of ownership of a limb. Science 305:875-877, 2004.
38) Shimada S et al：The parietal role in the sense of self-ownership with temporal discrepancy between visual and proprioceptive feedbacks. Neuroimage 24:1225-1232, 2005.
39) 村田 哲, 他：サル運動前野のミラーニューロンとBroca野の機能. 神経進歩47：684-603, 2003.
40) Murata A et al：Representation of bodily self in the multimodal parieto-premotor network. In S Funahashi (Ed), Representation and Brain. Springer, 2007.
41) Moseley GL et al：Psychologically induced cooling of a specific body part caused by the illusory ownership of an artificial counterpart. Proc Natl Acad Sci U S A 105:13169-13173, 2008.
42) Kammers MP et al：Feeling numb: Temperature, but not thermal pain, modulates feeling of body ownership. Neuropsychologia 49:1316-1321, 2011.
43) Craig AD：Forebrain emotional asymmetry: a neuroanatomical basis? Trends in Cognitive Sciences 9:566-571, 2005.
44) Craig AD：How do you feel--now? The anterior insula and human awareness. Nat Rev Neurosci 10:59-70, 2009.
45) Dijikerman HC et al：Somatosensory processes subserving perception and action. Behav Brain Sci 30:189-201, 2007.
46) Daprati E et al：Looking for the agent: an investigation into consciousness of action and self-consciousness in schizophrenic patients. Cognition 65:71-86, 1997.
47) Blakemore SJ et al：Spatio-temporal prediction modulates the perception of self-produced stimuli. J Cogn Neurosci 11:551-559, 1999.
48) Ramachandran VS et al：脳のなかの幽霊（山下篤子・訳）. 角川書店, 1999.
49) Fink GR et al：The neural consequences of conflict between intention and the senses. Brain 122:497-512, 1999.

50) McCabe CS et al：Simulating sensory-motor incongruence in healthy volounteers implications for a cortical model of pain. Rheumatology 44：509-516, 2005.
51) Desmurget M et al：Movement intention after parietal cortex stimulation in humans. Science 324：811-813, 2009.
52) Wolpert DM et al：An internal model for sensorimotor integration. Science 269：1880-1882, 1995.
53) Blakemore SJ et al：Why can't you tickle yourself? Neuroreport 11：R11-16, 2000.
54) Lindner A et al：Disorders of agency in schizophrenia correlate with an inability to compensate for the sensory consequences of actions. Curr Biol 15：1119-1124, 2005.
55) Balslev D et al：Similar brain networks for detecting visuo-motor and visuo-proprioceptive synchrony. Neuroimage 31：308-312, 2006.
56) Farrer C et al：Modulating the experience of agency; a positron emission tomography study. Neuroimage 18：324-333, 2003.
57) Allison T et al：Social perception from visual cues; role of the STS region. Trends Cogn Sci 4：267-278, 2000.
58) Morita T et al：The role of the right prefrontal cortex in self-evaluation of the face; a functional magnetic resonance imaging study. J Cogn Neurosci 20：342-55, 2008.
59) Sugiura M et al：Face-specific and domain-general characteristics of cortical responses during self-recognition. Neuroimage 42：414-422, 2008.
60) The body in the brain : neural bases of corporeal awareness. Trends Neurosci 20：560-564, 1997.
61) Spence SA et al：A PET study of voluntary movement in schizophrenic patients experiencing passivity phenomena (delusions of alien control). Brain 120 (Pt 11)：1997-2011, 1997.
62) Blanke O et al：Stimulating illusory own-body perceptions. Nature 419：269-270, 2002.
63) Ehrsson HH：The experimental induction of out-of-body experiences. Science 317：1048, 2007.

私は世界に触れる

4. 手の進化とその神経機構

第4章 私は世界に触れる

4.1 手の進化と脳機能の関係

　手は人間にとって最高の道具である．手は外界を探索する器官であり，まさに脳の外部装置という表現が合う．外部装置としての手を持ち得た人間は，文明文化という崇高な創造そしてそれを表現してきた．脳の外部装置である手があるからこそ，さまざまな表現（デザイン）を可能にしたわけである．手は日常生活に彩りを与え発展させてきたすばらしい道具であると言えよう．

　上肢の運動は手を対象物に到達させ，手によってそれを操作するという行為をつくりだす．第1章にも述べたように，人類の祖先である猿人と原人の中間に位置するホモ・ハビリス（Homo habilis）は「器用なヒト」の意であり，手を使って石器（道具）をつくり，それを用いて生活を営んでいたという記述がある．ハビリスとは人間にふさわしいという意味でも用いられ，それは適応，有能，役立つ，生きるなどの意味も含有し，リハビリテーション（Re-habilitation）の語源となっている．すなわち，手の運動によって道具を操作するという行為そのものが，人間らしさをつくるものであり，リハビリテーションとは再び（Re）その状態（手で道具を操作する）へ回復（本来あるべき姿への回復）することを指すことにもなるであろう．ホモ・ハビリスの当時の脳骨格モデルから，道具の使用に伴い脳の容積が増え，前頭部に膨らみが確認されている．このように，人類の祖先は環境に適応するために手を使い，道具を創造し，そしてそれを操作しながら，身体運動の巧緻性を「脳−身体−環境」の相互作用の視点から磨いてきた．

　この道具を操作する手の最大の特徴は母指の特異性である．母指は他の指に比較して短く，機能面においては他の指と対置関係にある．手を使う類人猿に比較しても人間の母指が他の指に対して対置な関係にあることは，さまざまな道具操作において有益な進化であったに違いない．現に，母指を表象する運動野のニューロンは人間で圧倒的に多い[1]．

　二足歩行によって手の自由度が圧倒的に増えたのと同じように，進化の方向性を決定づけた歴史的事実が利き手の出現である．人間の進化プロセスにおいて，集団で大きな獲物を獲得するという手続きでなく，単独であっても遠くの小さな獲物を獲得する手続きの出現が，人間の生存をより可能にした

のではないかと考えられている．この遠くの小さな獲物を獲得するために開発された道具が投擲（とうてき）道具である．投擲行為が大脳半球の分化の初期刺激になったという意見もある．投擲道具を投げる行為はどちらか一方の手で行う．現代人において右利きが多い理由は，女性のハンターが左手で赤ちゃんを抱き，右手で投擲行為を行っていたからだという説もある．左手で抱くと心臓の鼓動で赤ちゃんが落ち着くという説である．右利きが多いという説は定かではないが，どちらか一方の手で投擲行為を行ったことは，壁画などを確認しても事実であり，片手を優位に使うことが，大脳半球の側性化を発達させたことは妥当とも言えよう．とりわけ，投擲するにあたっては道具を操作する運動スキルだけでなく，獲物（標的）までの距離（空間）に対して，時間を計らなければならない．時間的正確さは複雑な行為を行ううえで重要な脳機能である．現代では，こうした左右に分化した上肢の習慣的なスキルが確立されたおかげで，生存上の決定的な利点が生じたのではないかと考えられている．投擲行為において，準備をして，狙いを定め，投げるという行為ストラテジーは脳機能の発達だけでなく，近位筋と遠位筋の絶妙なシナジーをつくりだしたことは言うまでもない．

　人間に代表される高度霊長類の手の機能は対象物を握り，つまむことであり，それにより，その物体を自由自在に操作することが可能になった．これをマニピュレーションと呼ぶ．それまでの霊長類では木登りや木から木へと渡る際につかむ，あるいはひっかけるでしかなかった手の機能が，高度霊長類においては対象物を操作し得る手になったことは，その生活を一変させた．手の機能の発達と脳の進化は表裏一体で，それらが循環しながら機能組織化してきたのに違いない．

　人間の手は実用的な器用さだけでなく，表現の道具としても用いられる．手は他者に対するサインとなり，そのサインはコミュニケーションの媒体となる．言語発生以前には手の表現がコミュニケーションの中心であったに違いないが，現代人においても，言語の発達前には指差しによって，自分の意図を他者に伝えるといったコミュニケーション手段を学習する．言葉が通じない外国では指差しによって自分の意図や要求を他者に伝えることは生きていくためにとても重要な機能である．

第4章 私は世界に触れる

　一方，手の動きは喜怒哀楽を表現する手段となる．実用的な手の表現だけでなく，現代人はそれをダンスのような創作活動の表現に用いたり，祈りといった宗教活動にも用いる．つまり，手の機能は人間にしか持ち得ない高次精神機能の表現を可能にするわけである．すなわち，運動や感覚といった脳領域のみが手の機能を司っているわけでなく，高次な精神・認知機能に関連する脳領域とそれらの領域が相互作用することで手の動きを表現しているのである．

4.2　手の行為と意志の発動

　手は自己の意志を反映した身体であるが，手を使用した動作には脳の複数領域が関与する．たとえば食事動作において，箸を用いて食物をつかみ，それを口に運ぶまでの一連の動作においてもいくつかの領域が協調して活動している．おおよそ最初に作動するのは，意識に関わる広範囲調節系と，世界を捉える情報処理系である．前者は脳幹からの神経伝達物質による作働性神経系の賦活である．この賦活に関わる神経伝達物質は，ドーパミン，アセチルコリン，ノルアドレナリン，セロトニンなどである（図4.1）[2]．これらは大

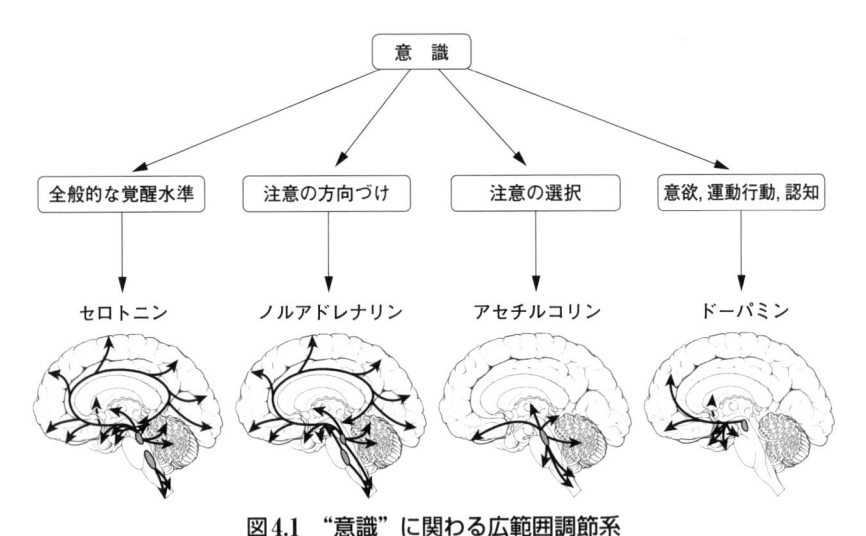

図4.1　"意識"に関わる広範囲調節系

(Gazzaniga MS et al：Development and plasticity. Cognitive neuroscience; The biology of the mind, 2nd ed. WW Norton & Company, New York, 2002 より)

脳辺縁系，大脳皮質の広範囲にわたって調節する系であるが，とりわけ動機づけに関わるのはドーパミンであり，これは黒質緻密部から生まれるA9ドーパミン神経細胞と腹側被蓋野にあるA10ドーパミン神経細胞に分かれ線条体に投射する．これにより前頭前野が興奮し，道具に手を伸ばすという意思決定が起こり，行為が発動する．この動機づけと同時に賦活する領域が以下に示す情報処理に関わる場所である．なお，ドーパミン神経細胞の興奮に関する内容は第7章で述べたい．

4.3　上肢運動制御における視覚情報処理系

　人間の身体はその高い関節の自由度を活かすことで，なめらかな運動を遂行することができる．対象に向けて腕を到達させ，手でそれをつかむ行為は，視覚，聴覚，体性感覚などの外部情報や，学習，記憶，情動などの自己の経験や人間としての本能に基づく内部情報を手がかりにして，状況に応じた最も適切な運動様式を選択・決定した後に，運動実行することで生まれる．第3章で述べたように，行為に先立ち約0.5〜1.0秒前には大脳皮質が活動し始める[3]．この期間に大脳皮質は多種多様な情報を有機的に統合し，その統合した情報を一次運動野に送り，最終的に一次運動野が興奮することで下位の神経系に運動指令が出される（図4.2）[4]．

　上肢の運動制御において，大脳皮質後部の連合野は知覚と記憶に関与し，前頭前野は運動のプランに関与する．空間内の対象を手で操作する行為は，3つの情報処理系の機能によって達成される．1つは把握する対象まで腕をもっていく到達運動で，2つめが対象に手の形や傾きを合わせる把握運動，そして3つめが対象物を目的ある行為として操作する運動である．通常，把握運動と操作運動は統合されて把握操作運動として扱われる．

　到達運動には対象の位置の認識が必要である．一方，把握運動には対象の大きさや傾きの認識が必要である．位置の認識によって，対象に到達するための肩や肘関節運動がプログラムされ，主に近位筋が組織化される．一方，大きさや傾きの認識によって手や手指関節ならびに前腕の運動がプログラムされ，主に遠位筋が組織化される（図4.3）．Arbibは手の行為を到達運動と把握運動に分けて仮説的協応制御モデルを提案した（図4.4）[5]．すなわち，対

第4章　私は世界に触れる

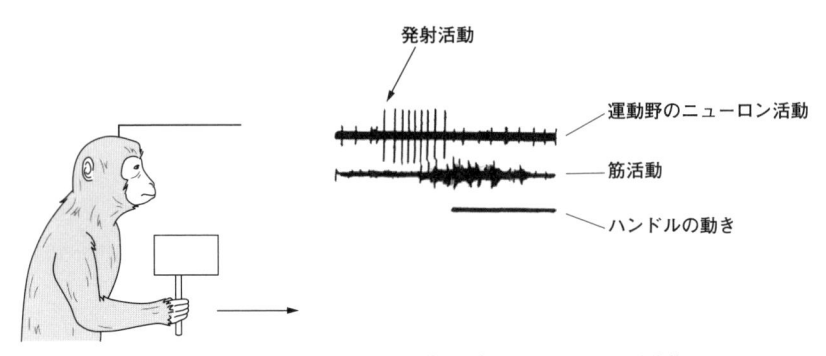

図4.2　運動開始に先立つ一次運動野のニューロン活動
サルが運動を行っている時に記録される筋活動と運動野のニューロン活動
ハンドルの動きに先行して筋活動が高まっているが，それよりもさらに先行して運動野のニューロンが活動する．運動野ニューロンの発射時点が縦線で示されている．
(Evarts EV：Temporal Patterns of Discharge of Pyramidal Tract Neurons During Sleep and Waking in the monkey. J Neurophysiol 27：152-171, 1964 より)

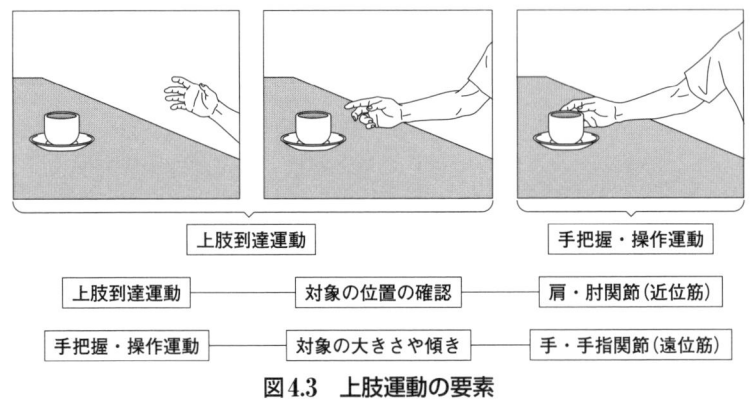

図4.3　上肢運動の要素

象の位置の情報に基づき，修正不能な素早い運動プログラムがつくられると同時に，調節的な運動プログラムがつくられる．一方，対象の大きさおよび傾きの情報に基づき，手の形や傾きをあわせる把握運動のための準備を行うと同時に，その情報に基づいて掴む運動プログラムがつくられる．このつかむ運動プログラムには，視覚情報のみならず，先に示した体性感覚情報に基づく記憶や後に示す言語情報も関与する．

　これらをまとめてみると，対象の位置は，目標の位置を明らかにし，到達

手の進化とその神経機構

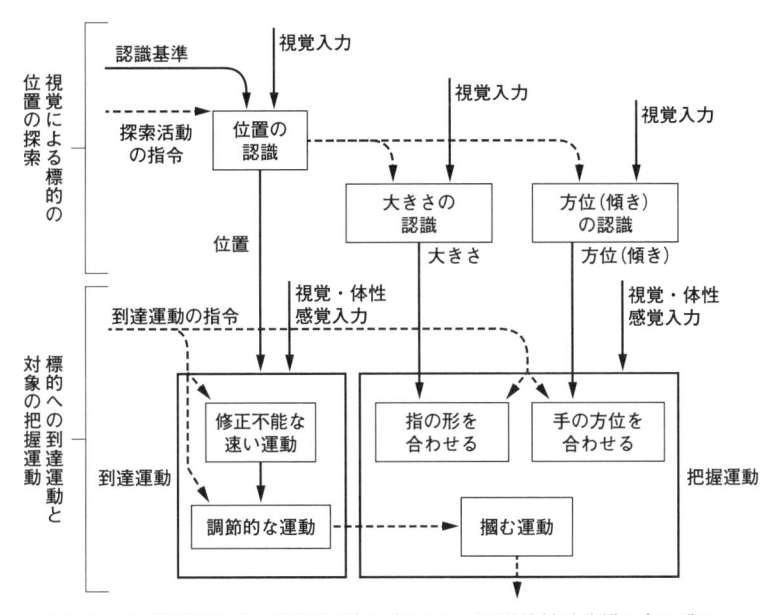

図4.4 上肢到達運動と把握運動を支配する仮説的協応制御プログラム
(Arbib MA：ニューラルネットと脳理論 第2版（金子隆芳・訳）．サイエンス社，1994より)

　運動を起動させる肩関節においては，運動方向の知覚をトリガーとして，最適な運動パターンを選択させる情報となる．距離は，目標と自己の身体との距離を明らかにし，主に肘関節における運動軌道を調整するための情報となる．傾きは，目標と最適な形で接触するような運動シミュレーションを起こす情報となり，これにより前腕の運動が最適化される．対象の大きさや形の情報は，目標に対する手や手指の運動様式を導く．すなわち，対象に対するプリシェーピング（pre-shaping）を導く情報になる．プリシェーピングは上肢運動におけるフィードフォワード制御の代表的なものであり，対象の大きさや形に合わせて手・手指の形を接触する前から対応させる運動のことである．

　対象の位置，大きさ，傾きなどは空間情報であるため頭頂連合野で処理される．この領域が障害されると到達点から運動軌跡がずれたり，傾きに合わせることが困難になる（図4.5）[6]．頭頂連合野は対象の位置に基づく，対象に対する正確な手の誘導（到達運動）と，対象の属性の認知に基づく，手の形

第4章　私は世界に触れる

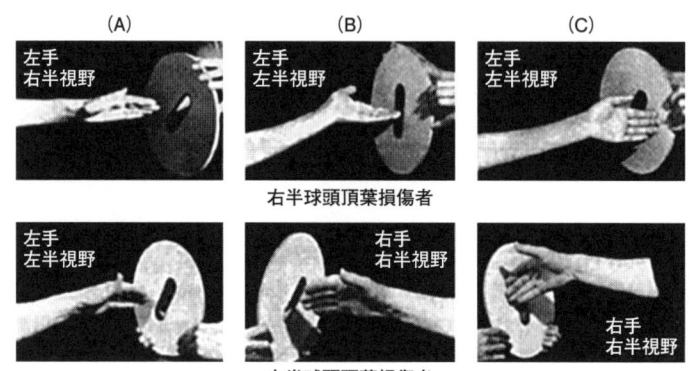

図4-5　手の方位（傾き）検査課題
(Perenin MT et al：Optic ataxia; a specific disruption in visuomotor mechanisms. I. Different aspects of the deficit in reaching for objects. Brain 111 (Pt 3):643-674, 1988 より)

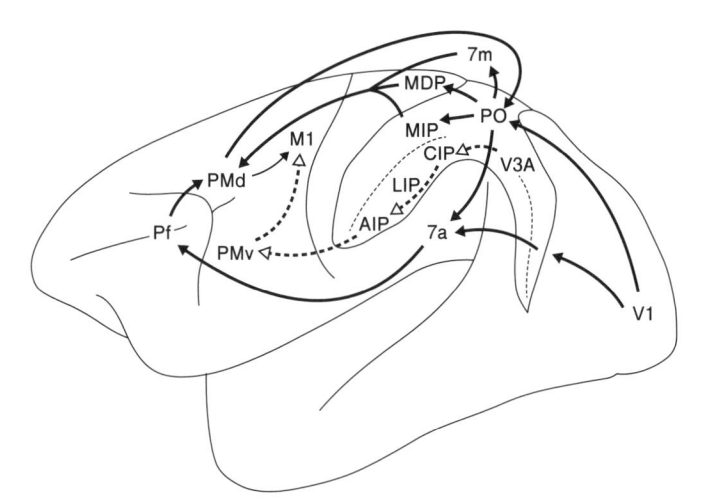

図4.6　サルの一次視覚野から運動前野に至る到達運動系（実線）と把握・操作運動系（破線）

AIP：頭頂間溝前外側領域，CIP：頭頂間溝外側尾側部領域，LIP：頭頂間溝外側領域，MDP：頭頂葉背内側領域，MIP：頭頂間溝内側領域，M1：一次運動野，Pf：前頭前野背外側部，PMd：運動前野背側部，PMv：運動前野腹側部，PO：頭頂間溝視覚領域，V1：一次視覚野，7a：下頭頂小葉，7m：頭頂葉後部内側壁
(八木文雄：神経心理学. 認知・行為の神経機構とその障害. 放送大学教育振興会, 2006 より)

や傾きの正確な制御（操作運動）に関与している．

　こうして処理された情報に基づいて，視覚性の運動制御に関与する運動前野がそのプログラムを形成する．なお，上肢の到達・操作運動の情報伝達経路は図4.6のとおりである[7]．図の実線が到達運動に関与し，破線が手の把握・操作運動に関与する．

4.3.1 到達運動制御系

　図4.6のPOは視覚刺激に強く反応する領域であり，到達運動の視覚性誘導の企図とその運動の開始に関連する[8]．7mは単なる視覚刺激には反応せず，眼・手の到達運動の際の予期的な活動を起こす．すなわち，眼球運動と到達運動を関連づける手と眼の協調に関連する働きを持つ[9]．PMdは行為プランに基づく運動の企画・準備・実行を行う．一方，7aは注視ニューロンを持ち，方向選択的注意に関わり，Pfは全般的な上肢到達運動におけるプランニングを担う．このように到達運動においては頭頂葉から前頭葉に向かう経路が2つある．前者はターゲットとなる対象の位置の変化に基づく調整を行い，後者は対象の属性の変化に基づく調整を行う．上肢到達におけるバリスティックな運動のみであれば前者で制御可能であり，これが先のArbibのモデルにおける修正不能な素早い運動プログラムである．一方，到達する対象の属性といった情報に基づき，より精緻な到達運動を行うためには後者の制御系が必要になる．この経路に基づいて調節的な運動プログラムが作成される．対象物がもろく壊れやすいものと頑丈なものに対して，人間は接触運動の調整だけでなく，到達運動の際にも調整を変えるというのは後者の経路の働きによるものである．これには前頭－頭頂ネットワークだけでなく，小脳の関与も認められる．小脳の運動の内部モデルを利用して，よりなめらかな到達運動が制御される（図4.7）[10]．たとえば，ネコが前足を対象に到達させる際，小脳を破壊させると運動学的にエラーが生じることが報告されている[11]．これがリハビリテーションの臨床上よく遭遇する測定障害（dismetoria）である．小脳は一次運動野および運動前野と強い運動ループを結んでおり，このループに基づいて運動制御や学習がなめらかになる．このループを大脳－小脳連関と呼ぶ．この経路は運動学習にとって重要であり，第6章の運動学習のパートで詳細に述べたい．個々の筋の明確な筋力低下はないが

第4章　私は世界に触れる

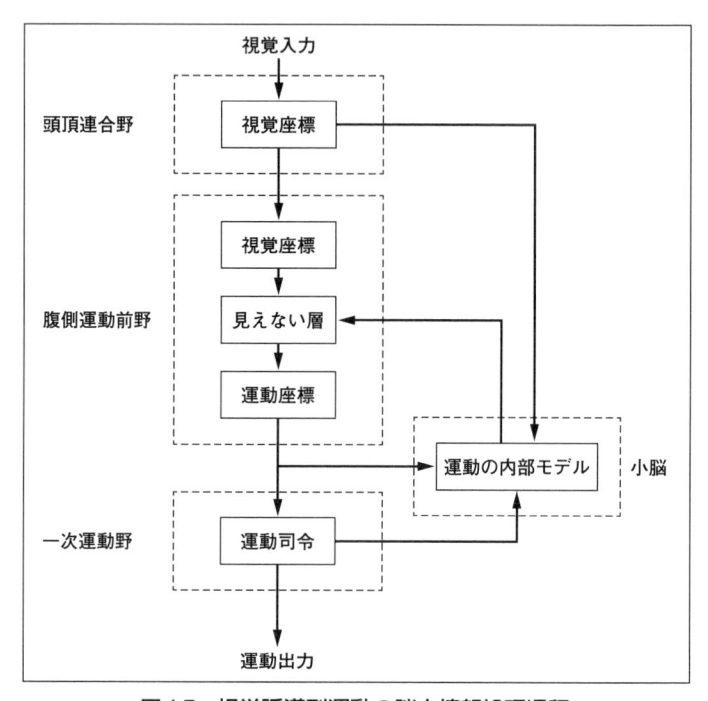

```
                    視覚入力
                       ↓
  頭頂連合野      ┌─────────┐
                  │ 視覚座標 │──────────┐
                  └─────────┘          │
                                        │
                  ┌─────────┐          │
                  │ 視覚座標 │          │
                  └─────────┘          │
                       ↓                │
  腹側運動前野    │ 見えない層│←────────┤
                  └─────────┘          │
                       ↓                │
                  ┌─────────┐          │
                  │ 運動座標 │          │
                  └─────────┘          │
                       │       ┌──────────────┐
                       └──────→│運動の内部モデル│ 小脳
                               └──────────────┘
                       ↓                ↑
  一次運動野      ┌─────────┐          │
                  │ 運動司令 │──────────┘
                  └─────────┘
                       ↓
                    運動出力
```

図4.7　視覚誘導型運動の脳内情報処理過程

(蔵田　潔：運動制御の情報処理機構．運動制御と運動学習（宮本省三，他・選）．協同医書出版社，1997より)

（非麻痺性），複数の筋を適切（時間的・空間的）に協調（co-ordination）させて運動を組み立てるためにはこの経路に基づく制御が必要であり，いわゆる上肢到達運動における運動失調はこの障害の要素が大きい．

　いずれにしても，いくつかの細かな相違はあるが，共通している点は情報が頭頂連合野を経由して運動前野に至り，最終的に一次運動野が興奮することで運動指令が出されることである．

　対象に対する正確な到達運動の達成には，視覚情報から得られる対象の位置情報を行為に関する行為プランに変換する過程[12]，次いでそのプランに基づく運動プログラムを準備し，運動の実現に導く過程[13-16]，そしてプランに基づく行為が実現されているかを監視し，必要に応じて運動の修正を図る過程[17-19]がそれぞれ必要であると考えられている．これら到達運動に不可欠な情報処理過程を頭頂連合野と運動前野の神経ネットワークが担っている．

古くから，頭頂葉に障害を受けると，損傷側と反対側の上肢による到達運動に大きな誤差が生じることが明らかにされている[19,20]．特に関節組み合わせニューロンが豊富な上頭頂小葉のニューロンは，到達運動を遂行している期間に限って持続的な活動の上昇を示す[21]．頭頂葉のニューロンのうち，フィードバックによって興奮を示すものでなく，運動に先立つものは運動におけるキネマティクスをコード化する[22]．そのキネマティクスとは，第3章で示した身体像や遠心性コピー情報に伴う運動の軌跡・方向である．よって，この領域が障害を受けると，運動軌跡や方向といった空間性の問題が生じる．

　運動前野は一次運動野のニューロンに先立ち興奮する（図4.8）[22]．運動前野は背側と腹側に分けられるが，到達運動には背側運動前野が関わる[13]．背側運動前野は，特定方向への運動の待機期間に予期的活動の変化を認める他に遂行すべき運動の最終的な企画，準備，実行の制御に関与する．この領域は，頭頂間溝周辺のLIPで処理された自己と対象の距離，方位に関する情報を基に対象に対してどのような運動によって到達するかといった運動シミュレーションが行われる．すなわち，この前頭-頭頂ネットワークは，空間における対象の位置に関する視覚情報を到達運動に変換する経路である．また，背側運動前野は下頭頂小葉よりも上頭頂小葉から豊富に情報を受ける．

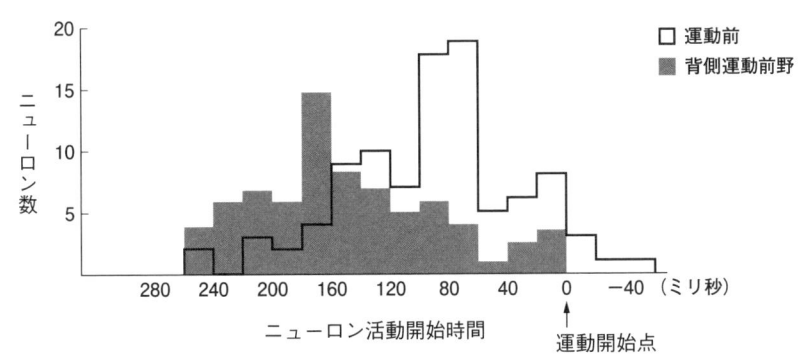

図4.8　運動野ニューロン活動と背側運動前野ニューロン活動の潜時の比較
オーバーラップが大きいが中位数で比較する限り，背側運動前野ニューロンのほうが運動野ニューロンよりも先に活動している．
(松波謙一，他：運動と脳　改訂版．サイエンス社，2010より)

上頭頂小葉は姿勢図式に関与し，関節組み合わせニューロンや関節・皮膚組み合わせニューロンが豊富であることは第3章で述べた．すなわち，体性感覚モダリティによって処理された情報を背側運動前野は受けることになる．この神経機構により，到達運動の実行中においては体性感覚モダリティによる自己受容フィードバック情報に基づいて，その制御が行われていると考えられる．

一方，一次運動野のニューロン活動は，到達運動の際に，①腕を引きつける，②肩を引き上げる，③肩を前に出す，④肘を伸展させる，⑤手首を伸展させる，といった順序性に応じて興奮する．一次運動野のニューロンは，運動の力と方向の2つの面をコード化している．運動方向と一次運動野のニューロンには関係性があるが，到達運動の際においては，一次運動野のニューロン集団の活動の平均化した方向ベクトルが採用される（図4.9）[23]．一方，一次運動野は運動のダイナミクスに関しても集団的にコード化する．すなわち，力，トルク，速度，加速度などであり，複数の筋活動パターンや筋活動の大きさをコード化している．なお，一次運動野は運動前野など一次運動野に先立ち興奮する領域による運動指令や高次感覚野からの求心性入力を受けている．

4.3.2 把握・操作運動制御系

先ほどの到達運動は，頭部を中心とする身体と対象との相対的な位置関係によって決定される．これに対して，把握・操作運動では，対象の形と属性が重要な環境要因となる．操作運動は視覚信号に基づき，頭頂連合野のAIP領域が対象の空間を処理（視覚優位型ニューロン）し，同時にその空間に見合った身体図式（運動優位型ニューロン）を取り出し，対象の空間情報と照合（視覚運動型ニューロン）する．その情報を腹側運動前野に伝達し，状況に応じた手の運動パターンをレパートリーの中から選択し，運動をプログラム（運動優位型）し，それに基づいて運動指令が出る（図4.10）[24,25]．なお，運動前野で形成した運動プログラムは，コピー情報として頭頂連合野に送られ，運動後に得られる求心性感覚情報と比較照合される．すなわちそのコピーは運動学習に役立てられるものである．

たとえば，サルに4種類の異なるスイッチを把握させると，対象の操作様

手の進化とその神経機構

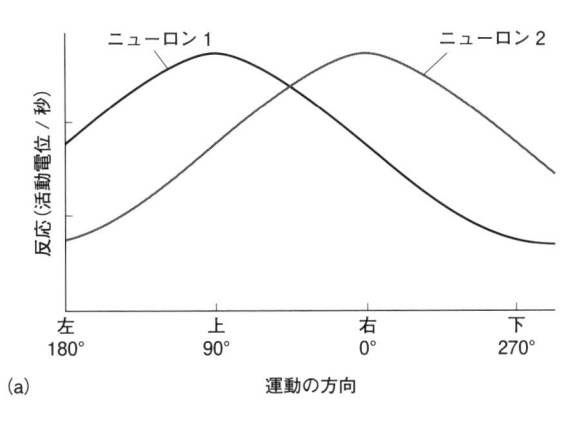

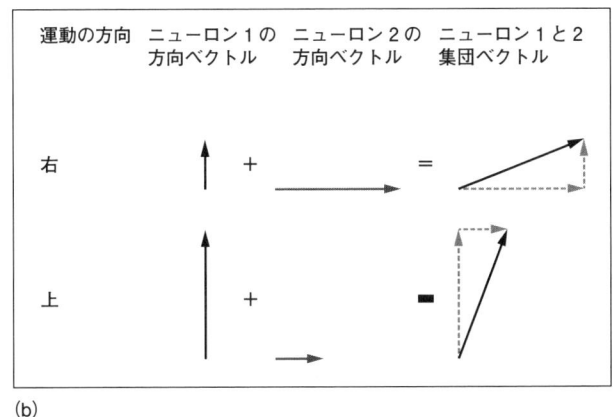

(a)

(b)

図 4.9 方向ベクトルと集団ベクトル
(a) 運動野における 2 つのニューロンの同調曲線. 両方のニューロンは広い範囲の運動方向に対して発火するが, ニューロン 1 は運動が上向きの時に最もよく発火する. 一方, ニューロン 2 は運動が右向きの時に最もよく発火する. (b) おのおののニューロンの反応は方向ベクトルとして表される. 方向ベクトルは常にそのニューロンにとって最適の方向を示すが, その長さは一定範囲の方向の中で, 運動中に発火する活動電位の数に依存して変化する. どのような向きの運動に対しても, 個々の細胞の方向ベクトルは合成され集団ベクトルをつくる. これには運動における両ニューロンの発火の強さが反映される.
(Bear MF, Connors BW et al [加藤宏司, 後藤 薫, 他・訳]：神経科学―脳の探究―. 西村書店, 2007 より)

第4章　私は世界に触れる

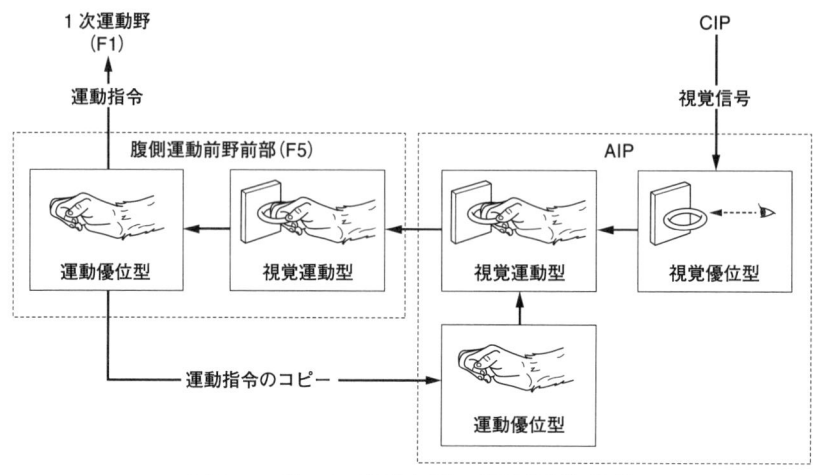

図4.10　手による操作運動の視覚的制御機構
AIPは頭頂連合野の一部．F5は腹側運動前野前部であり，ヒトでは運動性言語野に相当．F1は一次運動野．AIPからF5に向かう矢印の間で感覚系から運動系に情報が変換されることが想定されている．このAIP-F5系の神経ネットワークはキャノニカル・ニューロンシステム（canonical neuron system）と呼ばれ，上肢における道具操作のための脳機能として知られている．
（村田　哲：腹側運動前野と手の運動の空間的制御．神経進歩42：49-58，1998より）

式に選択的なニューロン活動がAIP野から記録される[25]．このAIP野のニューロン集団は，同じく頭頂連合野のCIP野からの情報に基づき，それを対象の操作に必要な視覚的制御の運動信号に変換する役割を持っている．このAIP野と相互連絡性の線維連絡があるのが腹側運動前野である[7,26]．腹側運動前野ではAIP野と同様に手による対象の操作様式に選択的なニューロン活動が記録される（図4.11）[27]．面白いことに，この種のニューロンは，つまむ対象が同じであれば，手関節の角度に関係なく，そしてその使用がどちらかによる選択性は持たない．要するに，腹側運動前野のニューロンはAIP野からの情報に基づき，その時に必要な行為のレパートリーの中から選択し，その遂行に関する情報を一次運動野に提供していると考えられている．現在のところ，図4.12のように把握運動制御系が認識されている[26]．

把握運動制御系に障害が見られると，道具に対する手の形を予測的につくりだすことができなくなる．たとえば，AIP野を損傷させると，腹側運動前

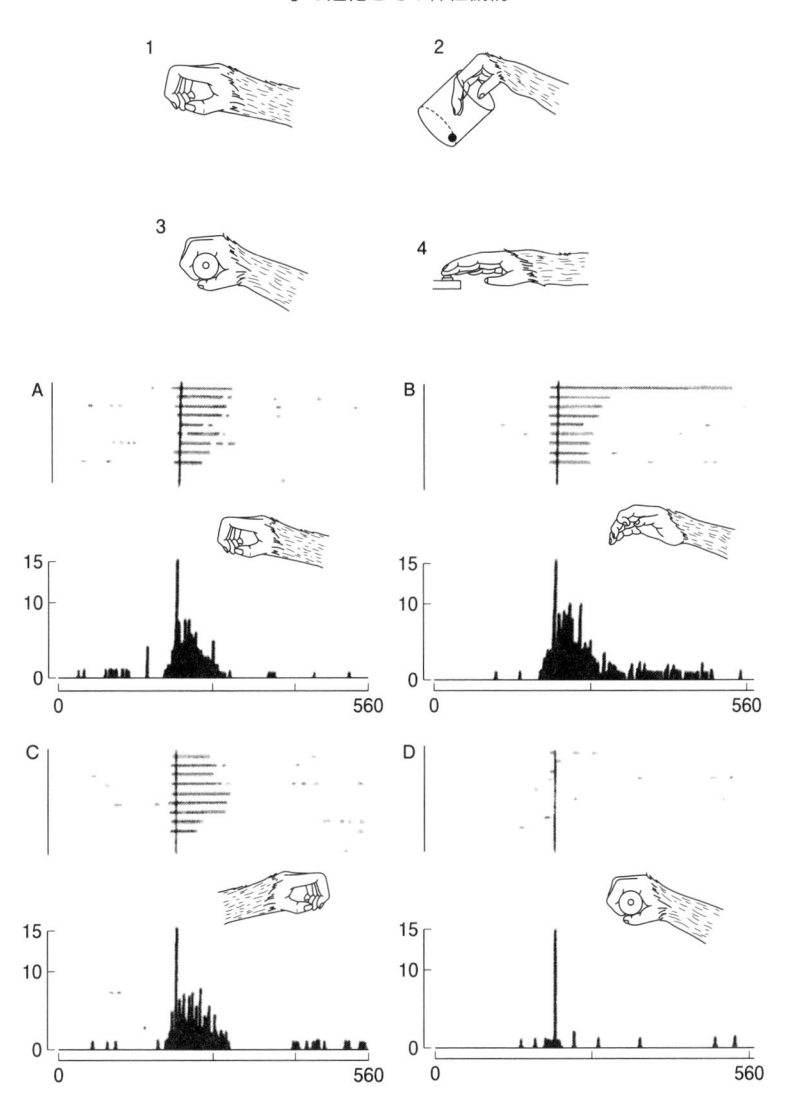

図4.11 手で行う動作の種類を表現する運動前野ニューロンの活動
1) 小さい物をつまむ, 2) 指先で拾う, 3) 物体を握る, 4) 小さなボタンを押すなどの動作におのおの特異的に関連して活動するニューロン.

(Rizzolatti G et al：Functional organization of inferior area 6 in the macaque monkey. II. Area F5 and the control of distal movements. Exp Brain Res 71:491-507, 1988 より）

第4章 私は世界に触れる

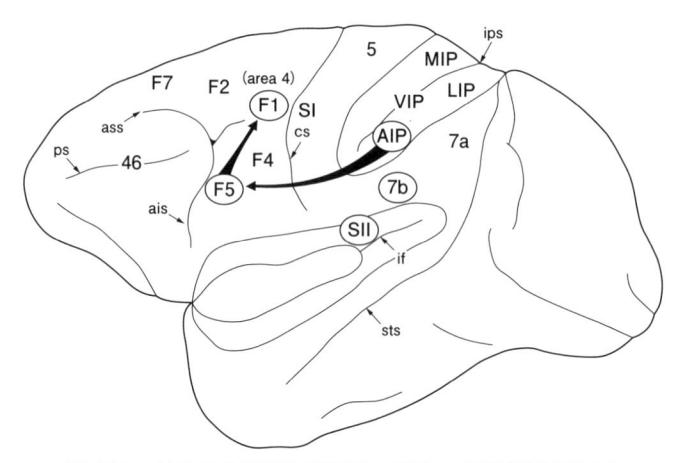

図4.12 サルの左半球外側面上で示した把握運動制御系
把握運動の視覚性制御を支配する情報処理系を太い矢印で示す．これ以外にF5（PMv野）は，SIIからの体性感覚性入力，および7bからの体性感覚性入力と視覚性入力を受ける．前頭葉皮質のF1, 2, 5, 7は，Matelli M, Luppino G, Rizzolatti G（1985）による分類である．把握運動の制御に関わる皮質領域は，大脳基底核を介するループと小脳を介するループをそれぞれ形成しているが，ここには示していない．
AIP：頭頂間溝前外側領域，ais：弓状溝下行枝，ass：弓状溝上行枝，cs：中心溝，ips：頭頂間溝，LIP：頭頂間溝外側領域，lf：外側溝，MIP：頭頂間溝内側領域，ps：主溝，sts：上側頭溝，VIP：頭頂間溝腹側領域
(Jeannerod M et al：Grasping objects: the cortical mechanisms of visuomotor transformation. Trends Neurosci 18:314-320, 1995より)

野のニューロン活動は物体の大きさや距離に見合った手を前もって形づけることができない[28]．この前もって形づけることをプリシェーピング（pre-shaping）と言い，フィードフォワード制御に基づいたものである．腹側運動前野が損傷をきたしても，上肢の到達運動は可能であるが，把握運動の障害に加えてプリシェーピングの障害が見られることが明らかになっている[29]．腹側運動前野のニューロンは物体の大きさに対応した活動を示すことから，手の把握様式に選択性をもっていると考えられている．こうしたAIP野と腹側運動前野の相互作用に基づく運動プログラムと，行為者の意図に基づく前頭前野から腹側運動前野への連絡に伴う意志の両者に基づいて一次運動野に運動指令が行われる（図4.13）[30]．なお，AIP野は図4.13のように注意

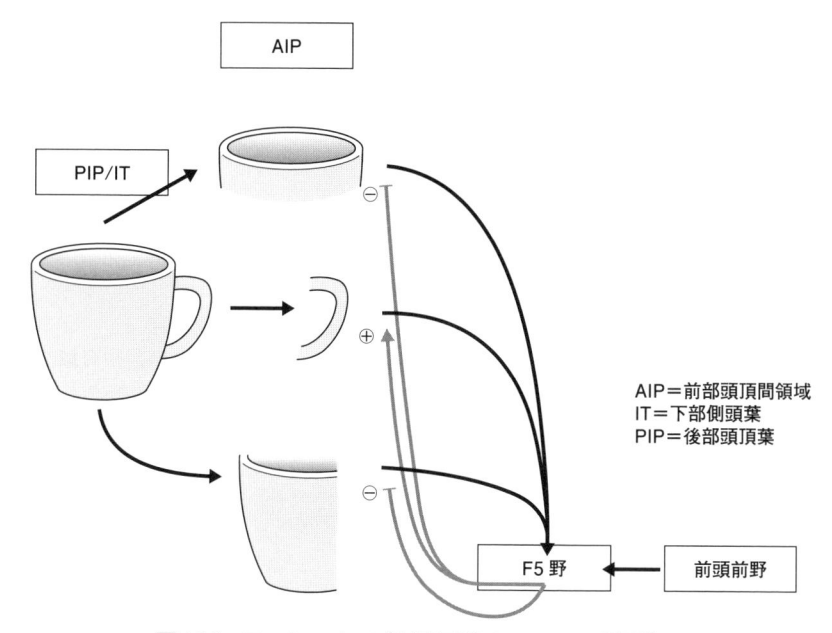

図4.13　コーヒーカップを取る時のAIP-F5相互作用

AIPが対象物からの物理的側面（PIP由来の視覚情報）と意味情報（IT由来の情報）に基づいてF5野に潜在的運動行為（つかむ行為）を始動させる．F5野は，行為者の意図（前頭前皮質による情報）に基づき，運動行為（カップの取っ手の精密把持）を選び，その選択をAIPへ送り，適切な行為を強調し（「＋」で終わるアミ線），他の行為を抑制する（「－」で終わるアミ線）．
(Rizzolatti G : Mirror neuron in the brain. Oxford University Press, 2008より)

機能に基づいて把持部を選択し，それを強調させる働きを持っている．

　いずれにしても，上肢運動においては目と手の協応が欠かせない．現在のところ，眼球運動であるサッケードと手の運動の両方に働く領域が頭頂連合野のPO，頭頂間溝のIPS，背側運動前野（PMd）と腹側運動前野（PMv），そして一次運動野（M1）であることが発見されている．これらの領域によるシステムによって，円滑な上肢の視覚的運動制御が起こるわけである．

　Ehrssonら[31]は上肢における対象の把握運動の際の脳活動をfMRIで検出したが，その結果は，左右半球の機能特性を示す結果になった．この実験では，図4.14のように対象の大きさにマッチングさせながら母指と示指で把握

第4章　私は世界に触れる

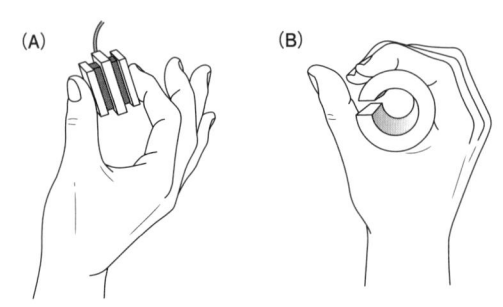

図4.14　母指-示指把握課題（A）と手掌把握課題（B）
(A) の課題では対象を操作する手の同側（右半球）の前頭前野，運動前野腹側部，頭頂葉後部の活動が強く見られる．
(B) の課題では対象を操作する手と反対側（左半球）の一次感覚野と一次運動野の活動が強く見られる．
(Ehrsson HH et al：Cortical activity in precision- versus power-grip tasks；an fMRI study. J Neurophysiol 83：528-536, 2000 より)

する課題（A）と対象を手掌全体で把握する課題（B）の比較を行っているが，対象を操作する手と反対側（左半球）の一次感覚野と一次運動野の活動は手掌把握課題で強く見られるが，指先把握課題では対象を操作する手の同側（右半球）の前頭前野，腹側運動前野，頭頂葉後部の活動が強く見られることが明らかにされた．これにより，対象の大きさといった属性に対応し，運動制御を行う際には，同側の運動前野と頭頂葉が機能することが明らかになった．

4.4　手の運動における体性感覚情報処理系

　一次体性感覚野の3野は3aと3bに分かれる．3aには深部感覚が投射され，3bには皮膚触覚が投射される．これよりも高次なものとして1, 2野が位置づけられている．3野は感覚の投射野として，1野，2野は投射野と連合野の中間的な性質を持つ領域として認識されている．また3bのニューロンは単指節に分かれているが，1, 2野では「複数の指節を覆う」「2本以上の指を覆う」「手掌や手背全体を覆う」といった受容野が発見されており，複合的なニューロンが存在している[32)]．したがって，1, 2野と後方に向かうにつれて高次な情報処理がなされている．さまざまな電気生理学的あるいは動物破壊

実験によって，中心後回での情報処理には階層性が見られることが明らかにされており，3野はあくまでも指節の再現であるが，1野に向かう間に単指，2野に向かう間に多指および手全体の動きや方向の選択，2野から5野に向かう間に手と接触している対象のエッジや形の選択に反応し，1野と2野はその複合的機能から注意の影響を大いに受ける[32]．

　Bodegardら[33]は陽電子放射型断層撮影法（positron emission tomography：PET）を用いて，体性感覚の階層性処理を人間の脳で明らかにした．その際に用いた課題は，閉眼で，1）示指から小指上に置かれた楕円形の物体の長さを識別する．2）同じ皮膚上でブラシが回転する速度を識別する．3）示指表面で物体のエッジを手がかりにその大きさを識別する．4）同じ指先表面で物体表面の粗さを識別する．5）同じ指先表面で物体表面の曲率を識別するというものである．その結果，皮膚上で起こる触覚（touch），同定（indentation），速度（velocity），手触り（texture）は反対側の3b，1野に入力され一次処理されることがわかった．さらに，物体の形状曲率（surface curvature）を識別する際には，2野が賦活し，さらに物体の形状（shape）の識別では，縁上回や頭頂間溝領域が賦活することがわかった．この結果によって，人間の脳においても一次体性感覚野から頭頂間溝に至る経路において階層過程が存在することが明らかにされた．

4.4.1 体性感覚の可塑的変化機構と運動機能

　神経可塑性研究としてはMerzenichグループの成果が有名である．たとえば，サルの第3指と4指を縫合して生活させると，3bの第3指と4指の体部位再現に境界がなくなる[2]ことや，サルに毎日数時間溝付き円盤に指を接触させ，その円盤を回転させ凹凸を感じさせると，接触していた指の3b領域が3aに向かって拡大する[34]ことが明らかにされている．一方，体性感覚刺激に積極的に注意を向けると知覚的な意識（awareness）が生成される．たとえば，刺激がどこにされたか，接触した対象の形や材質はどういった性質であるかといった知覚情報処理には，体性感覚のみならず注意の神経基盤も必要である．この際，対象との接触に注意を向けた時のみに発火するニューロン，接触に先行して発火するニューロン，さらには抑制されるニューロンが発見[35]されており，注意によって反応性が向上することが明らかになってい

る[36]．一方，皮質活動は脊髄レベルでも末梢からの感覚入力を抑制することが明らかになっており，注意機能を含めた皮質活動が必要な感覚と不必要な感覚情報を区別し，伸張反射の制御としてのシナプス前抑制に関わっていると考えられている[37]．体性感覚野のニューロン発火は運動後に見られる求心性情報に基づくものがほとんどであるが，運動に先行して発火するものもある．この役割は遠心性コピーとしての運動の準備を担っているといった考察がされている．

サルの実験において，体性感覚野にムシモルを注入して機能を麻痺させると，母指と示指を対抗させる精緻なつまみであるprecision gripが不可能になり，他の4指で握ろうとし，その動作が拙劣になったことが報告されている[33]．習熟した手指の使用が困難になる現象が認められ，体性感覚野はよりスキル化された運動に対して関与することが判明したわけである．

最近になって，発症後1年間麻痺側の触覚入力に対して反応する脳活動がfMRIで確認されたところ，触覚に対する脳の反応と運動機能回復に相関が見られることが明らかになった[38]．

4.4.2 手の行為における能動的接触の役割

先に述べたように，身体受容器を通じて得た感覚は一次体性感覚野（3，1，2野）で情報処理される．一次体性感覚野で処理された情報は頭頂間溝に向かい，ここで一次視覚野から背側経路を経由して処理された空間情報と統合される[39,40]（図4.15）．この根拠として，頭頂間溝では視覚刺激あるいは体性感覚刺激のどちらでも発火するバイモダール・ニューロン（bimodal neuron）が発見されている[40]．現在では人間においても頭頂間溝のVIP領域[41]が多種感覚統合に関与することが明らかにされている[42,43]．第3章で示したように，感覚統合に基づいて身体図式が形成される．さらに，2野から5野に向かうにつれて，身体両側の統合が行われる（図4.16）[44]．両側性に再現されるニューロンのことをバイラテラル・ニューロン（bilateral neuron）と呼ぶ．高次感覚野に向かうにつれて両側に反応するバイラテラル・ニューロンが多く発見されている．

手の到達・把握運動において，大脳皮質は視覚情報に基づいた対象の空間情報処理のみを行っているのではない．運動の軌道や手の形を合わせると

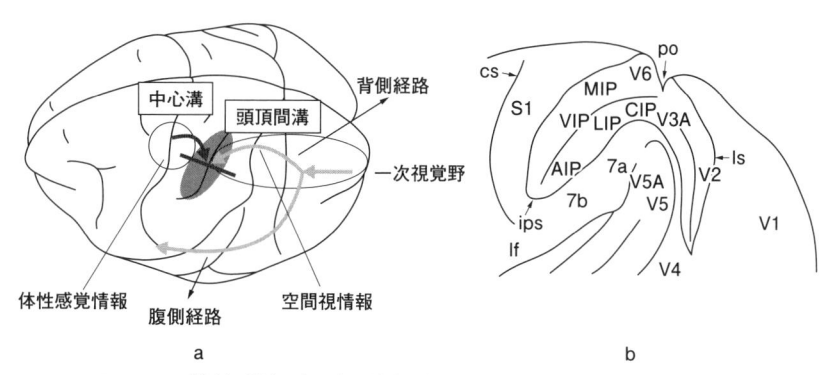

図4.15 体性感覚と視覚の統合（a）および頭頂間の小領域（b）

a：網膜から視床の外側膝状体を経由して一次視覚野に入った視覚刺激は，側頭葉に向かう腹側経路（「何」の経路）と頭頂葉に向かう背側経路（「どこ」の経路）の2つの経路で情報が処理される．このうち，背側経路で処理された空間視情報は一次体性感覚野に基づく体性感覚と頭頂間溝で統合される．この経路は運動をどのように（how）を構成するかの運動制御にとって重要であると考えられている．

b：頭頂間溝の中でもVIP（腹側頭頂間野）はさまざまな感覚入力を受けており，多種感覚統合を行う領域と考えられている．

Ips：頭頂間溝，cs：中心溝，po：頭頂後頭溝，ls：月状溝，LIP：外側頭頂間野，MIP：内側頭頂間野，AIP：前頭頂間野，CIP：後頭頂間野，S1：一次体性感覚野，7a,b：上頭頂小葉，V1〜6：一次〜六次視覚野

（入來篤史：道具を使うサル．医学書院，2004；泰羅雅登：イメージング研究によるヒトの頭頂葉の機能地図．神経進歩 48：593-599, 2004 より）

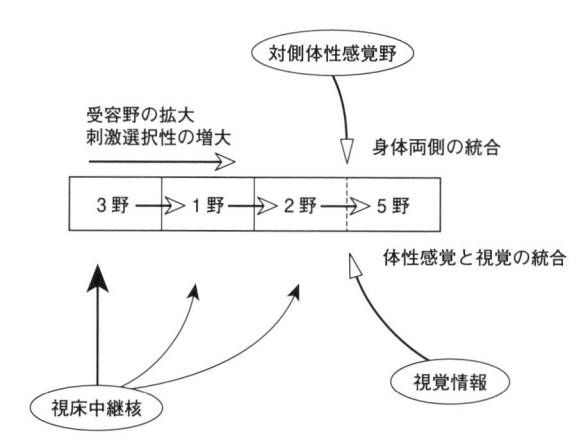

図4.16 中心後回体性感覚野における情報の流れと統合の機構を示す模式図

（田岡三季，他：大脳皮質体性感覚野の情報処理機構と触知覚．神経進歩 48：239-247, 2004 より）

第4章 私は世界に触れる

いった運動制御には，視覚誘導型の空間情報が必要であるが，出力のプランにはそれだけの情報では不十分である．対象の硬さや重さの予測は，接触しなくても想起可能である．これは過去の知覚経験が随意運動制御のための内部モデルとして蓄積されている仮説である[45]．対象のテクスチャー知覚からは，触れなくても見ただけでどのような触覚経験や摩擦が得られるかを予測することができる．すなわち，道具を把持する際には，その運動指令は対象物の物理特性，すなわち，形，重さ，材質（表面の性質）によく適合したものでなければならない．これは大きさから重さ，素材から硬さといった触知覚を抽出する予測機構であり，期待される運動感覚の生成とも呼ばれている[46]．

感覚情報処理過程に問題があると運動学習を大きく左右する．学習は能動的に環境に接触（active touch）することで得られる特徴を持つ．手は対象の知覚属性を大脳皮質機能によって，自己組織化しながら分類する．自己組織化とは，他からの制御なしに自己の経験の蓄積によって自らが組織化していくプロセスのことである．大脳皮質の学習モデルに利用されている．たとえば，その分類は，能動的接触に基づく対象の1）テクスチャー，2）抵抗（摩擦），3）温度，4）重量，5）容積，6）形などである[47]．さらに細分化すると対象の距離や大きさなどの情報に基づいた分類も可能である．これらを見ると，触覚分析によって得られる体性感覚情報と，視覚分析によって得られる視覚情報に特徴づけられる．さらには，能動的な注意機能を使って「見る」「触れる」を繰り返すことで，それらの2つの情報が統合されて行く．すなわち，触覚・視覚経験によって，異種感覚情報の統合が行われるとともに，その統合に基づき対象に見合った身体図式を知覚属性から形成するのである．

第2章で示した図2.17に見るような手のつかみ運動の発達プロセス[48]から，生後20週目のつかみ方と52週目のつかみ方を比較すると，52週では手指のピンチ運動が出現し，より効率的な運動単位の動員が図られていることがわかる．これだけでは目に見える運動のみを分析したものであるが，目に見えない脳機能の変化を推察すると，対象（図中の1つのブロックのみを指さず複数の物体を指す）の知覚探索によって，その大きさ，形，摩擦，重量

などの情報に基づく身体図式の形成が更新されたと同時に，数ある運動レパートリーからの選択が変更されていることが推察される．すなわち，頭頂葉から運動前野などの前頭葉に至る伝達経路の更新を繰り返すことで，状況に応じた神経ネットワークが構築された可能性が高い．なぜなら，20週ですでに対象をつかみ持ち上げるという行為が達成されているにもかかわらず，それを継続していないからである．大脳の連合野は出生後から発達する．生態学的に環境と相互作用することでこの学習が生まれる．学習とは自己にとって最善の方法が脳の中に図式化されて行くプロセスである．

なお，道具の操作における手と対象の相互作用の際には，左半球の下頭頂小葉と運動性言語野が関わる[49-52]．こうした活動は成人では左半球優位であり，対象の操作と言語が密接に関わっていることが示唆される．外界は概ね言語によって認知される．左半球が道具の操作に大きく影響していることは失行症の病態から古くから知られており，人間における左半球の機能は，前章で述べたように，外界に働きかけ，自己と外界とを連合する外受容的な機能を優先的に保有している．一方，右半球は自己の身体知覚に大きく関与し，自己の身体に関する内受容的な情報処理を優先的に行う[53]．対象を操作しなくとも，それを観察しただけで対象の持つ意味を理解し，それに関連する運動プログラムを形成するためには，頭頂葉における知覚形成のみならず，側頭葉や前頭葉における意味的記憶や言語情報の分析も必要であり，最終的には脳全体を利用した運動プログラム形成が環境への適応的学習には求められる．

4.5　上肢運動における言語情報処理系

言語情報の提示が上肢の運動制御に影響を及ぼすことはいくつかの研究結果から報告されている[54]．たとえば，「大きい」「小さい」では把持運動に，「遠い」「近い」では到達運動に影響する．また，動詞の視覚提示は形容詞よりも影響を強く受ける．つまり，言語情報の提示は，運動のプログラミングを変化させるわけである．言語情報は聴覚的または視覚的に与えられることから，感覚情報から運動情報に変換される必要がある．この情報変換にはこれまで述べてきたように下頭頂小葉がその役割を担う．最近では，手の運動

第4章 私は世界に触れる

では手に関連する動詞，足の運動では足に関連する動詞で反応が認められている[55]．

　視覚情報から運動の選択や産生が行われ，行為のシミュレーションがされるシステムをキャノニカル・ニューロンシステム（canonical neuron system）と呼ぶ．このシステムには下頭頂小葉だけでなく，運動前野も関与する．すなわち，前頭-頭頂ネットワークに基づいたものである．キャノニカル・ニューロンシステムの働きには，特に腹側運動前野に隣接するブローカ野の働きが重要と言われている．Graftonら[56]は右利き健常者にふだん使い慣れている道具を視覚的に提示すると左半球の背側運動前野が賦活することを示した（図4.17）．これに加えて，その道具の名称の内的言語化では，背側

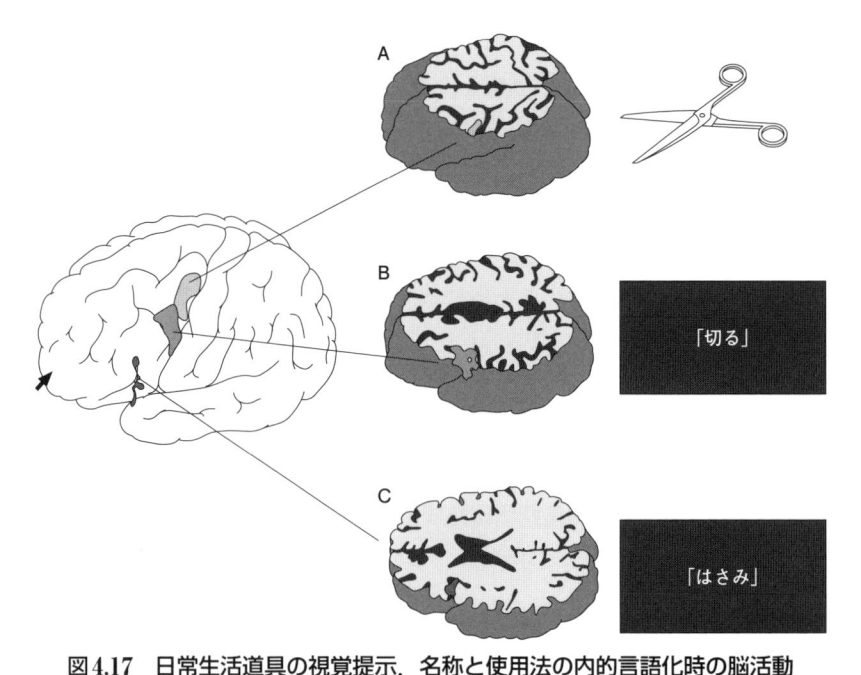

図4.17 日常生活道具の視覚提示，名称と使用法の内的言語化時の脳活動
A：視覚提示において，左背側運動前野の賦活．B：使用法の内的言語化にて，左背側運動前野，腹側運動前野，ブローカ野の賦活．C：内的呼称において，ブローカ野の賦活．
(Grafton ST et al：Premotor cortex activation during observation and naming of familiar tools. Neuroimage 6：231-236, 1997より)

運動前野は活動せず，ブローカ野が活動することがわかった．さらに，その道具の使用法の内的言語化では，ブローカ野に加えて，左半球の背側運動前野，腹側運動前野，補足運動前野の活性化が見られた．この結果から，左運動前野は，道具を視覚的処理した後に，その道具を実際に使用しない場合においても活動することがわかった．また，道具の使用法を内的言語化した場合，対象の使用プランに関連する神経活動に伴い背側運動前野の活動が増強するのに加えて，腹側運動前野にも活性化が認められることから，これらの領域は対象の持つ意味の理解に関連する機能と考えられる．Chaoら[57]は家屋，動物，人間の顔に比較して，道具の視覚刺激に，左腹側運動前野と左頭頂葉後部領域の有意な賦活が認められることを明らかにした．加えて，動物名，人名，家屋名と比較して，道具の呼称時には，左下前頭回（BA44），島皮質前部，腹側運動前野，頭頂葉後部に賦活を認めている．さらに，Grezesら[58]は日常生活道具の視覚提示時において，補足運動野，左腹側運動前野，左下前頭回（BA45），左縁上回（下頭頂小葉前部），左後頭側頭接合部（BA19/37），右尾状核，右小脳の賦活が認められることを示した．特に，物品のカテゴリー分類課題時の脳活動においては，ブローカ野を含んだ左下前頭回の賦活が認められる[59]ことから，ブローカ野は意味の理解に基づく手・手指の行為の選択を行っている可能性が高い．なお，道具使用の運動ネットワークと概念・意味ネットワークはさまざまな研究のレビューより図4.18のようにまとめられている[60]．

　道具の名詞と道具の行為単語生成時の脳活動の違いにおいては，道具の呼称時には，左中心前回，左中前頭回，左下前頭回弁蓋部，左中側頭回，左紡錘状回の賦活を認めるが，行為単語生成課題においては，同領域に加えて，左角回の賦活が認められることが示された[58]．すなわち，頭頂葉の角回の活動が含められるわけである．角回は比喩的言語生成に関連した領域であり，言語に基づいた概念形成の役割を担っている．腹側運動前野と連結しながら文脈依存性の行為生成に関与する領域である．角回を含んだ下頭頂小葉は，メタアナリシスの結果，行為の実行，メンタルシミュレーション，観察，動詞生成のすべてで活動が認められることが示された（図4.19）．さらには道具の呼称でも活動する[61]．要するに，行為と言語・文脈をつなぐ「ハブ」とな

第4章　私は世界に触れる

活動の相関の強さ
■ 10
■ 7
― 6
― 5

── 道具使用の運動スキルネットワーク
┈┈ 概念・意味ネットワーク

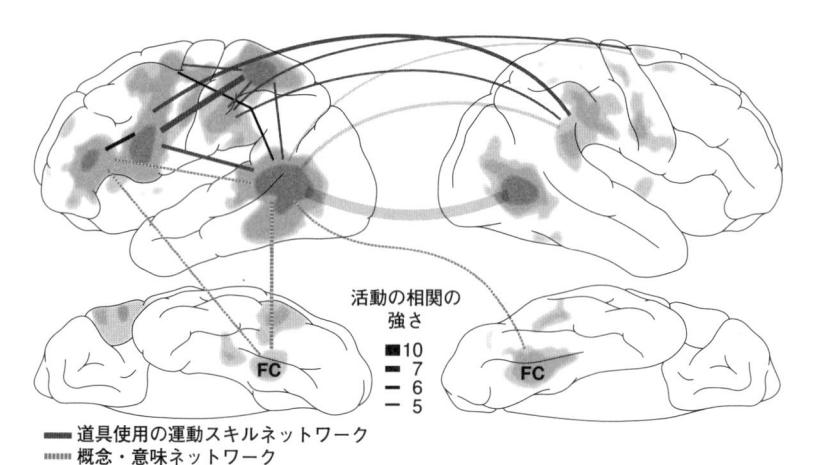

図4.18　道具使用の運動ネットワークと概念・意味ネットワーク
(Lewis JW：Cortical networks related to human use of tools. Neuroscientist 12：211-231, 2006 より)

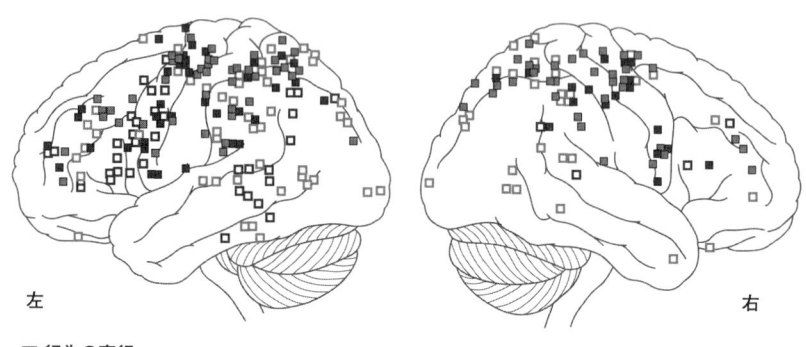

左　　　　　　　　　　　　　　　右

■ 行為の実行
■ メンタルシミュレーション
□ 観察
□ 動詞生成

図4.19　行為の実行，メンタルシミュレーション，観察，動詞生成における脳機能解剖
行為の実行，シミュレーション，観察，動詞生成に関する脳イメージング研究のメタアナリシス．左上頭頂小葉では動詞生成が認められず，左側頭葉では実行とシミュレーションが認められない．すべてが認められるのは，左下頭頂小葉の領域だけである．
(Grèzes J et al：Does visual perception of object afford action? Evidence from a neuroimaging study. Neuropsychologia 40：212-222, 2002 より)

る領域であると考えられており，意味ネットワークとしてのセル・アッセンブリ（cell assembly）が存在している重要な場所として考えられている．この領域が損傷を受けると，文脈依存的に道具を操作することが難しくなる．いわゆる失行といった道具の使用障害が出現する．

　道具使用におけるリアルタイム（オンライン）での情報処理には，視覚の背側経路（背側－背側，腹側－背側，頭頂連合野）から背側・腹側運動前野の前頭－頭頂ネットワークが関与する．一方，意味記憶（知識）での情報処理は視覚の腹側経路（側頭連合野）から腹側・背側運動前野の前頭－側頭ネットワークに基づく．前者の損傷では行為の拙劣さを生み出し，後者の損傷では道具使用の意味性が失われることから錯行為が出現してしまう．失行においては，道具の機能に関する知識は保たれているが，操作に関する知識の低下が認められることが報告されている（図4.20，図4.21）[62,63]．

4.6　両手協調動作の神経機構と半球間抑制

　古くから，補足運動野に損傷を受けると両手協調動作に障害を起こすことがわかっている．たとえば，人間を対象にした研究では，両手を交互にして使用して記憶したリズムでキーボードを叩くことに障害を受けること[64]，さらには右手を握り，左手は伸展させるといった同時進行的かつ連続的交互的な協調動作が障害されることが明らかになっている[65]．

　Brinkmanら[66]は，補足運動野を損傷させたサルで両手の協調動作制御を調べているが，この際，サルでは協調性が失われることが明らかになった．具体的には図4.22のように，目の前に複数の穴をあけた透明のアクリル板を設置し，穴に餌を差し込んでおくと，補足運動野が損傷されていないサルにおいては，一方の示指を穴に差し込んで餌を押し，もう一方の手でそれを受けることによって餌を取ることができるが，損傷例では両方の示指で押し続けるといった一方を抑制できずミラー様式での手の使用となることがわかった．さらに，このサルの脳梁を切断し，左右半球間の情報の連絡を遮断すると，両手による行為は元の正常な状態に戻る．このように，補足運動野は両手の運動のプログラムの支配をしており，一方の手が遂行する運動の意図を他方の手に教え，それを抑制的に制御することを担っている．

第4章 私は世界に触れる

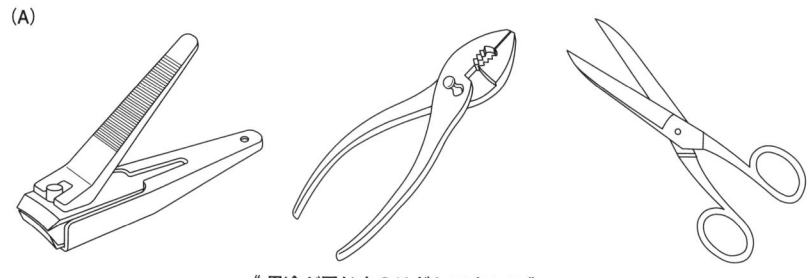

(A)

"用途が同じものはどれですか？"

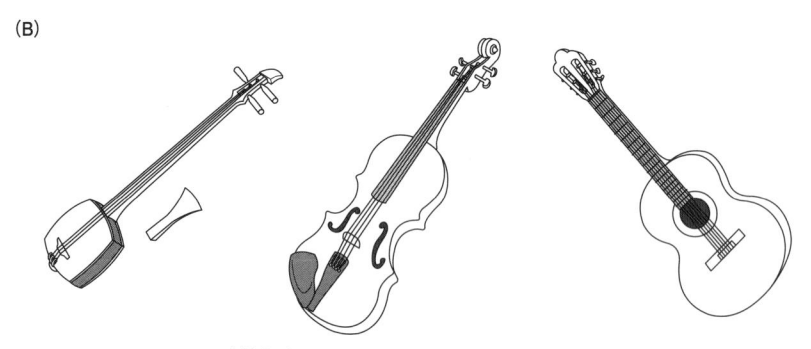

(B)

"使う時の動作が同じものはどれですか？"

図4.20 失行例における物品の操作に関する知識の障害
(A) 物品の機能に関する知識を問う課題．(B) 物品の操作に関する知識を問う課題．失行例では，物品の操作に関する知識に低下が認められた．
(Buxbaum LJ et al：Knowledge of object manipulation and object function; dissociations in apraxic and nonapraxic subjects. Brain Lang 82：179-199, 2002 より)

　補足運動野の正常な両側性の均衡な活動は両手協調動作にとって欠かせないと同時に，こうした両側性の活動が手指タッピング運動の改善をもたらすことが明らかになっている[67]．一方，最近になって，臨床医学やリハビリテーション医学の研究により，半球間抑制という現象が，動物がスムーズに動くことや触覚の情報処理など人間の行為において必要不可欠な神経活動であると言われ始めてきた．脳卒中後は損傷側より非損傷側への抑制が弱まるうえに，健側肢を使うことで非損傷側から損傷側に対する抑制がより強くなり抑制の不均衡が起きてしまう（図4.23）[68]．第1章でも述べたが，最近になってこの半球間抑制に抑制性の神経伝達物質であるGABAが関与していることが明らかになった．たとえば，手の実験ではないが，足の実験におい

3. 自己意識と身体性の神経機構

「私」とはこころか

3.1 自己意識とは

フランスの哲学者 Descartes が提唱した「我思う、ゆえに我あり」という言葉は、自己の存在、それにより自分を考えるといった自己意識の存在について言及したものである。Descartes はさらに自己の座を感じるにあたって、彼は松果体が身体の出入りの場所とし、そこが自己意識の中枢であると見なした。このことについては、後に誤りであることが示された。そうだとしても、彼は17世紀においてこのように自己に神経科学を結びつけ考えたわけで、それは卓見であったといってよい。さらに Descartes は人間と動物の自己意識の違いについても議論した。動物は本能に基づいて行動するため、その行動は問題を解いて見えた。そうした理由から、彼は下等動物 (魚類など) には自己意識が存在しないと述べた。本能に基づいて行動が自己意識に関与しないなりの選択であるが、たとえば人間の存在が自身の存在であるよう意識が存在しているというは、人間の意識は自己であり、自己とは自己意識であると述べた。

その後の科学研究においては大きな出来事となった。Libet による脳活動が意識よりも早くから先行することにより、意識物事への参画が起こった。Libet は患者に対して、「自分の好きなタイミングで手を持ち上げてください」と指示した際の脳活動を記録した。被験者が手を持ち上げた瞬間、脳波はより早くから、それが起こることを明らかにした。この実験を受けて、「脳が先に働き、ゆえに我あり」となる。最近の母親達に、「右手か左手のどちらか先に挙げたらタイミングをずらして手拳を与える」と光を与える。被験者が動かそうと思ったよりも8秒前から脳の運動野の働きが変化することがわかっている。内側前頭前野は自己反芻に関連する領域であるが、そこからさまざまな神経科学的手法を用いて自己認知に関する領域の一つで非侵襲的であることは間違いない。一方、この領域はあくまでその自己の認識に関する領域であって、自己意識のより明確に分けられている。

一つは、生存のすべてに関与しているのではない。James は自己を2つに分けている[3]。一つは主体としての「見る自己」であり、「自ら見る自己」の主体としての「見られる自己」であり、従来を含む (me) として定義している。機械系が主体 (I) とし、彼後が客体を繋いでいる。

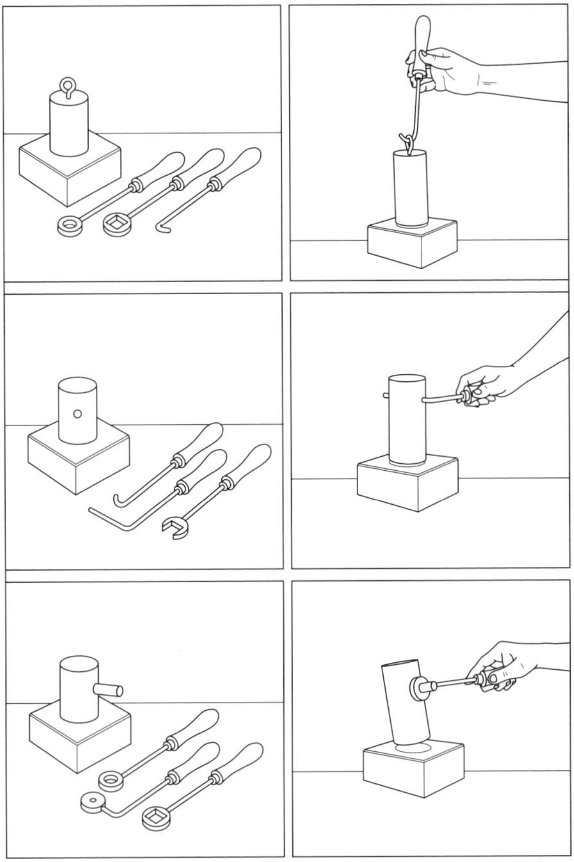

図4.21 失行例における物品の機能に関する知識の障害

図のような日常に存在しない道具を開発し，脳病変例を対象に，問題解決課題（対象の形態情報から，その機能を推測する課題）を行った．結果，左半球病変例において，成績の低下が認められた．

(Goldenberg G et al：Tool use and mechanical problem solving in apraxia. Neuropsychologia 36：581-589, 1998より)

て，片側からの感覚情報が優先して入力されてしまうと，半球間抑制に基づいて運動を抑制してしまうことが明らかになった[69]．図4.24の実験プロトコルを説明したい．これは右足を刺激した後，その感覚情報は左脳の体性感覚野に到達し，5層の錐体細胞が興奮する．興奮した錐体細胞は脳梁を介して

第4章　私は世界に触れる

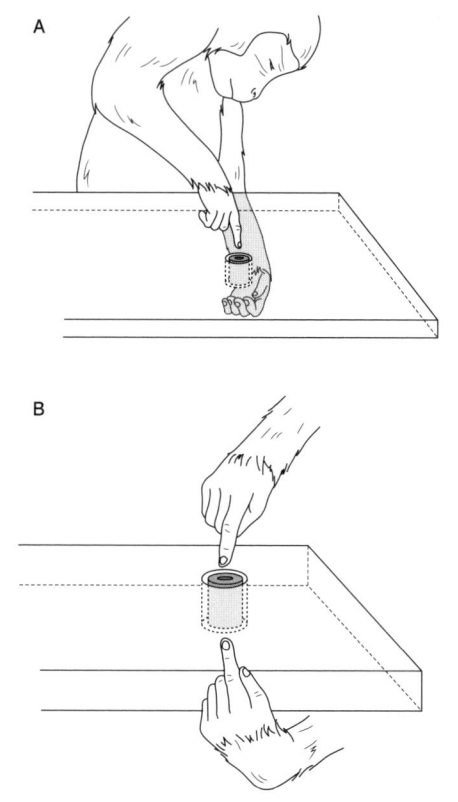

図4.22　補足運動野を破壊したサルにおける両手による協調動作の障害
A：損傷前，B：損傷後
(Brinkman C：Supplementary motor area of the monkey's cerebral cortex; short- and long-term deficits after unilateral ablation and the effects of subsequent callosal section. J Neurosci 4:918-929, 1984 より)

反対側の右脳の感覚野に投射し，表層に存在する抑制性の神経細胞を活性化させる．この活性化に基づき，抑制性の神経伝達物質であるGABAが脳内に放出され，体性感覚野にある5層錐体細胞の活動が抑制させる．その後，左足を刺激するとその情報は先ほどと同様に今度は右脳の感覚野の5層錐体細胞に到達するが，すでに樹状突起の活動が抑制されているために5層の錐体細胞は十分に活性化されないといった神経メカニズムである．このように，半球間抑制にはGABA回路の形成が関与するとともに，感覚情報の不均衡性から起こることが明らかになった．すなわち，一方のみの感覚に基づく情

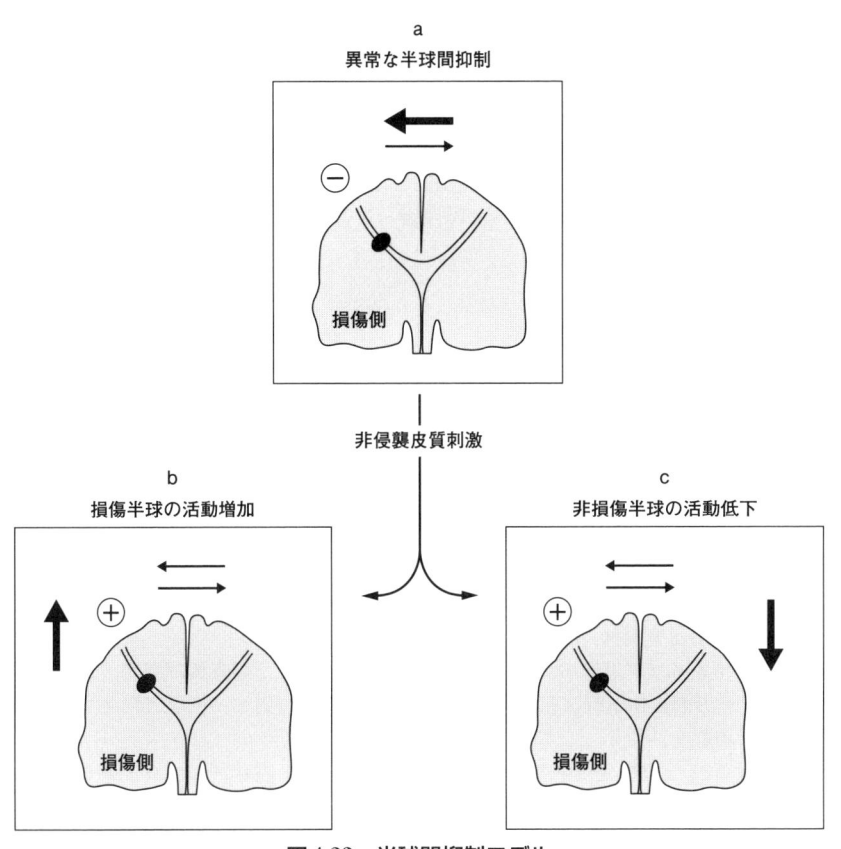

図4.23　半球間抑制モデル

a：皮質下損傷をきたした脳卒中では非損傷半球側から損傷半球側へ異常な抑制作用が働く．
b：高い周波数での刺激は興奮性を増加させるため，損傷半球の一次運動野を刺激することで，損傷半球期限の皮質脊髄路を賦活する．
c：1Hz以下の低い周波数では一次運動野の興奮性を低下させるため，非損傷側を刺激することで非損傷半球から損傷半球への抑制性入力を低減する．

(Hummel FC et al：Non-invasive brain stimulation: a new strategy to improve neurorehabilitation after stroke? Lancet Neurol 5:708-712, 2006 より)

報化によって他方の感覚や運動が抑制されてしまうわけである．リハビリテーションにおいては，健肢からの情報のみの構築では，半球間抑制が促進され，それによって感覚や運動が抑制され，結果として麻痺を呈しているこ

第4章　私は世界に触れる

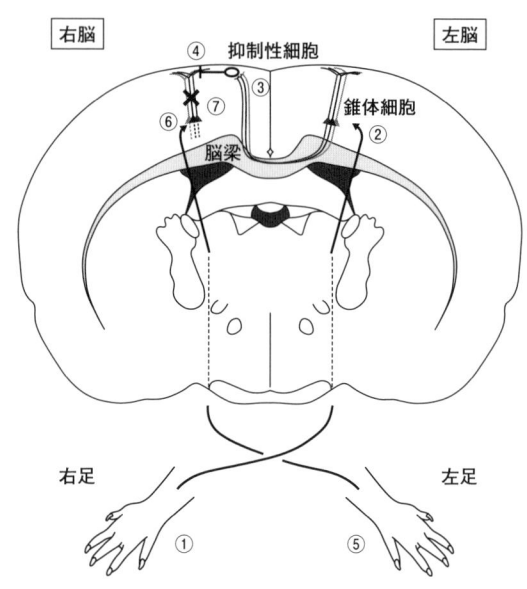

図4.24　半球間抑制の神経メカニズムにおけるGABA回路の形成
①ラットの右足を刺激．
②刺激の情報はまず左脳の体性感覚野の新皮質に到達し5層錐体細胞が活性化．
③興奮した5層錐体細胞は脳梁を介して反対の右脳に投射し，表層に存在する抑制性の神経細胞を活性化．
④抑制性神経伝達物質であるGABAを脳内に放出し，右脳の体性感覚野にある5層錐体細胞の樹状突起の活動を抑制．
⑤次にラットの左足を刺激．
⑥刺激の情報は②同様に右脳の体性感覚野にある5層錐体細胞に到達．
⑦すでに④で樹状突起の活動が抑制されているため5層錐体細胞は十分に活性化されない．
(Palmer LM et al：The cellular basis of GABA(B)-mediated interhemispheric inhibition. Science 335：989-993, 2012より)

とが示唆されており，非損傷半球の過活動を抑制するさまざまなテクニックが考案されている．一方で，両手協調性を考えれば，片方のみの使用によって行為を学習しているわけでなく，利き手，非利き手の両手の関係性に基づいた使用あるいは感覚フィードバックによって，その両者の関係性を学ばせることが大切である．最近ではそれらに関するエビデンスが構築されつつある．

4.7 上肢の運動制御における皮質脊髄路の役割

　一次運動野から脊髄前角細胞へ直接的にシナプス形成している皮質脊髄路は，巧緻性が極めて高い．下等な動物では一次運動野から脊髄運動細胞を直接興奮される経路が見つかっておらず，脳幹や高位頸髄で一度介在ニューロンを介する脊髄固有路による運動実行になる（図4.25）[70]．皮質脊髄路における直接的な経路はその髄節レベルからも圧倒的に手・手指ニューロンに相当する．実際にマカクザルをC5にて皮質脊髄路切断すると，到達運動は可能であるが手を形づけるプリ・シェーピングは障害されることがわかった[71]．したがって，ある程度の到達運動は脊髄固有路（間接路）によっても可能であるが，精緻な摘み動作は直接的に投射する皮質脊髄路（直接路）の関与が大きく，手・手指の機能回復は大脳皮質の組織化に大きく由来している．このプリシェーピングに関与する皮質脊髄路は，おそらくAIP野と腹側運動前野を結んだ前頭－頭頂ネットワークに由来し，それらの経路に基づいた運動

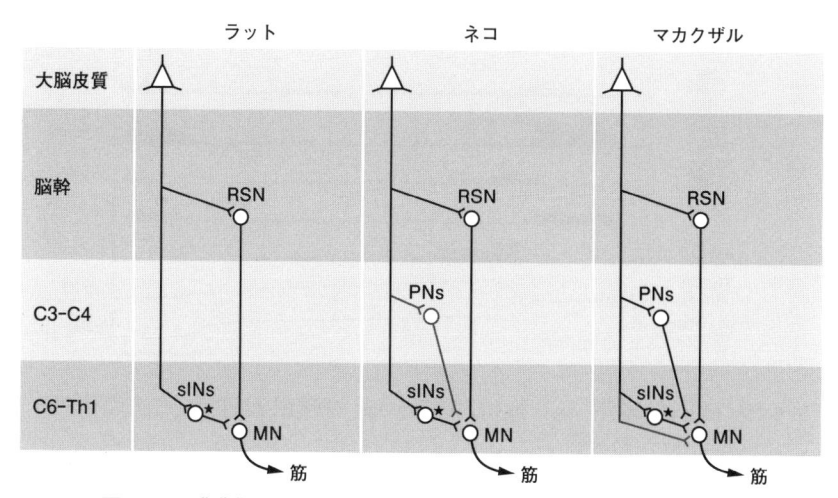

図4.25　哺乳類における皮質脊髄路の脊髄前角細胞への投射様式

下等な動物では一次運動野から脊髄運動細胞（MN）を直接興奮される経路が存在せず，脳幹や高位頸髄で一度介在ニューロン（PNs，sINs）を介する脊髄固有路の経路による運動実行である．しかし，マカクザルでは，直接的な経路を持ち，その髄節レベルからも圧倒的に手・手指ニューロンに相当する．

（Isa T et al：Direct and indirect corticomotoneuronal pathways and hand/arm movements. Physiology 22：145-152, 2007 より）

第4章 私は世界に触れる

指令系である．しかしながら，解剖学的には，サルにおいても大脳皮質運動野から脊髄に投射する線維はその大部分が運動ニューロンではなく，介在ニューロンの存在する中間帯に終末するということから，脊髄介在ニューロンを介する効果が無視できないということが言われている[72]．

現に，5名のサルの皮質脊髄路を損傷させた後，一時的には精緻な把持運動が障害されるが，約1カ月でほぼ100%回復することが報告されている[73]．しかしながら，この回復は質的には異なることが示されている．図4.26aは直接路損傷前の精緻な把持運動時の上肢筋活動である[74]が，母指内転筋と示指伸筋は拮抗的に活動することで，効率のよい把持を行っていることがわかる．一方，図4.26bは損傷後の筋活動であるが，両者が共収縮を起こしていることがわかる．そして損傷前には相関がなかった両者に相関関係が見られることが明らかにされた．とりわけ，損傷前に観察されなかった30〜42Hz（γ

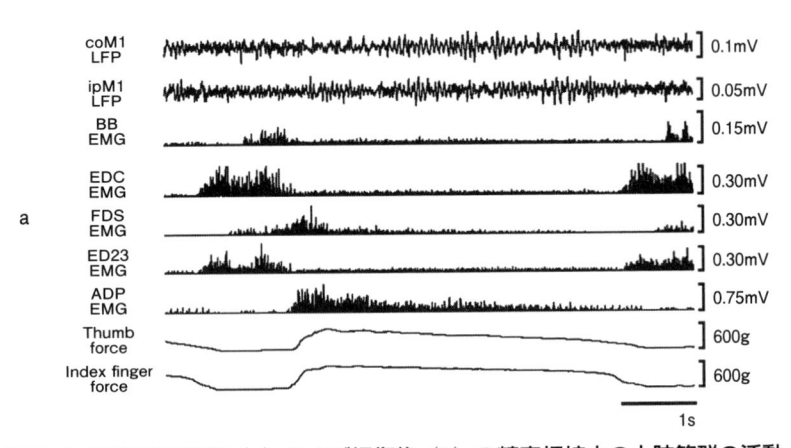

図4.26 直接路損傷前（a）および損傷後（b）の精密把持中の上肢筋群の活動
（次ページに続く）

a：精密把持の主働筋である母指内転筋（ADP）と拮抗筋である示指伸筋（ED23）は，損傷前，拮抗的に活動して精密把持を効率よく行っている．b：損傷前には相関していなかったのが，損傷後には共収縮している．このことは，関節のスティフネスを亢進させ，運動の経済性を失う原因となっている．このように共収縮が起こっているが，精密把持の把持力の制御はできるようになっている．すなわち，完全回復後，精密把持は完全に行えるが，共収縮は残存している結果となった．

(Nishimura Y et al：A subcortical oscillatory network contributes to recovery of hand dexterity after spinal cord injury. Brain 132：709-721, 2009 より)

手の進化とその神経機構

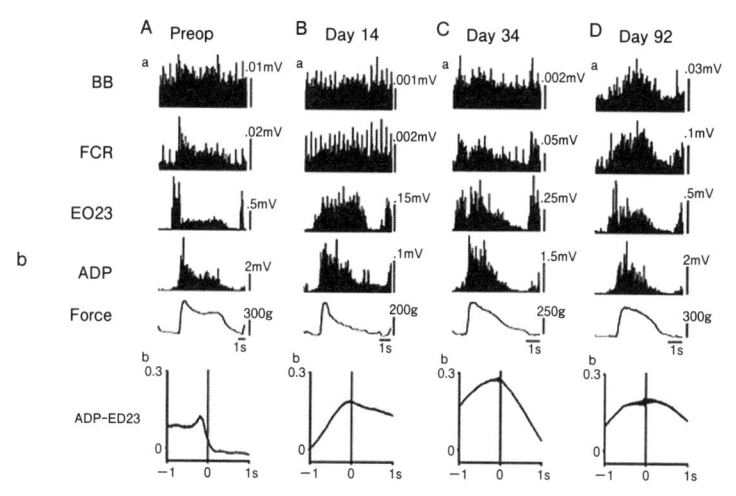

図4.26 直接路損傷前（a）および損傷後（b）の精密把持中の上肢筋群の活動（続き）

帯域）の拮抗筋間に相関した律動的活動が見られることが示された．要するに，把持運動は回復するが，効率よい相動的な筋活動による制御は不十分であったことが言える．

これを発見したNishimuraら[74]は図4.27のような模式図を示してこの機能回復過程を説明している．すなわち，直接路の機能代償を間接路が行う神経メカニズムである．一方，ごく最近，間接路も手指の精緻な運動に関与していることも示されており[75]，直接路と間接路の関係は未だ完全には明確にはなっていない．

一次運動野は吻側部（rostral）と尾側部（caudal）に分けられるが，吻側部は系統発生的に古く，Old M1あるいは4a野と称されている（以下4a）．一方，尾側部は高度な霊長類，特にヒトで発達させた領域でありNew M1あるいは4p野と称される（以下4p）．4aは運動実行の性質が強く，その出力は皮質脊髄路や脊髄介在細胞を経由して行う．一方，4pは脊髄運動ニューロン上に直接シナプス結合するものであり，高度にスキル化された運動に関係し，単なる出力系ではなく，知覚を含めた複雑な運動に関与することが報告されている（図4.28）[76]．しかしながら，最近，介在ニューロンを介する間接経路

第4章　私は世界に触れる

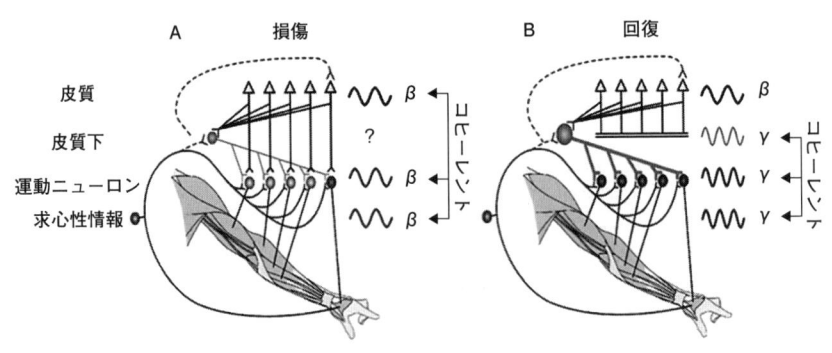

図4.27　機能回復に貢献する間接路（皮質下の神経回路網）
A：損傷前．損傷前は手指運動に関して直接路の貢献度が高い．B：回復中．回復中には，機能代償として，損傷されていない間接路による皮質下の神経核を介した神経回路網でγ帯域の律動的活動が生じ，それによって運動ニューロンも感覚フィードバックもγ帯域での律動活動を示すようになる．すなわち，共収縮が出現する．

(Nishimura Y et al：A subcortical oscillatory network contributes to recovery of hand dexterity after spinal cord injury. Brain 132：709-721, 2009 より)

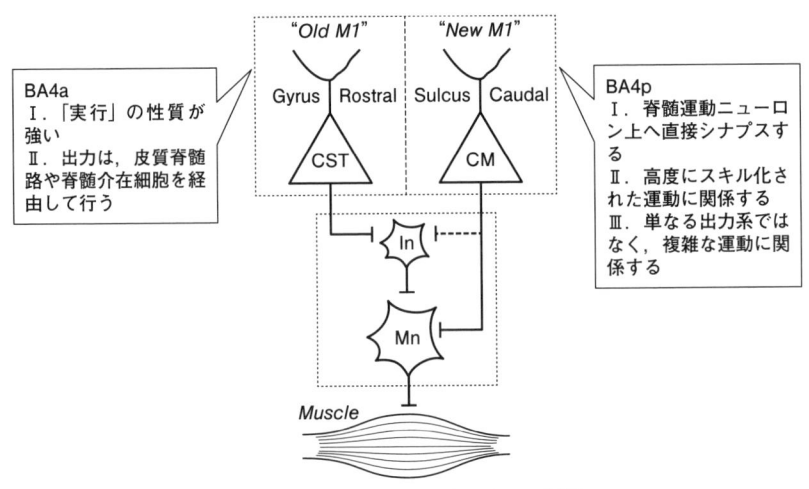

図4.28　一次運動野（4野）の分類
Old M1：BA4a野，New M1：BA4p野，BA：Brodmann area，Gyrus：脳回，Rostral：吻側，Sulcus：脳溝，Caudal：尾側，In：介在ニューロン，Mn：運動ニューロン，Muscle：筋

(Rathelot JA et al：Subdivisions of primary motor cortex based on cortico-motoneuronal cells. Proc Natl Acad Sci USA 106：918-923, 2009 より)

の神経伝達を止めた時，サルの手指の巧みな動きが遅くなり失敗が増えることが明らかにされた．これらの見解をまとめると，人間では直接的にシナプス結合する4aと間接的にシナプス結合する4pの両方の経路に基づいて絶妙に上肢のコントロールがされていると考えてよいだろう．

最近になって，損傷側4pの活動の大きさおよび損傷後の活動変化と運動機能回復に正の相関が見られることが明らかになり，皮質下脳卒中の4pの活動は，対象者の運動機能を予測する手段として注目されている[77]．この際，4pの活動を調べる際に用いられた手段が運動イメージの想起であった．すなわち，運動イメージ想起に伴い4pの活性化が起こる脳卒中患者は運動機能回復が起こりやすいことを言及している．

4aは筋・関節の固有感覚の入力を豊富に受けるが，4pは皮膚感覚の入力を豊富に受ける（図4.29）[78,79]．特に4pは手指（特に母指）のニューロンが豊富である[76]．母指は道具に接触し巧緻的に把持し操作するために大事な身体であるが，脳卒中後の手の機能回復が乏しい理由として，母指が道具に接触し，それを能動的に知覚する機会が極めて少ないといった環境要因があるのではないかと推論立てることが可能である．ネコの前肢では近位筋と遠位筋を支配する神経線維において促通性の結合が多いが，人間では抑制性の結合が多くなる．人間の上肢においては，手内筋群のGIa線維から前腕筋群への単シナプス連絡があり，これはネコよりも広範囲に分布する．したがって，直接的に遠位筋が近位筋に対してフィードバック制御を行うことで，手の巧緻性を担保するための前腕の安定化作用が認められるわけである[80]．なお，人間においても下肢には促通性結合が多い．

ここ最近，脳卒中後の4pの組織化に伴う運動機能回復に影響を与える要因として，1）麻痺側への体性感覚フィードバック，2）運動イメージや運動観察に伴う運動予測型の脳活動，3）運動発現における皮質脊髄路経由の発火の3つがあげられたが，3）が有効になるためには，1）と2）の神経ネットワークの組み合わせが必要であることが示された[81]．すなわち，運動実行に先立ち，麻痺側での感覚情報処理，そして運動イメージを伴うシミュレーション過程が臨床に含まれなければならないことを示唆している．これを先の成果と併せて考察すると，脳卒中後の手の機能回復を促進するためには，

第4章　私は世界に触れる

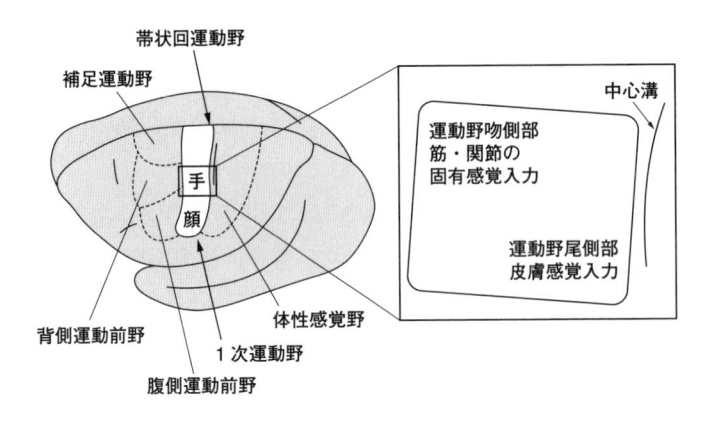

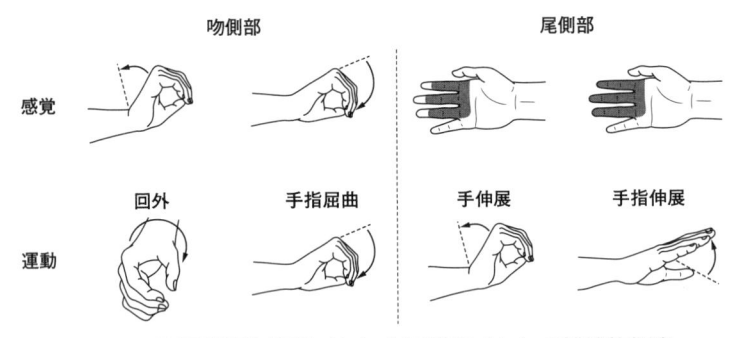

図4.29　一次運動野吻側部（4a）と尾側部（4p）の機能的相違
上段：一次運動野の手の領域．前部である吻側部がOld M1（4a），後部である尾側部がOld M1（4p）
下段：吻側部は手関節の固有感覚ならびに前腕回外，手指屈曲に反応，尾側部は皮膚触覚，手関節伸展，手指伸展に反応

(Strick PL et al：Multiple representation in the primate motor cortex. Brain Res 154：366-370, 1978 より)

手指の能動的な触知覚課題，そして道具を接触し操作するといったイメージ課題を併せて臨床導入することが4pの興奮性を高める手続きになるのかもしれない．脳卒中後の上肢機能回復の一つの挑戦はこのような臨床仮説から生まれるであろう．

引用文献

1) Schieber MH：Constraints on somatotopic organization in the primary

motor cortex. J Neurophysiol 86:2125-2143, 2001.
2) Gazzaniga MS et al：Development and plasticity. Cognitive neuroscience; The biology of the mind, 2nd ed. WW Norton & Company, New York, 2002.
3) Libet B et al：Preparation- or intention-to-act, in relation to pre-event potentials recorded at the vertex. Electroencephalogr Clin Neurophysiol 56: 367-372, 1983.
4) Evarts EV：Temporal Patterns of Discharge of Pyramidal Tract Neurons During Sleep and Waking in the monkey. J Neurophysiol 27:152-171, 1964.
5) Arbib MA：ニューラルネットと脳理論　第2版（金子隆芳・訳）．サイエンス社, 1994.
6) Perenin MT et al：Optic ataxia; a specific disruption in visuomotor mechanisms. I. Different aspects of the deficit in reaching for objects. Brain 111 (Pt 3):643-674, 1988.
7) 八木文雄：神経心理学．認知・行為の神経機構とその障害．放送大学教育振興会, 2006.
8) Galletti C et al：Arm movement-related neurons in the visual area V6A of the macaque superior parietal lobule. Eur J Neurosci 9:410-413, 1997.
9) Ferraina S et al：Visual control of hand-reaching movement; activity in parietal area 7m. Eur J Neurosci 9：1090-1095, 1997.
10) 蔵田　潔：運動制御の情報処理機構．運動制御と運動学習（宮本省三, 他・選）．協同医書出版社, 1997.
11) Kitazawa S et al：Candidate premotor neurones of skin reflex pathways to T1 forelimb motoneurones of the cat. Exp Brain Res 95:291-307, 1993.
12) Snyder LH et al：Coding of intention in the posterior parietal cortex. Nature 386:167-170, 1997.
13) Kurata K et al：Premotor cortex of rhesus monkeys; set-related activity during two conditional motor tasks. Exp Brain Res 69:327-43, 1988.
14) Wise SP：The primate premotor cortex；past, present, and preparatory. Annu Rev Neurosci 8:1-19, 1985.
15) Boussaoud D：Primate premotor cortex; modulation of preparatory neuronal activity by gaze angle. J Neurophysiol 73:886-890, 1995.
16) Tanné J et al：Direct visual pathways for reaching movements in the macaque monkey. Neuroreport 7:267-72, 1995.
17) Mountcastle VB et al：Posterior parietal association cortex of the monkey; command functions for operations within extrapersonal space. J Neurophysiol 38:871-908, 1975.

18) MacKay WA：Properties of reach-related neuronal activity in cortical area 7A. J Neurophysiol 67：1335-1345, 1992.
19) Lamotte RH et al：Defects in accuracy of reaching after removal of posterior parietal cortex in monkeys. Brain Res 139：309-326, 1978.
20) Ratcliff G et al：Defective visual localization in focal brain wounds. Brain 95：49-60, 1972.
21) Mountcastle VB et al：Posterior parietal association cortex of the monkey；command functions for operations within extrapersonal space. J Neurophysiol 38：871-908, 1975.
22) 松波謙一, 他：運動と脳 改訂版. サイエンス社, 2010.
23) Bear MF, Connors BW et al（加藤宏司, 後藤 薫, 他・訳）：神経科学―脳の探究―. 西村書店, 2007.
24) 村田 哲：腹側運動前野と手の運動の空間的制御. 神経進歩42：49-58, 1998.
25) Sakata H et al：Neural mechanisms of visual guidance of hand action in the parietal cortex of the monkey. Cereb Cortex 5：429-438, 1995.
26) Jeannerod M et al： Grasping objects：the cortical mechanisms of visuomotor transformation. Trends Neurosci 18：314-320, 1995.
27) Rizzolatti G et al：Functional organization of inferior area 6 in the macaque monkey. II. Area F5 and the control of distal movements. Exp Brain Res 71：491-507, 1988.
28) Gallese V et al：Deficit of hand preshaping after muscimol injection in monkey parietal cortex. Neuroreport 5：1525-1529, 1994.
29) Fogassi L et al：Cortical mechanism for the visual guidance of hand grasping movements in the monkey；A reversible inactivation study. Brain 124 (Pt 3)：571-586, 2001.
30) Rizzolatti G：Mirror neuron in the brain. Oxford University Press, 2008.
31) Ehrsson HH et al：Cortical activity in precision- versus power-grip tasks；an fMRI study. J Neurophysiol 83：528-536, 2000.
32) 岩村吉晃：神経心理学コレクション タッチ. 医学書院, 東京, 2001.
33) Bodegard A et al：Somatosensory areas engaged during discrimination of steady pressure, spring strength, and kinesthesia. Hum Brain Mapp 20：103-115, 2003.
34) Jenkins WM et al：Functional reorganization of primary somatosensory cortex in adult owl monkeys after behaviorally controlled tactile stimulation. J Neurophysiol 63：82-104, 1990.
35) Iriki A et al：Pupillometrics reveals attention-induced neuronal activities in the monkey somatosensory cortex. Neurosci Res：173-181, 1996.

36) Burton H et al : Tactile-spatial and cross-modal attention effects in the primary somatosensory cortical areas 3b and 1-2 of rhesus monkeys. Somatosens Mot Res 17:213-228, 2000.
37) Seki K et al : Sensory input to primate spinal cord is presynaptically inhibited during voluntary movement. Nat Neurosci 6:1309-1316, 2003.
38) Schaechter JD et al : Increase in sensorimotor cortex response to somatosensory stimulation over subacute poststroke period correlates with motor recovery in hemiparetic patients. Neurorehabil Neural Repair 26: 325-334, 2012.
39) Hagen MC et al : Tactile motion activates the human middle temporal/V5 (MT/V5) complex. Eur J Neurosci. 16:957-964, 2002.
40) Deibert E et al : Neural pathways in tactile object recognition. Neurology 52:1413-1417, 1999.
41) Kawashima R et al : Direction of cross-modal information transfer affects human brain activation; a PET study. Eur J Neurosci 16:137-144, 2002.
42) Corbetta M : Frontoparietal cortical networks for directing attention and the eye to visual locations; identical, independent, or overlapping neural systems? Proc Natl Acad Sci USA 95:831-838, 1998.
43) Hopfinger JB et al : The neural mechanisms of top-down attentional control. Nat Neurosci 3:284 -291, 2000.
44) 田岡三季, 他：大脳皮質体性感覚野の情報処理機構と触知覚. 神経進歩 48：239-247, 2004.
45) Kawato M : Internal models for motor control and trajectory planning. Curr Opin Neurobiol 9:718-727, 1999.
46) 内藤栄一, 他：身体図式（ボディスキーマ）と運動イメージ. 体育の科学 12：921-928, 2002.
47) Lederman SJ et al : Hand movements: a window into haptic object recognition. Cognit Psychol 19:342-368, 1987.
48) Halverson HM : Study of prehension in infants. Genet Psychol Mon 10: 110-286, 1931.
49) Binkofski F et al : A fronto-parietal circuit for object manipulation in man; evidence from an fMRI-study. Eur J Neurosci 11:3276-3286, 1999.
50) Johnson-Frey SH et al : A distributed left hemisphere network active during planning of everyday tool use skills. Cereb Cortex 15:681-695, 2005.
51) Murata A et al : Object representation in the ventral premotor cortex (area F5) of the monkey. J Neurophysiol, 78:2226-2230, 1997.
52) Schmitz C et al : Brain activity during predictable and unpredictable weight changes when lifting objects. J Neurophysiol 93:1498-1509, 2005.

53) 内藤栄一：身体運動像の獲得に体性感覚入力が果たす役割―ニューロイメージング研究から―バイオメカニズム学会誌31：178-186, 2007.
54) Gentilluci M：Object motor representation and language. Exp Brain Res 153:260-265, 2003.
55) Dalla-Volta R et al：Action word understanding and overt motor behavior. Exp Brain Res 196:403-412, 2009.
56) Grafton ST et al：Premotor cortex activation during observation and naming of familiar tools. Neuroimage 6:231-236, 1997.
57) Chao LL et al：Representation of manipulable man-made objects in the dorsal stream. Neuroimage 12:478-484, 2000.
58) Grèzes J et al：Does visual perception of object afford action? Evidence from a neuroimaging study. Neuropsychologia 40:212-222, 2002.
59) Gerlach C et al：Categorization and category effects in normal object recognition; a PET study. Neuropsychologia 38:1693-703, 2000.
60) Lewis JW：Cortical networks related to human use of tools. Neuroscientist 12:211-231, 2006.
61) Grèzes J et al：Functional anatomy of execution, mental simulation, observation, and verb generation of actions; a meta-analysis. Hum Brain Mapp 12:1-19, 2000.
62) Buxbaum LJ et al：Knowledge of object manipulation and object function; dissociations in apraxic and nonapraxic subjects. Brain Lang 82:179-199, 2002.
63) Goldenberg G et al：Tool use and mechanical problem solving in apraxia. Neuropsychologia 36:581-589, 1998.
64) Halsband U et al：The role of premotor cortex and the supplementary motor area in the temporal control of movement in man. Brain 116 (Pt1): 243-266, 1993.
65) Laplane D et al：Clinical consequences of corticectomies involving the supplementary motor area in man. J Neurol Sci 34:301-314, 1977.
66) Brinkman C：Supplementary motor area of the monkey's cerebral cortex; short- and long-term deficits after unilateral ablation and the effects of subsequent callosal section. J Neurosci 4:918-929, 1984.
67) Nowak DA et al：Effects of low-frequency repetitive transcranial magnetic stimulation of the contralesional primary motor cortex on movement kinematics and neural activity in subcortical stroke. Arch Neurol 65:741-747, 2008.
68) Hummel FC et al：Non-invasive brain stimulation: a new strategy to improve neurorehabilitation after stroke? Lancet Neurol 5:708-712, 2006.

69) Palmer LM et al：The cellular basis of GABA(B)-mediated interhemispheric inhibition. Science 335:989-993, 2012.
70) Isa T et al：Direct and indirect corticomotoneuronal pathways and hand/arm movements. Physiology 22:145-152, 2007.
71) Sasaki S et al：Dexterous finger movements in primate without monosynaptic corticomotoneuronal excitation. J Neurophysiol 92:3142-3147, 2004.
72) Bortoff GA et al：Corticospinal terminations in two new-world primates; further evidence that corticomotoneuronal connections provide part of the neural substrate for manual dexterity. J Neurosci 13:5105-5118, 1993.
73) Nishimura Y et al：Science 2007; 318:1150-1155.
74) Nishimura Y et al：Brain 2009; 132:709-721.
75) Kinoshita M et al：Genetic dissection of the circuit for hand dexterity in primates. Nature 487:235-238, 2012.
76) Rathelot JA et al：Subdivisions of primary motor cortex based on corticomotoneuronal cells. Proc Natl Acad Sci USA 106:918-923, 2009.
77) Sharma N et al：Motor imagery after subcortical stroke; a functional magnetic resonance imaging study. Stroke 40:1315-1324, 2009.
78) Strick PL et al：Multiple representation in the primate motor cortex. Brain Res 154:366-370, 1978.
79) 久保田競, 他：脳から見たリハビリ治療. 講談社ブルーバックス, 2005.
80) Marchand-Pauvert V et al：Monosynaptic Ia projections from intrinsic hand muscles to forearm motoneurones in humans. J Physiol 525 Pt 1: 241-252, 2000.
81) Sharma N et al：Recovery of motor function after stroke. Dev Psychobiol. Dev Psychobiol 54:254-262, 2012.

私は世界を歩く

5. 二足歩行を生み出す神経機構

第5章 私は世界を歩く

5.1 直立二足歩行への進化

　人類と類人猿は生物学的に直立二足歩行できるかどうかによっても区別される．直立二足歩行への進化プロセスにはいくつかの仮説が挙げられている．両手を自由にして物を運搬するため，長距離を見渡すため，水中を歩くためなど，諸説が挙げられているが，チンパンジーが貴重な食料資源を運搬する際に，両手や口を使って物を持ち，二足歩行を使って一度に運ぼうとした現象が見られたことから，生存するために運搬効率を高めたことが要因ではないかと推察されている[1]．こうした現象から考えると，種を保存するための知恵に基づき，手段として二足歩行を選択したことになる．つまり，手を用いて物を効率的に運搬するための手続きとして二足歩行を選択したことから，手の機能性と直立二足歩行の獲得には関連があることが示唆される．いずれにしても，歩行とはlocomotion（移動）の一つの手段であり，人間は他の生物とは異なり，直立二足歩行という特異的な方法を用いたわけである．この直立二足歩行はいわゆる哺乳動物のうち，原則的に人間のみが用いる移動手段であり，進化プロセスにおいて移動中における上肢（前足）の使用による物の運搬，そして道具の使用を可能にさせ，さらには集団における社会性を構築して行くことによって大脳皮質の拡大と発達を促したと考えられている[2]．

　第1章で述べたMacLeanの三位一体説の視点から見てみると，爬虫類脳は体幹運動に伴う匍匐前進（腹這い移動），旧哺乳類脳は前足・後足の周期的な運動に伴う四足歩行（四つ這い移動），新哺乳類脳は手の運動を自由にして，自己の意志に基づく直立二足歩行という移動手段になる．これは子どもの発達プロセスにおける腹這い移動→四つ這い移動→直立二足歩行へのシフトにきわめて類似している．すなわち，それらを支えている神経基盤が爬虫類脳（脊髄，脳幹），旧哺乳類脳（大脳辺縁系），新哺乳類脳（大脳皮質）と言うわけである（図5.1）[3]．

5.2 立位制御の神経基盤

　直立二足歩行は，他の哺乳動物が用いる四足歩行とは異なり，重心が高位であり，支持基底面も狭く，円滑な遂行には姿勢および四肢の制御における

二足歩行を生み出す神経機構

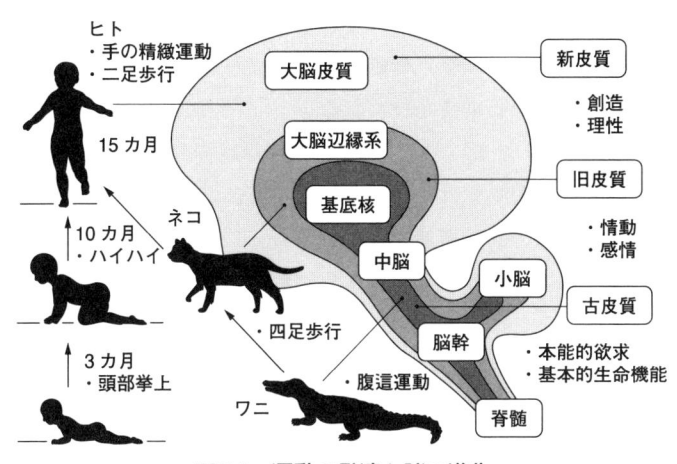

図5.1 運動の発達と脳の進化
(高草木薫：歩行の神経機構 Review. Brain Med 19：307-315, 2007より)

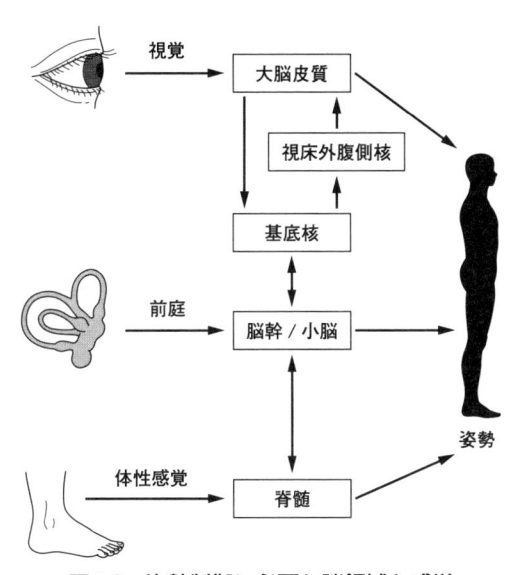

図5.2 姿勢制御に必要な脳領域と感覚

複雑な中枢神経系の働きが必要である．直立二足歩行を実現には，立位姿勢バランスの発達もそれに関わる．立位姿勢バランスのコントロールに関与する感覚系と脳領域は図5.2に示したとおりであるが，関連する感覚系は視

覚，前庭迷路覚，体性感覚であり，それらは中枢神経系である大脳皮質，視床，大脳基底核，脳幹，小脳，脊髄にフィードバック情報を送り，それらが統合されることで姿勢の維持が行われる．

　Ouchiら[4]は人間を対象にして立位保持中の脳活動をPETを用いて検索しているが，この際，開眼では後頭葉と小脳虫部に活動を認め，閉眼ではそれに追加して前頭眼野の活動増加を認めている．

　立位姿勢バランスに関与する神経基盤において，脊髄は短潜時反応，脳幹は姿勢シナジーによる中潜時反応，大脳皮質は潜時の遅延層あるいは長潜時反応であるステッピングやリーチングなどの保護伸展反応に関与し，小脳と大脳皮質のループは環境への適応（学習），大脳基底核と大脳皮質は文脈に基づく予測的姿勢制御（Anticipatory Postural Adjustment：APA）に関与する（図5.3）[5]．Halidayら[6]は，パーキンソン病患者の歩行開始動作における予測的姿勢制御の異常性を確認した（図5.4）．右遊脚に先立ち，左立脚における重心移動において，若年成人者では踵に移動した後，前足部に移動しているが，高齢者ではそれが不十分であり，パーキンソン病患者では踵には移動せず，前足部に直接に移動しているのが観察される．

　立位姿勢バランスの予測的姿勢制御における近位筋の支配は，主に内側下行路である網様体脊髄路による．網様体脊髄路は姿勢制御における運動ニューロンの促通や抑制に関与し，伸筋の制御を行う．網様体脊髄路のうち，橋網様体脊髄路は伸筋の促通と維持に，延髄網様体脊髄路は伸筋の抑制に関与し，いずれも両側支配であることから，歩行といった周期運動における立位姿勢バランスのコントロールに関与する．また，網様体脊髄路は人間における予測的筋活動のコントロールに関与する．たとえば，立位にて肘屈曲を行う際，上腕二頭筋の活動前に，姿勢を維持するためにそれに先立って腓腹筋が活動するが，これを予測的筋活動と呼ぶ．この予測的筋活動に関与する神経系が網様体脊髄路である．網様体脊髄路は肘屈曲に伴う随意的な重心移動に対して自動的にバランスを維持するために重要な経路である．図5.5に姿勢制御と随意運動の神経機構を示した[7]．図のAのように片脚立位を行う際には，前もって支持脚の方に重心を移動しておかなければならない．この前もって移動する際には体幹筋や近位筋（伸筋群）の活動をコントロー

二足歩行を生み出す神経機構

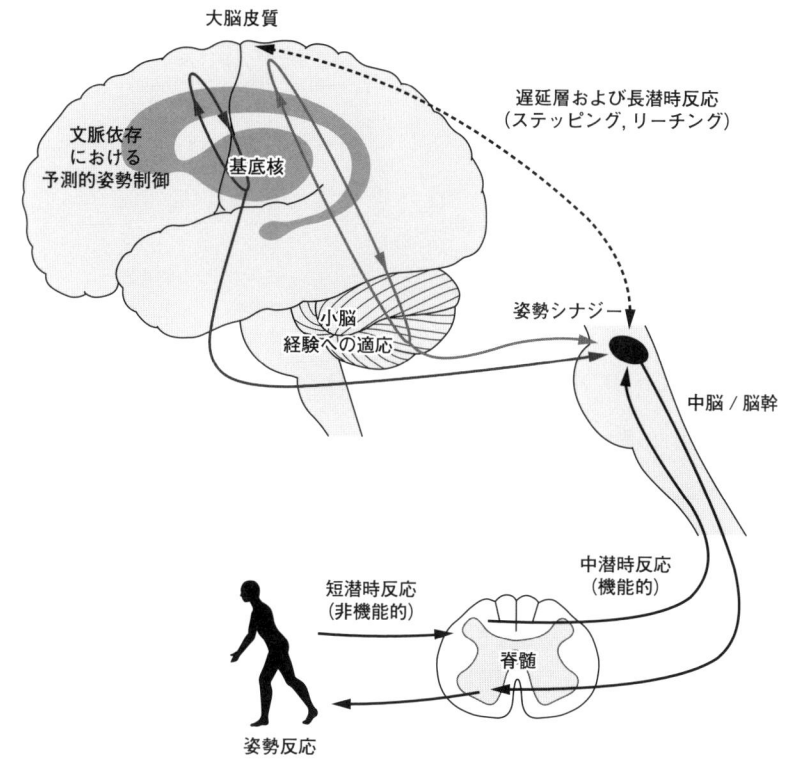

図5.3 姿勢反応の神経基盤
(Jacobs JV：Cortical control of postural responses. J Neural Transmission 2007 より)

ルしないといけないが，この際，網様体脊髄路が下行路として働く．網様体脊髄路に働きかける領域は小脳虫部，大脳辺縁系，大脳基底核，補足運動野・運動前野である．一方，図のBのように上肢を対象物にリーチングする際にはいわゆる皮質脊髄路が関与する．これらを一連の行動として考えると，対象物に上肢をリーチングする際に伴う重心移動における下肢筋の予測的活動にはAの神経基盤が関与し，上肢を対象物に到達させる運動にはBの神経基盤が関与し，これらの神経基盤が協調することで，一つの行為が成立していることがわかる．すなわち，Aは意識を伴わない自動的な神経制御であり，Bは意識を伴う意図的な神経制御である．

予測可能な揺らぎの際には大脳皮質の活動は見られないが，揺らぎの予測

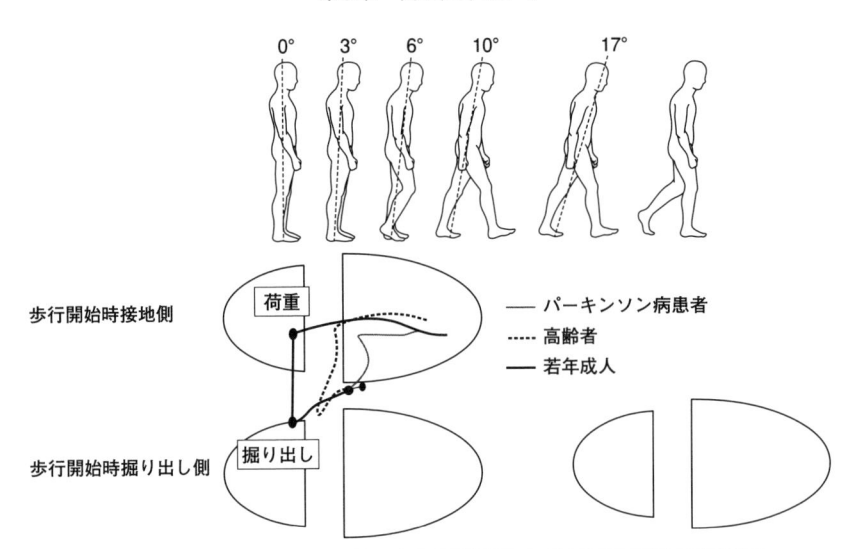

図5.4 パーキンソン病患者の歩行開始動作における予測的姿勢制御（Anticipatory Postural Adjustment：APA）の異常性

若年成人では下肢を振り出す際，反対側の踵に荷重し，その後，前足部に重心が移動するが，パーキンソン病ではその現象が見られない．

(Halliday SE：The initiation of gait in young, elderly, and Parkinson's disease subjects. Gait Posture 8:8-14, 1998 より)

が不可能な場合には大脳皮質の活動が見られる．大脳皮質の活動は，バランス反応におけるエラー感知に関与していると考えられる（図5.6）[8]．また，外乱動揺によって両側前頭前野において外乱刺激に応じた脳血流の変化が認められることも示されている[9]．さらには，不安定板上の立位維持時においては，一次運動野，補足運動野，そして前頭前野の血流増加が認められている[10]．

5.3 歩行運動の神経基盤

二足歩行は，他の哺乳動物が用いる四足歩行とは異なり，重心が高位であり，支持基底面も狭く，円滑な遂行には姿勢および四肢の制御における複雑な中枢神経系の働きが必要である．この中枢神経系の働きについては，以下の3つの視点から捉えることができる[3]．すなわち，①四肢の正確な運動制

二足歩行を生み出す神経機構

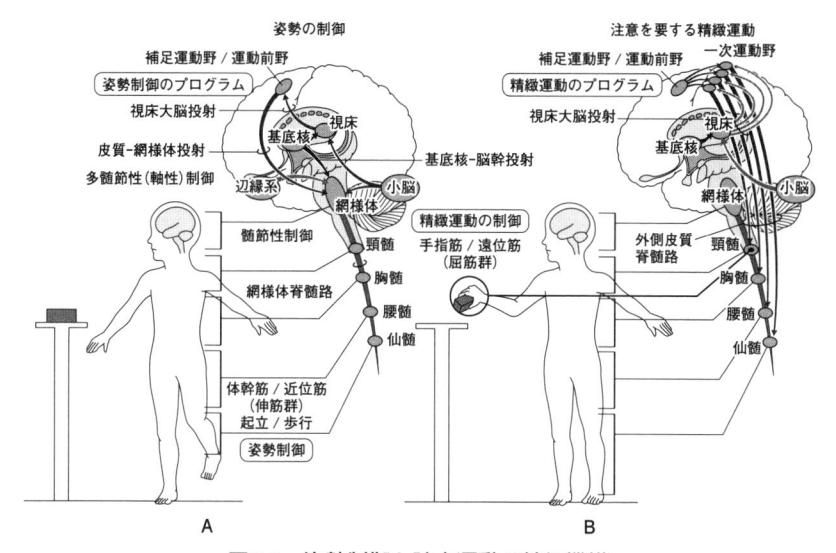

図5.5 姿勢制御と随意運動の神経機構
(大槻利夫：神経生理学的アプローチの転換—ボバースコンセプトの変遷と今後—成人分野を中心に．PTジャーナル45：551-559，2011より)

御を要求する大脳皮質から随意的な信号により駆動される随意的プロセス，②大脳辺縁系や視床下部，脳幹への投射による逃走などに関わる情動的プロセス，③随意的あるいは情動的に開始された歩行を脳幹および脊髄レベルにおいて無意識かつ自動的に遂行する自動的プロセスである（図5.7）．

二足歩行は身体が環境と相互作用することで出現する運動である（図5.8）[23]．歩行においては，重力や床といった外部環境と身体といった内部環境が相互作用した情報が脳で統合される．歩行は地球における重力下の環境に適応し創発される運動であるが，この運動制御に関しては，身体といった筋骨格系だけでなく，中枢神経系がそれに関わる．運動制御を機能的に区分したものは図5.8のBであるが，歩行の実行系には脊髄・脳幹が主に関与する．後述するが脊髄には歩行パターンを生成する神経システムが備わっていると考えられている．また脳幹は歩行を誘発させる機能を有している．歩行の調節系には大脳基底核と小脳が関与する．大脳基底核は姿勢筋緊張を調節し，小脳は身体の揺らぎにおける誤差を検出する．歩行の発動系には大脳皮質が関わり，外部情報と内部情報を統合する頭頂葉や歩行運動の準備やプロ

第5章 私は世界を歩く

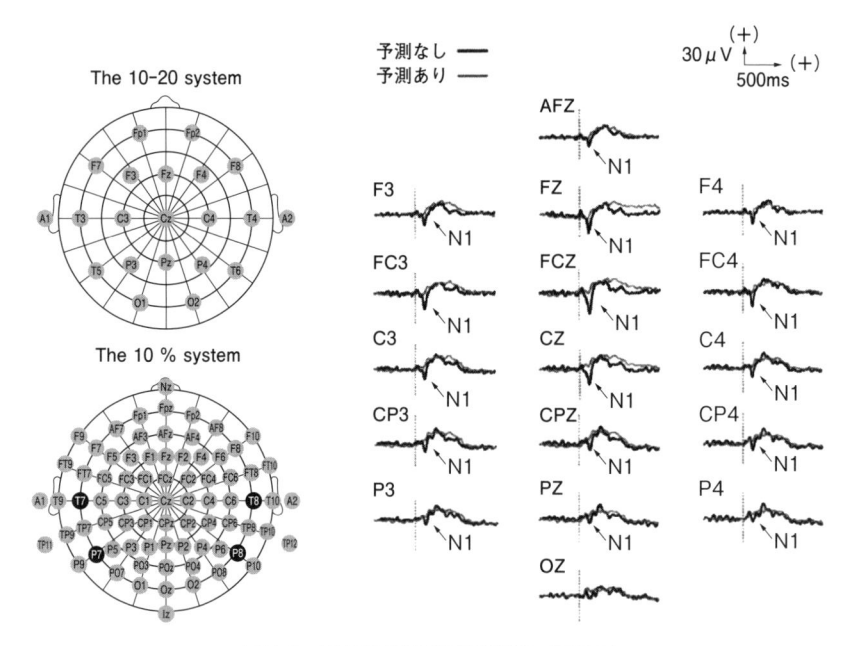

図5.6 重心動揺時の皮質活動（EEG）
外乱予測なし時の大脳皮質活動が増加している．大脳皮質の活動は，バランス反応におけるエラー感知に関与していると考えられる．
（Adkin et al：Cortical responses associated with predictable and unpredictable compensatory balance reactions. Exp Brain Res 172：85-93, 2006 より）

グラムを生成する運動前野や補足運動野，運動指令を行う一次運動野が主に関わる．また歩行を発動する意思決定には前頭前野が関わる．以下，領域別に述べて行きたい．

5.3.1 脊髄におけるCPGとパターン生成機構

　成人の歩行運動は発達プロセスにおける学習によって高度にパターン化かつ自動化された運動である．学習初期には大脳皮質の関与が大きいが，いったん学習された高度に自動化された運動の場合，運動の発現そのものには下位の神経システムの貢献が大きい．パターン化された運動を繰り返す場合において，その貢献度は特に脊髄のおいて大きい．四足歩行を行うネコの脊髄を上位中枢から切り離した後でも，屈筋‐伸筋の周期的な筋活動とステッピング運動が発現する．すなわち，ネコをはじめとした四足歩行を行う旧哺乳

二足歩行を生み出す神経機構

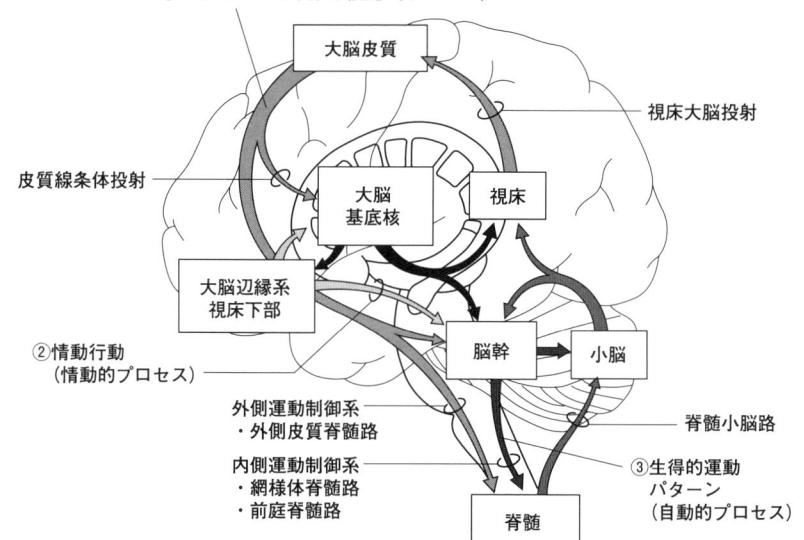

図5.7 運動制御の中枢神経系の枠組み
(高草木薫：歩行の神経機構 Review. Brain Med 19：307-315, 2007 より)

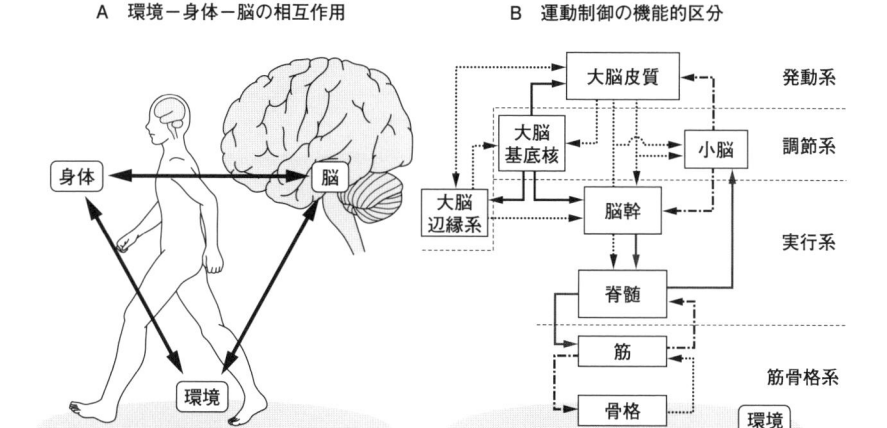

A 環境−身体−脳の相互作用　　B 運動制御の機能的区分

図5.8 歩行の神経機構
(高草木薫：身体適応 歩行運動の神経機構とシステムモデル，シリーズ移動知, 2010 より)

第5章 私は世界を歩く

類において，脊髄の切断後も四肢のリズミカルな運動によってトレッドミル上を歩行するという実験的証拠がある（図5.9）[11-15]．人間のCPGにおいても，旧哺乳動物と同様に脊髄内に存在すると推測されている[16-18]．Diezら[17]は脊髄損傷者に対して免荷装置を介してトレッドミル上に立たせ，麻痺側下肢を歩行運動のように受動的に動作させると，麻痺下肢筋群に歩行周期に同調した筋活動が発現することを発見した（図5.10）．

こうしたCPGの根拠は，人間の幼児だけでなく先天性無脳症の幼児も歩行様の左右下肢の運動が認められること[2]，脊髄損傷患者における歩行能力の改善などから得られている．特に，脊髄損傷患者については，トレッドミル装置を用いること[19-21]や，第5胸髄完全損傷者を対象に，損傷部位より下位にある腰膨大部（第2腰髄レベル）に対して脊髄硬膜外刺激を行ったところ，麻痺下肢に周期的かつ屈筋－伸筋の交互筋活動，すなわち歩行様の下肢筋活動が認められたこと[22]から，その存在が示唆されている．面白いことに

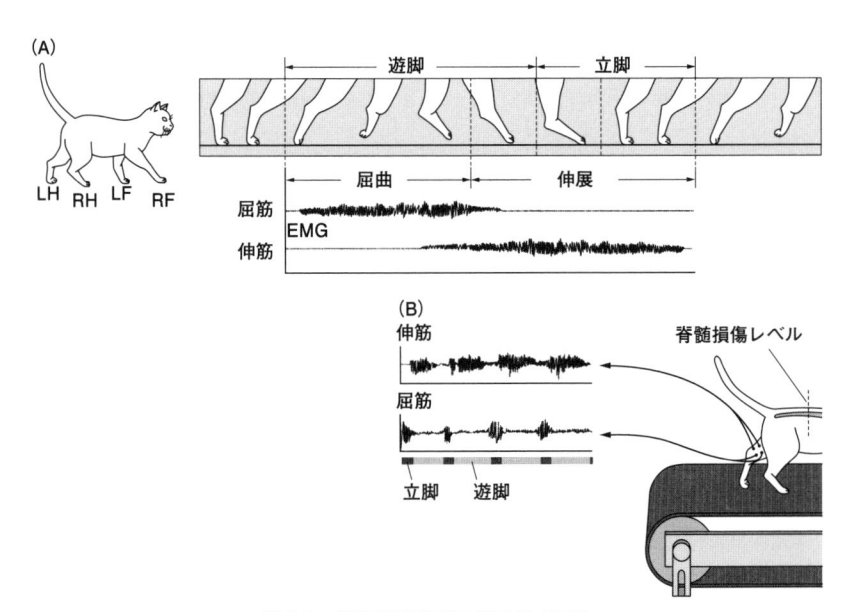

図5.9　歩行実行系におけるCPG
脊髄切断ネコにおけるトレッドミル上での筋活動．伸筋，屈筋の周期的な筋収縮が見られる．

二足歩行を生み出す神経機構

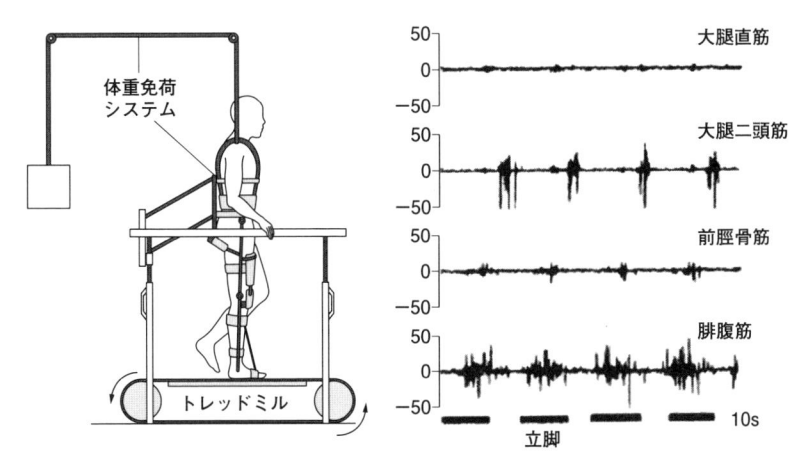

図5.10 脊髄損傷者を対象として脊髄CPGの特性を検討したDietzのグループの研究
脊髄損傷者を免荷装置によってトレッドミル上に立たせ，麻痺下肢を歩行運動のように受動的に動作させると，麻痺下肢筋群に歩行周期に同調した筋活動が発現する．
(Frossberg H et al：Phase dependent reflex reversal during walking in chronic spinal cats. Brain Res 85：103-107, 1975 より)

脊髄に対する電気刺激は周期的でなく持続的なものであったにもかかわらず，発現した筋活動は周期性を持っていたことである（図5.11）．
　このようにトレッドミル上の反応的な歩行の出現は高次脳機能の関与なしに可能である．人間以外のどのような下等な動物であっても移動は可能である．すなわち，人間が持つ高度な脳機能がなくとも，周期的な屈筋‐伸筋の連続的な運動は可能であり，この運動制御に一翼を担っているのが脊髄である．脊髄には中枢パターン発生器（central pattern generator：CPG）が存在する（図5.12）[23]．CPGは上位中枢からの入力によって歩行リズムを生成する[24]．このリズムをもとに，他の介在ニューロン群の働きにより，歩行パターンが生成される．この歩行パターンが運動ニューロンに伝達されて歩行運動が誘発される．しかし，実際的には歩行リズムやパターンを生成する介在ニューロンは明確には同定されていない．現在のところ屈曲反射を媒介する介在ニューロンが歩行パターン生成に関与していると推定されている．
　CPGと呼ばれる脊髄介在ニューロン群は，高位中枢と運動ニューロンの中

第5章　私は世界を歩く

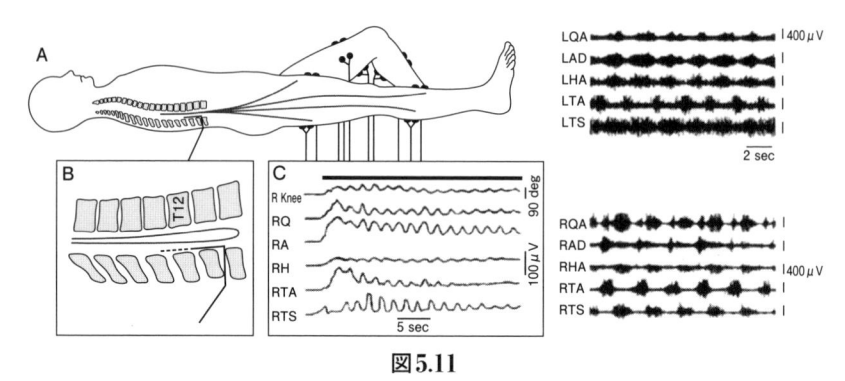

図5.11

第5胸髄完全損傷者を対象として，損傷部位より下位にあたる髄節に対して脊髄硬膜外刺激を行った．その結果，麻痺下肢に周期的かつ屈筋-伸筋の交替性筋活動が発現し，その活動振幅は電気刺激の強度に依存して変化することが示された．脊髄への刺激は一定強度の持続的（周期性を持たない）なものであったにもかかわらず，下肢に発現した筋活動は周期性を持っていたことである．この結果は，脊髄内にリズミカルな歩行運動出力の発現に貢献するジェネレーターが存在することを確証づける有力な根拠を提示するものとなった．

(Dimitrijevic MR et al：Evidence for a spinal central pattern generator in humans. Ann N Y Acad Sci 860：360-376, 1998より)

間に位置し，歩行の基本的リズムを生成するとともに，歩行に参画する筋群の運動パターンを決定する役割を持つ[25]．CPGはそもそも「感覚入力や上位中枢からの指令なしに周期的な運動パターンを生成する神経システム」と定義される[26]が，実際のところCPGの働きは，求心性の感覚入力（フィードバック機構）が重要な役割を果たすと考えられている[27]．中でも，筋紡錘からの求心性感覚情報の貢献は大きい．歩行中の絶えず変化する筋の長さや張力といった情報が運動制御に関与する．その神経メカニズムは，骨格筋からIa，Ib，II線維を通じて感覚が入力され，脊髄中間層から腹側部に存在する介在ニューロンを興奮させ，それが交連性の介在ニューロンを刺激することで，左右肢の交互運動が発現する．これが脊髄内におけるCPGメカニズムであるが，そのCPGは大脳皮質や脳幹からの下行性信号や末梢からの感覚性フィードバックなどにより調節されている．とりわけ，歩行に参画する多数の関節のうち，股関節の運動とそれに伴う感覚情報はCPGの活動に影響する．Grillnerら[28]は，立脚期後半に股関節が伸展される際の筋紡錘からの求

二足歩行を生み出す神経機構

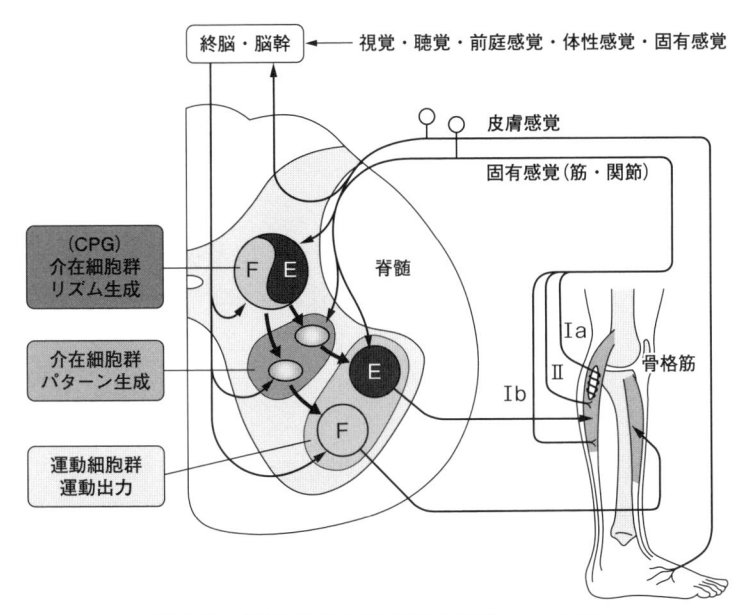

図5.12 脊髄CPGに関連する神経メカニズム
(高草木薫:身体適応 歩行運動の神経機構とシステムモデル,シリーズ移動知,2010より)

心性入力は,遊脚期への位相転換を担う股関節屈筋群の活動を喚起することを報告した.このように股関節運動に伴う求心性情報はCPG活動を惹起させる.股関節の運動範囲や運動様式によってCPGの活動が変化することが確認されている[29,30].また,CPG活動は身体荷重量に影響を受けることが明らかにされている[29,31].すなわち,股関節運動と荷重に伴う求心性情報がCPG活動に影響を及ぼすことが示された.この求心性情報は,運動リズムの安定化,立脚-遊脚の位相転換などを実現させる[27,28].こうした末梢からの感覚フィードバックの作用によって活動が調節されるだけでなく,図5.12のように大脳皮質や脳幹からの下行性信号によってもその働きが調節されている.

いずれにしても,脊髄内のCPGを構成する介在ニューロン群は歩行運動中に生起する感覚情報が繰り返されることで再組織化することが報告されている[32].二足歩行時における立脚期から遊脚期への切り替わりに伴う下肢への荷重および股関節の屈曲・伸展運動の変化を知らせる感覚情報は歩行機能

の回復に重要な要因である．なぜなら，CPG活動の惹起のために下肢全体に加わる荷重情報と，股関節伸展に関わる感覚情報は重要な要因であるからである[30,31,33,34]．さらに近年，Kawashimaら[35]は，上肢の運動が下肢の歩行運動出力の発現や修正に貢献するといった興味深い報告をしている．

5.3.2 歩行誘発野としての脳幹

　脳幹は歩行誘発野としての働きを有し，脊髄CPGとの統合により，歩行の自動的プロセスの生成および調整に重要な役割を果たす．歩行における脳幹の役割については，ネコなどの旧哺乳類を対象とした実験により，その存在が明らかにされている（図5.13）[36-40]．

　これらの研究結果から，歩行誘発野としていくつかの領域が明らかにされている．大脳辺縁系および交感神経系との関連から情意的プロセスとしての「逃走」に深く関与していると考えられているのが中脳歩行誘発野である．Moriら[36]は，中脳歩行誘発野（mesencephalic locomotor region：MLR）と呼ばれる特定の部位に連続刺激すると，それまで座っていた動物が立ち上がり，歩き出すことを発見した．そして，その際，脊髄運動ニューロンに一定のリズム性の発火活動が生じることがわかった．MLRは歩行運動出力を引き起こすためのトリガーを与える役割を果たしていると考えられる．つまり，大脳皮質の働きに伴う認知的な歩行運動の開始・終了を決定するのではなく，情動的側面に伴う歩行運動の開始・終了を司るメカニズムが脳幹に存在していることが示された．

　また姿勢筋緊張を減弱させる抑制野および増加させる促通野，伸筋・屈筋に相反的な動きを誘発する領域，一側肢の屈曲と対側肢の伸展という姿勢変化を誘発する領域などが混在する橋（-延髄）も関与している．さらに，探索的行動様の特徴的な歩行を示し，大脳皮質における連絡を切断することによって，自発歩行そのものは発現するものの障害物を避けることができないといった特徴的な現象を示す視床下部歩行誘発野（subthalamic locomotor region：SLR）も発見された．

　これら実験結果から，人間の直立二足歩行における脳幹の役割としては，脳幹歩行誘発野から網様体脊髄路を通じて，大脳皮質の感覚運動野からの入力および運動前野や補足運動などの高次運動野からの入力を受けた歩行，

二足歩行を生み出す神経機構

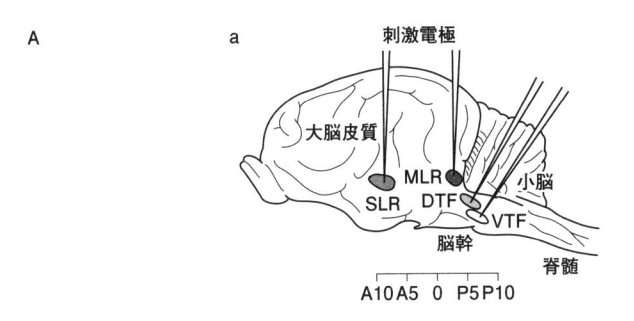

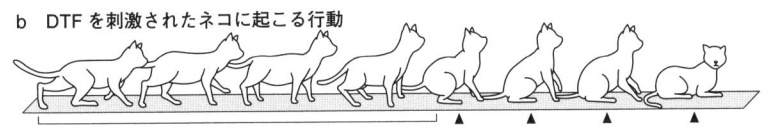

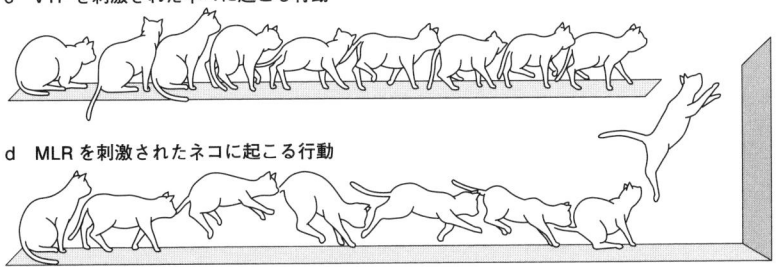

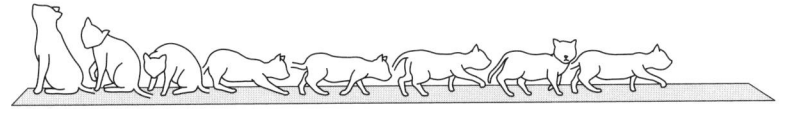

図5.13　歩行における歩行誘発野の関与（次ページに続く）

ネコにおける脳幹歩行誘発野
A：　a：刺激電極の位置　b～e：橋中心被蓋野背側部（DTF），橋中心被蓋野腹側部（VTF），中脳歩行誘発野（MLR），視床下部歩行誘発野（SLR）を連続電気刺激したときに起こる運動．DTF刺激：座り込んでしまう，VTF刺激：伸筋活動が高まり，下肢はつっぱりロボットのような歩行，
MLR刺激：一目散に逃げ出す逃避行動に似た歩行，SLR刺激：用心深い歩行（頭を下げ，辺りを見回す）
B：脳幹歩行誘発野に関連する神経ネットワーク

第5章 私は世界を歩く

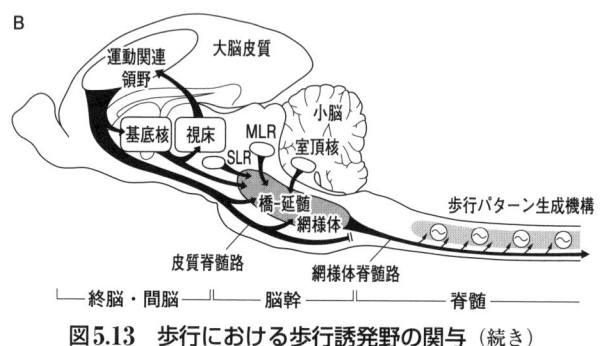

図5.13 歩行における歩行誘発野の関与（続き）

あるいは情動と関連した逃避反応と関連し，脊髄内にあるCPGに対して活動を引き起こさせることである．その具体的な役割としては，情動に基づく歩行の動機づけ，歩行に必要な筋緊張の調整，歩行リズムおよびパターンの生成および調整であると考えられる．この脳幹の歩行誘発野からの情報が脊髄に伝達されるためには，先に立位制御時に関与すると述べた網様体脊髄路を中心とした腹内側系の下行経路が重要である．脳幹の歩行誘発野からの出力は網様体脊髄路を経て脊髄CPGに到達する（図5.13）．この腹内側系は運動前野や補足運動野の働きを反映し，体幹筋や近位筋をまず駆動させ，方向付けあるいは運動の用意を行うと考えられる．特に歩行においてはCPGに対して脳幹歩行誘発野からの出力による歩行リズムの生成および筋緊張の調節に関わっている[41]．

近年，動物実験からだけでなく，脳イメージング装置を利用することによって人間の直立二足歩行における神経基盤が明らかにされつつある．Hanakawaら[42]はSPECT（Single photon emission computed tomography）を用い，実際の歩行中の脳活動を計測し，脳幹（背側部）の活性化を報告している（図5.14）．一方，Jahnら[43]は実際の歩行ではないが，歩行イメージ中の脳活動を計測し，ネコにおいて認められている脳幹歩行誘発野に相当する領域の活性化が認められたと報告している．

いずれにしても，先の脊髄と脳幹の機能的連結に基づき，歩行と姿勢バランスの基盤がつくられる．脳幹と脊髄が神経協調することで，歩行リズム生成と筋緊張制御が行われる．これには脳幹網様体の関与が大きく，筋緊張の

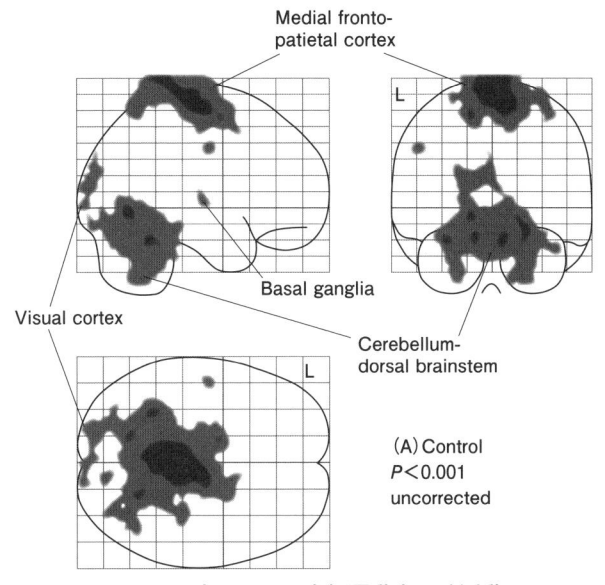

図5.14 人間おける歩行運動中の脳活動
(Hanakawa T et al：Mechanisms underlying gait disturbance in Parkinson's disease: A single photon emission computed tomography study. Brain 122:1271-1282, 1999 より)

調節や歩行リズムのコントロールのみならず，頭頸部・体幹・上下肢のアライメントの制御にも寄与している[3]．

5.3.3 歩行の適応性と学習に関与する小脳

先の歩行誘発野はあくまでも逃走に伴う関連−パターン運動の駆動であったり，多様性のない屈筋と伸筋の抑制と促通であったりと環境可変に伴う歩行制御ではない．こうした脳幹の関わりはトレッドミルによる強制歩行に強く反応するが，トレッドミル歩行であっても速度を可変するとその適応学習のために小脳プルキンエ細胞が強く活動する．小脳の機能は，情報の入出力から前庭小脳，脊髄小脳，大脳小脳の機能的区域に分けられる（表5.1）[44]．片葉小節葉は，前庭神経核と入出力の相互連絡を担う前庭小脳であり，主に姿勢の安定を維持するための運動制御と前庭器官からの信号に反応して起こる眼球運動の調節を担う．小脳虫部および中間部は，脊髄からの入力を受け，下行性運動路を調整（出力）する脊髄小脳であり，体性感覚情報の

第5章　私は世界を歩く

表5.1　小脳の運動制御における領域別役割

区分	位置	主要な入力	小脳核	出力	機能
前庭小脳	片葉小節葉	前庭感覚 (前庭迷路から直接前庭神経核群を経由)	前庭神経 外側核[注]	前庭神経核群	前庭-脊髄路 姿勢と平衡の維持
脊髄小脳 (内側要素)	虫部	脊髄-小脳路 前庭感覚	室頂核	前庭神経核群 網様体	内側脳幹下行路 運動遂行中の体幹筋と近位の筋の制御
脊髄小脳 (外側要素)	中間半球	脊髄-小脳路	中位核	赤核 視床の前腹側核と外側腹側核	外側運動路(皮質-脊髄路と赤核-脊髄路) 運動遂行中の遠位の筋の制御
大脳小脳	外側半球	橋-小脳路	歯状核	視床の前腹側核と外側腹側核 赤核(小細胞部)	一次運動皮質と運動前皮質 複雑な運動(特に技能を要する運動課題)の計画,開始,タイミングの制御に重要

注)　前庭神経外側核は厳密には小脳核ではないが,線維連絡の類似性からこの表では小脳核に入れてある.
(伊藤博信,他訳:機能的神経科学.シュプリンガー・フェアラーク東京,2004より)

154

フィードバックに基づいて行われる運動の調整に関与する．この脊髄小脳の出力は脳幹を経由し，網様体脊髄路への投射と，視床を経由し大脳皮質運動野（錐体路起始領野）へ投射および赤核へ投射する2つの出力経路がある．したがって，一方は網様体脊髄路への投射を行い，姿勢維持や筋緊張の調節をするが，他方は外側皮質脊髄路として主に遠位筋の運動調節を行う．以上のことから，脊髄小脳は運動実行時において，その調整（運動の実行とフィードバック調整）に関与していると考えられている．また，大脳小脳は小脳半球にて大脳皮質からの入力を受け，歯状核を経て視床を経由し大脳皮質へ出力する機能連結である．この大脳皮質への経路は運動野，運動前野，前頭前野さらには体性感覚野および頭頂葉後部など複数の経路があり，複雑な一連の動作の準備と開始に関わっており，特に協調的な運動プログラムを準備することに関与している．大脳小脳の機能によってフィードフォワード制御が行われる．歩行における姿勢反応などの運動実行時のフィードバック制御には主に下位システムである脊髄小脳などが関わり，歩行運動の学習における予測的制御においては大脳小脳の機能が重要になる．

　これら小脳の機能は，歩行における多関節運動，多数の筋活動の時間的・空間的パターンの協調的制御に関与している．すなわち小脳は，歩行運動中には，歩行誘発野からの情報と四肢からの感覚フィードバック情報を受け取り，多関節運動の協調や位相の制御をオンラインで行う．歩行と小脳の関係は，ネコを中心とした動物実験から得られた知見によるものが報告されている[45,46]．先に示したように，脊髄小脳では，脊髄CPGの活動が遠心性コピーとして小脳にフィードバックされると同時に，各種体性感覚情報もフィードバックされる．これらフィードバックを受け，網様体脊髄路を中心とした出力を行う．特にこの出力系に関しては，小脳虫部における室頂核が重要な役割を果たす[47]．なお，小脳虫部の室頂核は頭頸部の運動制御に関わっている．この網様体脊髄路を活動させることによって，脊髄CPGを作動させる．当然ながら，網様体脊髄路は前述した脳幹における歩行誘発野によって活性化される．また歩行に必要な筋緊張の調整，歩行リズムおよびパターンの生成および調整を行うことから，脳幹，小脳，脊髄（CPG）による機能的回路が形成されていると考えられている（図5.15）[48]．また，この回路は小脳半球

第5章　私は世界を歩く

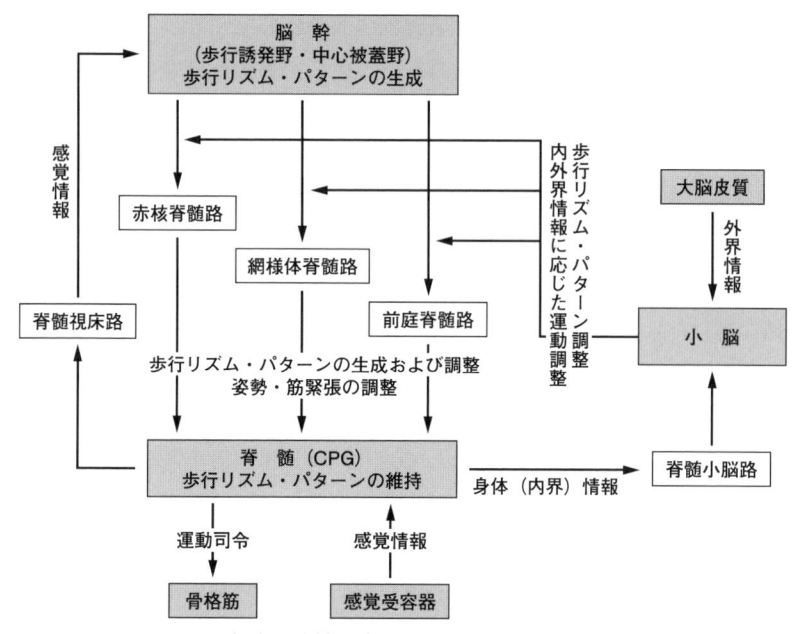

図5.15　小脳，脳幹，脊髄で形成される閉鎖神経回路
(冷水誠：歩行における中枢神経機構．大西秀明，他（編）：理学療法MOOK16 脳科学と理学療法．三輪書店，2009より)

　外側における皮質-橋路からの体性感覚野および頭頂葉からの入力によって外界情報によってもその調整が行われている．この調整とは四肢の協調的な運動であり，歩行ではそのパターンおよびリズムに応じた下肢の運動のことである．つまり小脳は歩行時における姿勢維持だけでなく，脊髄との関わりに基づくCPGの駆動，頭頂葉との関わりに基づく情報の変化に対応したリズムとパターンの調整，運動関連野との大脳小脳連関による四肢の協調的な運動に関与し歩行パターンの予測的制御に関わっているわけである．

　下肢の協調についてはsplitbelt treadmillと呼ばれる四肢ごとに歩行速度を変化させることができるトレッドミルを用いた実験が行われている[49,50]．splitbelt treadmillとは左右のベルトが独立して異なる速度で動くものであり，歩行の適応性や学習性を調べる目的で使われている．これらの報告によると，除脳ネコ（脳幹レベルでの離断した）では，四肢の歩行速度を変化さ

せた結果，歩行周期が安定せず，定常的な歩行パターンを形成できなかったとされている[45]．すなわち，通常歩行からベルト速度を変えた直後には，左右対称性や体幹の協調性が失われる．しかしながら，この環境で歩行運動を繰り返すとそれに適応するようになる．この適応には脊髄CPGによるリズム修正の貢献[51-53]だけでなく，運動の適応・学習プロセスに関わる機能システムの貢献もあることが示唆されている[54-58]．この一連の研究では，split-belt treadmilにおける適応・学習プロセスにおいて，2つの異なる変数から考察が加えられている．ストライド長，スタンス時間といった変数は外乱開始後に速やかに一定の値に収束する（reactive feedback adaptation）のに対して，ステップ長や両脚支持期間は長い時定数を持って学習中盤になって安定するもので，顕著な後効果を示す（predictive feedforward adaptation）ものである．

Mortornら[59]はsplitbelt treadmillを用い，左右下肢の歩行速度を変化させることによる歩行パターンの変化を健常人と小脳障害患者とで比較している．その結果，歩行パターンの速度変化に対する対応にはあまり影響はないが，その速度変化に適応させた歩行パターンの学習能力に関しては健常人と比較して小脳障害患者で障害されていたことを報告している．この研究ではストライド長やスタンス時間には小脳障害患者においても大きな変化が見られないが，ステップ長や両脚支持期間には変化が見られることが報告された（図5.16）．すなわち，体性感覚を利用した速い応答性を持つフィードバック制御には障害がないが，誤差の修正によるフィードフォワード制御に障害が見られることがわかった．この研究から，環境（速度）の変化に歩行パターンを対応させるフィードバック制御は脊髄CPGの働きにより可能であるが，フィードフォワード制御による歩行パターンの修正には小脳が重要な役割を担うことが示唆された．

人間を対象にした脳イメージング装置を用いた研究では，歩行中および歩行イメージ中に活性化（主に小脳虫部）することが認められている[42,43]．いずれにしても，歩行における小脳の中心的役割は，身体情報に関するフィードバックによる内界情報と外界情報を集約し，脳幹歩行誘発野と脊髄CPGとの機能的連結によって，筋緊張の調整，四肢運動の協調（時間的・空間

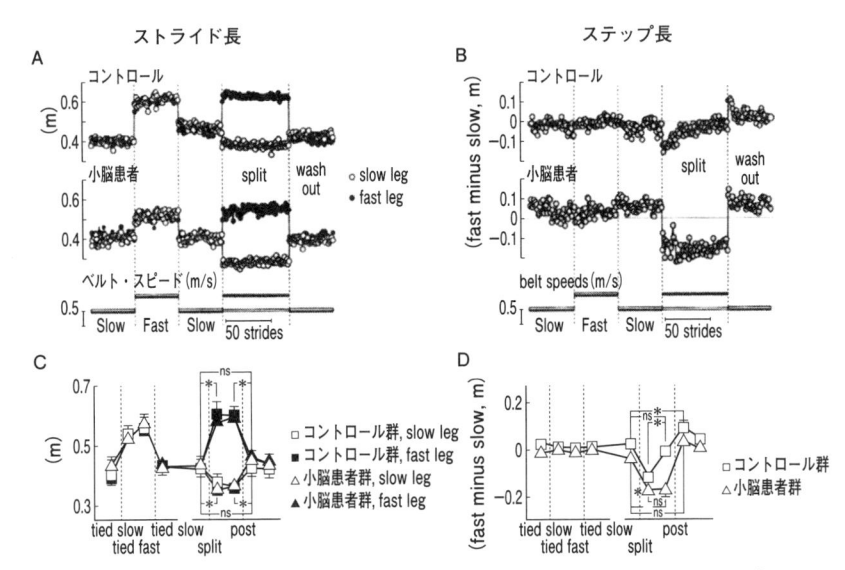

図 5.16 split belt treadmill を用いた歩行の運動学習に関する研究

A：ストライド長は，健常者，小脳梗塞患者のいずれも，左右のベルト速度を変化させた後，即座に一定値に収束し，後効果も生じない．B：ステップ長は，健常者では，左右のベルト速度を変化させると大きく低値を示し，その後，徐々にベースラインに回復し，顕著な後効果が発現した．一方，小脳梗塞患者ではこのような変化は認められなかった．C, D はそれぞれ，A, B を定量化した結果である．

(Morton SM et al：Cerebellar Contributions to Locomotor Adaptations during Splitbelt Treadmill Walking. J Neurosci 26：9107-9116, 2006 より)

的），さらには外乱および外部環境の変化への適応性を歩行中オンラインにて担うと考えられている[60,61]．

5.3.4 ハブ機能としての大脳基底核の役割

大脳基底核は脳幹と関係することで，歩行リズムや姿勢筋緊張の調整といった自動的運動プロセスに関与する（図 5.17）[23]．これは先に示した網様体脊髄路への投射による神経システムによって，筋緊張の調整や脳幹歩行誘発野へ出力することで歩行プログラムの調整，歩行の実行（開始と停止），歩行リズムの生成を行うメカニズムである．

一方，大脳基底核は，大脳皮質，特に歩行運動では補足運動野とループを形成することで，自己の状態と外界の情報を受容し，状況に適した運動実行

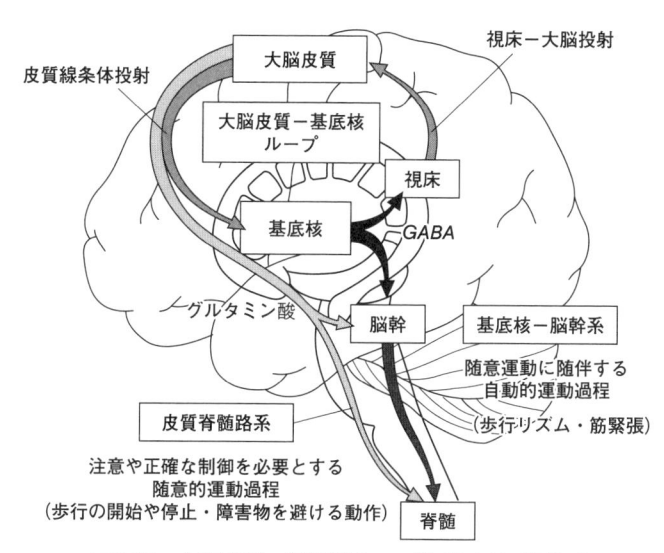

図5.17 大脳皮質－基底核ループと基底核-脳幹系
（高草木薫：身体適応　歩行運動の神経機構とシステムモデル．シリーズ移動知，2010より）

を促し，適さない運動を抑止するといった制御を行う．これに基づき，歩行の計画や歩行プログラムが生成される（図5.18）[23]．とりわけ，補足運動野は体性感覚情報を豊富に受ける．よって，外的な視覚誘導に基づく運動計画でなく，内的な体性感覚誘導ならびに記憶に基づく運動計画に関与する．したがって，大脳基底核－補足運動野は自己の内部フィードバックに基づいて歩行を制御している．

大脳基底核は，大脳皮質からの運動出力調整である運動の発現あるいは運動学習に重要な役割を担う領域である[62]．この大脳基底核には前頭葉，頭頂葉，後頭葉，側頭葉，連合野といった大脳皮質のほぼ全領域，さらには視床からの入力がある．そして，これらの情報は抑制系である直接経路と間接経路の2つの経路から大脳皮質領野へ出力（投射）される．このうち，直接経路は出力部の抑制を弱める働きである脱抑制系であるのに対し，間接経路は出力部の抑制を強める働きである抑制強化系としてそれぞれ作用する．この2つの経路による調整によって，大脳皮質および視床からの情報を修飾し，ふたたび視床を介して大脳皮質へ情報を伝達する．換言すると，自己の状態

第5章　私は世界を歩く

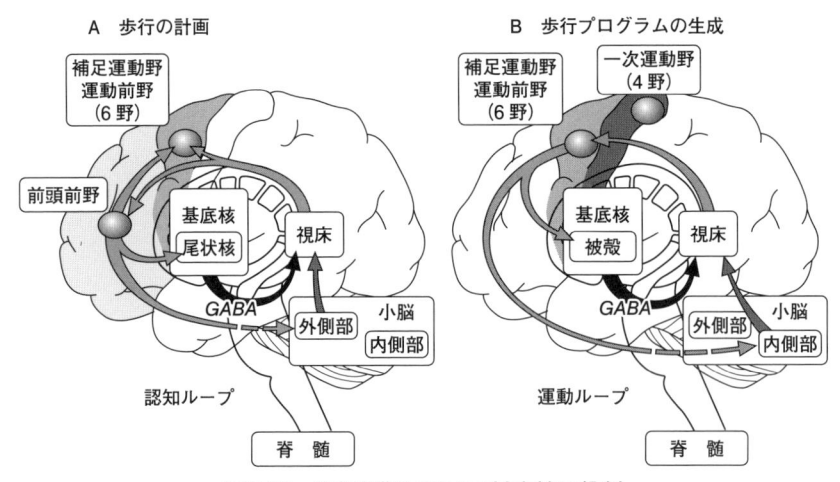

図5.18　歩行制御における基底核の役割
(高草木薫：身体適応　歩行運動の神経機構とシステムモデル．シリーズ移動知，2010より)

と自己を取り巻く外界の情報を受容し，その状況に適合した運動の発現を促し，それに合わない運動を抑止する機能を有していると言える．

　歩行における大脳基底核の役割としては，上述したような視床および大脳皮質運動野とのループが重要な働きを担い，主に歩行の随意的側面を制御する．大脳基底核病変のParkinson病患者の歩行中における脳活動をSPECTにて捉えた報告[42]では，健常者と比較して，補足運動野（特に前補足運動野）および小脳半球における活動が低下していることが報告されている．このことは，大脳皮質（高次運動野）とのループ障害によって，歩行の随意的なプログラム生成に影響を及ぼすことが考えられる．特に先に示したように補足運動野とのループにおける障害は，記憶などに基づいた内発的な運動の発現プログラムの生成が障害されることにより，小刻み歩行およびすくみ足などの障害が出現すると考えられる[63]．これを裏づけるように，Parkinson病におけるすくみ足および小刻み歩行は，運動前野などとのループによる外部感覚入力に基づいた歩行においてその障害が消失することが認められる．これに加え，歩行誘発野を含めた中脳の機能としての歩行開始と停止が障害されることにより，小刻み歩行およびすくみ足が出現するとも考えられている[64]．

　さらに，Parkinson病による大脳基底核異常に基づいた歩行障害において

は，大脳基底核－脳幹経路による網様体脊髄路への影響も見られる．この網様体脊髄路については，前述したように，脳幹歩行誘発野や小脳との連絡により，歩行リズムの生成および適切な筋緊張の維持に重要であり，これらの障害もParkinson病特有の歩行時の姿勢筋緊張やリズム不全に影響していると考えられている．

いずれにしても，歩行における大脳基底核の働きは，高次運動野および視床とのループによる外界に適合した歩行のプログラミングおよび調整，さらには実行（開始および停止）と，脳幹を経由した網様体脊髄路への出力による歩行リズムの生成および筋緊張調整であると考えられる[65-67]．

5.3.5 高次運動野における歩行制御システム

運動前野，補足運動野，前補足運動野，帯状皮質運動野を総称して高次運動野と呼び，これらの領域は，大脳皮質連合野からの外界情報，身体情報，記憶情報などを利用し，運動の手順や種類，時間的および空間的な運動の組み合わせから，運動の選択・企画・構成を行い，適切な運動情報を一次運動野へ出力する機能を有する．

高次運動野は運動を制御するために，網様体脊髄路といった腹内側系と皮質脊髄路といった背外側系の大きく2つの下行路によって脊髄運動ニューロンに情報を伝達する．網様体脊髄路は，先にも述べたように脳幹歩行誘発野からの情報を伝達するが，高次運動野はこの脳幹や小脳に投射することでその出力を修飾している．これに対し，皮質脊髄路は一次運動野，運動前野，補足運動野，帯状皮質運動野から直接的に四肢の高度に独立した運動を制御する．これまでの研究から，高次運動野は，障害物回避など視覚情報に基づきながら絶え間なく肢の軌道を制御する視覚運動統合を要する巧緻な歩行において重要であると考えられている[68]．

また，ネコのブロードマンエリアの5野を損傷させると障害物の跨ぎ動作において後ろ足が引っかかることが示された[69]．5野は人間においても姿勢図式に関与しているが，5野のニューロンは視覚誘導型の移動におけるワーキングメモリの役割を持っていることが報告されている（図5.19）[70,71]．

一方，単純歩行における高次運動野の働きの関与に関しては議論が分かれる．関与を示唆した報告では，皮質脊髄路を含む背外側経路を切断すると，

第5章 私は世界を歩く

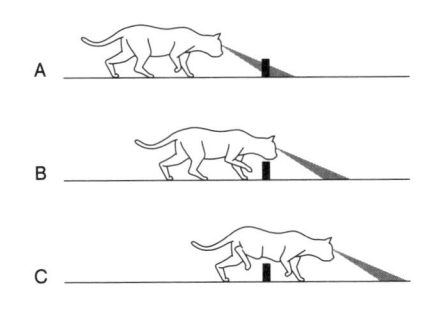

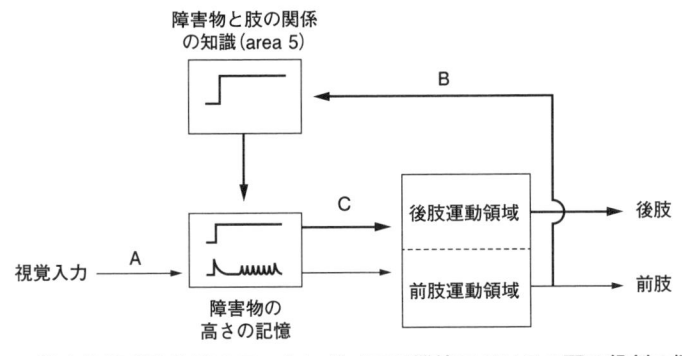

図5.19 障害物跨ぎ動作時のワーキングメモリ機能における5野の役割の概念図
A：障害物の高さのような視覚情報を5野以外の部位に保存する．
B：前足をステップする時の情報を5野に遠心性コピーを送る．
C：障害物の高さの記憶に基づき，後肢をステップする運動指令を出す．

切断後3日目から歩行可能となったが，その時間的および空間的下肢運動パターンは障害されたままであったことが示されている[72,73]．これとは対照的に，ラットを対象とした同様の実験では，切断後歩行障害が出現するものの約1日で完全に回復することが報告されている[74]．このように散見されるが，完成された成人の歩行では大脳皮質の関与が低いが，子どもが大人の歩行を獲得する変化プロセスや脳損傷後の歩行機能回復プロセスには大脳皮質の関与が大きい．とりわけ，サルやヒトなどの高等動物においては，脊髄CPGに対して上位からの指令による依存割合が強く，単純な歩行においても背外側経路は下肢の協調的な運動制御に対して必要であると考えられる[75]．
上位中枢からの下位中枢に対する入力は必要に応じて反射感受性を変調さ

せ，歩行運動が環境や運動周期に応じて合目的に調整されているのはこの働きによるものである．

また，歩行運動の準備や計画，視覚と運動の協調などの認知的側面，文脈に応じた歩行運動パターンの発現や修正に関わっていることは言うまでもないだろう．さらに，高次運動野は歩行の学習にも関与する．たとえば，二足歩行を訓練したサルのニューロン活動においては，四足歩行中では一次運動野以外に背側運動前野が賦活されたが，二足歩行中ではこれに補足運動野の賦活が加わることがわかった（図5.20）[68]．この一次運動野のニューロン活動については，歩行周期に一致した活動が見られたことから，下肢の律動的な運動制御さらには推進力の生成に関与しているのではないかと考察されている．一方，補足運動野については，持続的な活動が見られたことから，大脳基底核や脳幹への出力として体幹および下肢の姿勢制御に関与しているのはないかと考察されている．すなわち，四足から二足にシフトするのに際して，体幹や下肢のコントロールが学習されないといけないわけであるが，それに関与したものと推察されている．

人間を対象にした歩行制御における高次運動野の働きに関しては，SPECTによって補足運動野，運動前野の活性化が報告され[76]，また機能的近赤外分光法（functional near-infrared spectroscopy：fNIRS）によっても補足運動野の活性化が報告されている[77]．一方，歩行運動イメージ中の脳活動もいくつか報告されている[78,79]．これらの報告においても，実際の歩行とほぼ同様の補足運動野の活性化が報告されている．補足運動野の活性化は足関節運動では見られず歩行に特異的であったということ[77]や，歩行イメージの実験においては，歩行開始では運動前野の活性化が見られるものの，歩行の継続では補足運動野の活性化が見られることが明らかになっている[78,79]．また，歩行条件を変化させることによる脳活動の違いを捉えた報告では，歩行速度の増加に伴って運動前野および前頭前野の活性化が認められ[80,81]，歩行開始の予期や準備期に運動前野の活性化が著明であったとされている[82]．これらの人間を対象とした脳イメージング成果から，大脳皮質は障害物回避など視覚運動統合を要する歩行はもちろんのこと，単純な二足歩行においても，その随意的な開始や停止および歩行開始前の予測的な下肢の調整（歩行

第5章　私は世界を歩く

サル二足歩行の訓練風景

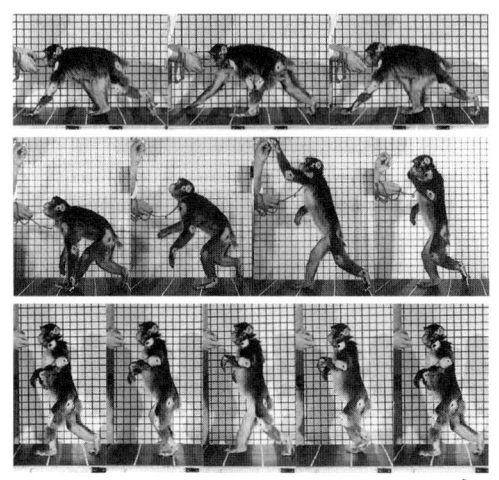

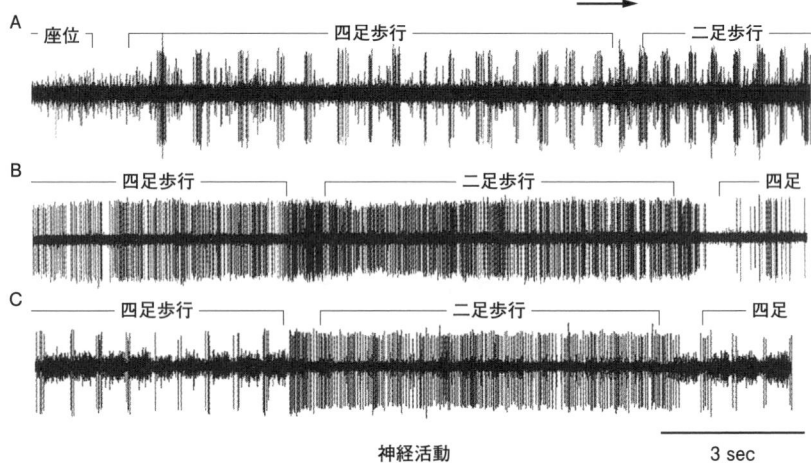

図5.20　サル二足歩行学習時の脳活動

A：一次運動野，歩行周期に一致して律動的な発射様式を示す．
B, C：　補足運動野，Bは四足歩行，二足歩行ともに持続的な発射様式を示す神経活動，Cは四足歩行では相動的な発射様式を示すが，二足歩行では持続的な発射様式を示す神経活動．

(中陦克己，他：歩行と大脳皮質．Brain Med 19：333-339, 2007より)

プログラム生成) などに関与していると考えられている．

一方，高次運動野ではないが，歩行制御における前頭前野領域の関与につ

いて二重課題法（dual task design）を用いた実験が多数報告されている[83-87]．歩行における二重課題法では，歩行中に認知課題を同時に負荷することによって，歩行運動のパラメータに影響を及ぼすかを調べるものであるが，高齢者を対象とした多くの報告では，いくつかの歩行パラメータに影響を及ぼすことが示されている．こうした成果は，歩行において前頭前野の注意機能は，歩行パターンの継続あるいは突発的な環境変化に対応するための動作モニタリングをしていることを示唆していることを示唆している．

5.4 歩行の神経システムおよびその機能回復メカニズム

これまで述べてきたように，歩行制御には脊髄レベルから大脳皮質レベルまで多くの中枢神経系が関与する．それぞれの領域が役割を持ちつつ，それらが神経ネットワークによって協調することで歩行が完成される．すなわち，これら領域の役割は完全に分担されているのではなく，情報の入出力を通じて，ネットワークを形成し，複雑かつ円滑な制御メカニズムを構築していると考えられ（表5.2, 図5.21）[48]，一方で，ここでは記さなかったが，環境への適応として種々の感覚入力を処理する頭頂葉機能や，記憶に関連した側頭葉機能とのネットワークも重要である．

歩行は大きく離散運動と周期運動に区分することができる．離散運動とは遊脚期における下肢を前方に推進するものであり，これは大脳皮質の影響を大きく受ける．一方，周期運動は歩行リズムとパターンの繰り返しであり，皮質下機能の影響を大きく受ける．平地歩行において，下肢を前方に推進できないという問題は離散運動の様相が大きく，皮質機能の問題と捉えることができる．さらに，その空間的，接触的コントロールが不安定な状態であれば，連合野による問題が関与している．とりわけ，下肢は上頭頂小葉と背側運動前野および補足運動野による前頭－頭頂ネットワークの関わりが強い．したがって，体性感覚モダリティに対応した予測機構の低下が離散運動の制御低下を起こしている可能性が高い．また屋内から屋外など環境の変化に対応できない問題も大脳皮質の機能障害の影響が大きい．

一方，遊脚だけでなく立脚のコントロールも同時に行わなければならない．この際，立脚は片脚立位に伴い姿勢制御を行う必要がある．この姿勢制

第5章　私は世界を歩く

表5.2　歩行制御に関わる中枢神経系の役割

部位	主な連絡経路	運動制御における役割	歩行制御における役割
脊髄	・網様体脊髄路：姿勢筋緊張など ・皮質脊髄路：随意運動など ・介在ニューロン：脊髄内ネットワーク	・効果器（筋）への運動情報出力 ・中枢神経への感覚入力 ・脊髄反射中枢	・CPGによる下肢パターン運動（周期運動）の生成および継続
脳幹	・網様体脊髄路 ・前庭脊髄路など	・脊髄反射の中枢 ・姿勢筋制御（主に近位筋）	・歩行の動機づけ・歩行リズムおよびパターンの生成と調整（脊髄内CPGへの働きかけ） ・歩行時における姿勢筋緊張の制御
小脳	・上小脳脚：脳幹への遠心性線維 ・中小脳脚：大脳皮質からの求心性線維 ・下小脳脚：脊髄・脳幹からの求心性線維	・運動に伴う姿勢（筋緊張）調整 ・随意運動の調整、運動のプログラミング（内部モデル、フィードフォワード制御） ・運動のフィードバック制御	・歩行リズムおよびパターンの調整 ・歩行時における姿勢筋緊張の調整 ・パターンおよびリズムに応じた四肢の運動調整、外界情報への対応
大脳基底核	・大脳皮質（運動関連領野、運動連合野、前頭前野）-基底核ループ（直接経路、間接経路）	・状況に適した運動調整、運動動機づけ ・学習された運動企画の実行および切り替えと終了 ・連続的および暗黙的な運動学習など	・外界に適した歩行プログラミングとその調整 ・歩行の実行（開始と停止） ・歩行リズムの生成と筋緊張の調整

166

	主な中枢神経機構	機能	歩行における中枢神経機構
運動前野	・主な入力：頭頂葉、前頭前野、一次運動野 ・主な出力：高次運動野、一次運動野、皮質下レベル（大脳基底核、視床、脳幹、脊髄）	・運動の予期的活動 ・外的な手がかり（視覚性および体性感覚性）による運動制御	・歩行における体幹・下肢の姿勢制御 ・歩行の随意的な開始および停止 ・歩行の予測的な下肢運動の調整（歩行プログラミング） ・外界に適した歩行（下肢運動）の選択など ・詳細はまだ不明
補足運動野	・主な入力：(上) 頭頂連合野、視床 ・主な出力：高次運動野、一次運動野、皮質下レベル（大脳基底核、視床、脳幹、脊髄） ※高次運動野および一次運動野とは双方向性連絡	・複雑な運動制御（主に手）、記憶を手がかりとした（自発性）運動制御 ・暗黙的な運動学習	
前補足運動野	・主な入力：(下) 頭頂連合野、視床 ・主な出力：高次運動野、前頭前野、皮質下レベル（大脳基底核、視床、脳幹）	・視覚的な手がかりによる運動制御 ・運動の選択（認知機能との関わり） ・明示的な運動学習	
帯状皮質運動野	・主な入力：大脳辺縁系、連合野 ・主な出力：一次運動野、補足運動野、前補足運動野、脳幹、脊髄	・情動や内的欲求に関わる情報を統合した運動および行動の選択に関する情報出力	

(冷水誠：歩行における中枢神経機構. 大西秀明, 他（編）：理学療法MOOK16 脳科学と理学療法. 三輪書店, 2009より)

第5章　私は世界を歩く

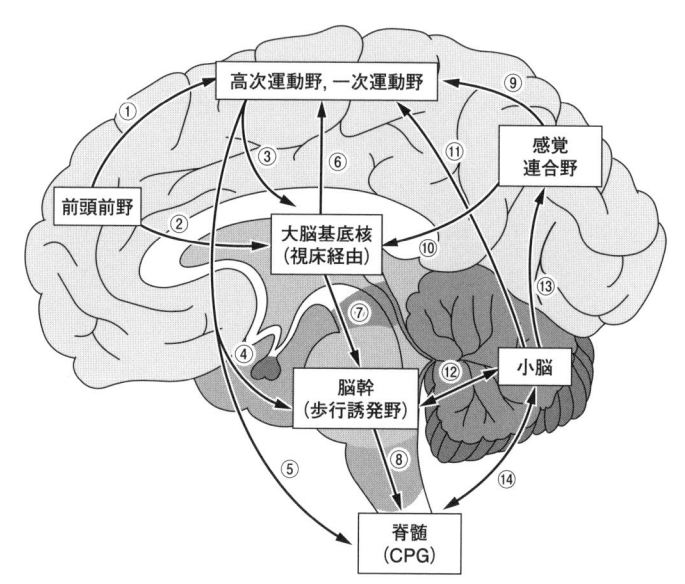

図5.21　歩行に関わる中枢神経機構

＊前頭前野からの出力（①，②）
①，②：高次運動野および大脳基底核へのさまざまな状況に適合させた歩行の企画
＊運動関連領域からの出力（③，④，⑤）
③，④：大脳基底核および脳幹への歩行のプログラミング情報（パターン変化への対応），体幹・下肢の姿勢制御
⑤：皮質脊髄路として下肢（遠位筋）の運動調節
＊大脳基底核からの出力（⑥，⑦）
⑥：外界の状況に合わせた運動調整
⑦：歩行の開始・停止，歩行リズムの生成と筋緊張の調整
＊脳幹からの出力（⑧）
⑧：歩行リズム・パターンの生成と調整，姿勢筋緊張の維持
＊感覚連合野からの出力（⑨，⑩）
⑨，⑩：外界の情報，身体の情報を運動関連領域および大脳基底核へ入力
＊小脳からの出力（⑪，⑫，⑬，⑭）
⑪：四肢の協調的な制御およびフィードフォワード制御の情報連絡
⑫：姿勢筋緊張の調整
⑬：外界の情報との連絡による歩行リズム・パターンの調整
⑭：身体の情報との連絡による歩行リズム・パターンの調整

（冷水誠：歩行における中枢神経機構．大西秀明，他（編）：理学療法MOOK16 脳科学と理学療法．三輪書店，2009より）

御は目的とする運動遂行と同時もしくはその前に目的運動以外の部位における活動が認められるといった予測的姿勢制御の様相を示す．この姿勢制御においては下肢の伸筋促通と維持は必須であり，抗重力筋におけるγニューロンへの適切な上位からの投射が必要になる．これらの働きは橋網様体脊髄路によるものである．一方，抗重力筋反射の開放といった伸筋抑制も同時に関与するが，これは延髄網様体脊髄路の働きによるものであり，いずれも両側支配であることから，予測的姿勢制御に関わる．これら網様体脊髄路は運動前野や補足運動野から投射を受けている．この腹内側経路は大脳皮質，脳幹を起始とするが，脳幹，小脳からの入力を受け，特に近位筋（体幹筋）および伸筋（抗重力筋）を支配しており，姿勢制御に重要な役割を担うと同時に随意運動に先行する姿勢調節に関わる．一側下肢遊脚に伴う対側下肢および頭頸部の安定性に関与する制御の低下は，こうした神経基盤に問題が生じていると考えられる．また同時に脊髄小脳路から室頂核を経由して網様体に向かう経路は，大脳皮質に情報を与えないことから知覚に関与しない．知覚する前に姿勢制御が可能になるのはこの働きによるものであり，特に直接的に随意運動時において意識に関与しない体幹筋および近位筋の制御に関わっている．しかしながら，これらの領域がまったく皮質機能の影響を受けないわけでない．歩行学習においては基底核を中核として知覚，注意，学習の機能が必要であることは言うまでもなく，皮質が関与することで歩行学習を効率化させ，歩行制御に多様性をもたらしていると推察できる．

　現に，脳のさまざまな領域の損傷で病理は違うものの歩行障害が出現するのは，歩行が神経システムによって生み出される創発現象であるからである．実際に歩行障害を有している脳卒中患者の歩行時の脳活動を計測した報告から，健常人と比較して病変側の一次感覚運動野の非対称的な活性化の低下，病変側および非病変側における運動前野，補足運動野，前頭前野など広範囲な活性化を認めたことが報告されている[88]．この一次感覚運動野における活性化の低下は，皮質脊髄路障害によるものと考えられているが，高次運動野そして前頭前野における活性化は，この皮質脊髄路の機能を代償する働きと想定されている．高次運動野や前頭前野の活性化は神経ネットワークが再構築された結果と考えることができる．さらに，脳卒中による病変が運動

前野に及ぶ症例では歩行能力が低いことが報告されている[89]．また，歩行能力の回復に伴う脳活動を調べた報告では，約3カ月のリハビリテーション介入により，非病変側有意な一次感覚運動野および補足運動野，運動前野における活動，さらには両側性の活動が得られ，この活動は歩行時の遊脚時間の改善と相関があったことが報告されている[90]．歩行能力の回復と脳活動を縦断的に捉えた研究においては，歩行能力の改善に伴って，非病変側と病変側の感覚運動野に同程度の活動増加が認められ，麻痺肢の運動時には補足運動野の活性化が認められることが報告されている[91,92]．一方，トレッドミル運動および部分荷重装置を取り付けたBody Weight Supported Treadmill Training（BWSTT）について，その効果が検証されているが，この効果機序には，脊髄CPGの働きを活性化させることが考えられている[93-97]．

いずれにしても，脳卒中後の歩行障害の回復には，中枢神経系における神経システムの再構築が重要である．研究によると，1）皮質下の梗塞では歩行改善機能に伴い感覚運動野の活動が対象になる．2）中大脳動脈〜運動前野の活動が増加する．3）自動的な歩行が可能になると感覚運動野の活動が低下することが示されており，歩行学習時には積極的に大脳皮質の運動関連領域が活動するが，学習が成立し自動化するとその活動が減少し，そうした制御は小脳，中脳，脳幹などで行われるというモデルも示されている[98]．特に，歩行機能回復プロセスにおいて高次運動野の活性化は，脳幹網様体への直接的出力による歩行調整の再構成，そして，より円滑（予測的制御，歩行プログラミング）な歩行調整の獲得のために必要である．また，高次運動野の働きだけでなく，CPGの活性化による効果も求められ，これにより歩行動作を皮質下レベル（無意識下）での制御を可能にさせることで，目的的動作から移動手段の一つとして遂行できるようになるのであろう．

引用文献

1) Carvalho S et al：Chimpanzee carrying behaviour and the origins of human bipedality. Curr Biol 22：R180-181, 2012.
2) 松村道一，他・監訳：ヒトの動きの神経科学．市村出版，2002.
3) 高草木薫：歩行の神経機構Review. Brain Med 19：307-315, 2007.
4) Ouchi Y et al：Brain activation during maintenance of standing postures

in humans. Brain 122 (Pt 2):329-338, 1999.
5) Jacobs JV：Cortical control of postural responses. J Neural Transmission 2007.
6) Halliday SE：The initiation of gait in young, elderly, and Parkinson's disease subjects. Gait Posture 8:8-14, 1998.
7) 大槻利夫：神経生理学的アプローチの転換－ボバースコンセプトの変遷と今後－成人分野を中心に．PTジャーナル45：551-559，2011．
8) Adkin et al：Cortical responses associated with predictable and unpredictable compensatory balance reactions. Exp Brain Res 172:85-93, 2006.
9) Mihara M et al：Role of the prefrontal cortex in human balance control. Neuroimage 43:329-36, 2008.
10) 冷水　誠，他：ニューロリハビリテーションと，脳の機能的イメージング (1) 立位制御．27：387-392，2010．
11) Frossberg H et al：Phase dependent reflex reversal during walking in chronic spinal cats. Brain Res 85:103-107, 1975.
12) Grillner S et al：How detailed is the central pattern generation for locomotion? Brain Res 88:367-371, 1975.
13) Grillner S et al：On the initiation of the swing phase of locomotion in chronic spinal cats. Brain Res 146:269-277, 1978.
14) Grillner S：Neurobiological bases of rhythmic motor acts in vertebrates. Science 228:143-149, 1985.
15) Barriere G et al：Prominent role of the spinal central pattern generator in the recovery of locomotion after partial spinal cord injuries. J Neurosci 28:3976-3987, 2008.
16) Dietz V et al：Locomotor activity in spinal man. Lancet 344:1260-1263, 1994.
17) Dietz V et al：Locomotor capacity of spinal cord in paraplegic patients. Ann Neurol 37:574-582, 1995.
18) Dietz V：Spinal cord pattern generators for locomotion. Clin Neurophysiol 114:1379-1389, 2003.
19) Wernig A et al：Laufband therapy based on "rules of spinal locomotion" is effective in spinal cord injured persons. Eur J Neurosci 7:823-829, 1995.
20) Behrman A et al：locomotor Training After Human Spinal Cord Injury: A Series of Case Studies. Phys Ther 80:688-700, 2000.
21) Scivoletto G et al：Plasticity of Spinal Centers in Spinal Cord Injury Patients: New Concepts for Gait Evaluation and Training. Neurorehabil Neural Repair 21:358-365, 2007.
22) Dimitrijevic MR et al：Evidence for a spinal central pattern generator in

humans. Ann N Y Acad Sci 860:360-376, 1998.
23) 高草木薫：身体適応　歩行運動の神経機構とシステムモデル．シリーズ移動知，2010.
24) Rossignol S et al：Dynamic sensorimotor interactions in locomotion. Physiol Rev 86:89-154, 2006.
25) 河島則天：正常歩行の神経制御．理学療法26：19-26, 2009.
26) Grillner S：Neurobiological basis on rhythmic motor acts in vertebrates. Science 228:143-149, 1985.
27) Pearson KG：Proprioceptive regulation of locomotion. Curr Opinion Neurobiol 5:786-791, 1995.
28) Grillner S et al：On the initiation of the swing phase of locomotion in chronic spinal cats. Brain Res 146:269-277, 1978.
29) Dietz V et al：Locomotor activity in spinal man: significance of afferent input from joint and load receptors. Brain 125:2626-2634, 2002.
30) Kawashima N et al：Alternative leg movements contribute to amplify locomotor-like muscle activity in spinal cord injured patients. J Neurophysiol 93:777-785, 2005.
31) Harkema SJ et al：Human lumbosacral spinal cord interprets loading during stepping. J Neurophysiol 77:797-811, 1997.
32) de Leon RD et al：Locomotor capacity attributable to step training versus spontaneous recovery after spinalization in adult cats. J Neurophysiol 79:1329-1340, 1998.
33) Dobkin BH et al：Modulation of locomotor-like EMG activity in subjects with complete and incomplete spinal cord injury. J Neuro Rehab 9:183-190, 1995.
34) Dietz V：Do human bipeds use quadupedal coordination? Trends Neurosci 25:462-467, 2002.
35) Kawashima N et al：Shaping appropriate locomotive motor output through interlimb neural pathway within spinal conrd in humans. J Neurophysiol 99:2946-2955, 2008.
36) Mori S et al：Controlled locomotion in the mesencephalic cat: distribution of facilitatory and inhibitory regions within pontine tegmentum. J Neurophysiol 41:1580-1591, 1978.
37) 森茂美：運動の神経機構　姿勢制御と歩行．伊藤正男（監）：脳神経科学．三輪書店，2005.
38) 松波謙一，他：運動と脳．サイエンス社，2000.
39) Drew T, Prentice S, Schepents B：Cortical and brainstem control of locomotion. Prog Brain Res 143:251-261, 2004.

40) Takakusaki K et al : Role of basal ganglia-brainstem systems in the control of postural muscle tone and locomotion. Prog Brain Res 143:231-237, 2004.
41) 松山清治：歩行と脳幹～脊髄. Brain Med 19：323-330, 2007.
42) Hanakawa T et al : Mechanisms underlying gait disturbance in Parkinson's disease: A single photon emission computed tomography study. Brain 122:1271-1282, 1999.
43) Jahn K et al : Brain activation patterns during imagined stance and locomotion in functional magnetic resonance imaging. NeuroImage 22:1722-1731, 2004.
44) 伊藤博信, 他訳：機能的神経科学. シュプリンガー・フェアラーク東京, 2004.
45) 柳原大：歩行と小脳. Brain Med 19：349-358, 2007.
46) Mori S et al : Integration of multiple motor segments for the elaboration of locomotion: role of the fastigial nucleus of the cerebellum. Prog Brain Res 143:341-351, 2004.
47) 森茂美：姿勢調節の基礎―姿勢調節の生体機構. 奈良勲, 他（編）：姿勢調節障害の理学療法. 医歯薬出版, 2004.
48) 冷水誠：歩行における中枢神経機構. 大西秀明, 他（編）：理学療法MOOK 16 脳科学と理学療法. 三輪書店, 2009.
49) Yanagihara D et al : A new learning paradigm: adaptive changes in interlimb coordination during perturbed locomotion in decerebrate cats. Neurosci Res. 18:241-244, 1993.
50) Yanagihara D et al : Climbing fiber responses in cerebellar vermal Purkinje cells during perturbed locomotion in decerebrate cats. Neurosci Res. 19:245-248, 1994.
51) Dietz V et al : Human neuronal interlimb coordination during split-belt locomotion. Exp Brain Res 106:449-456, 1995.
52) Prokop T et al : Adaptational and learning processes during human split-belt locomotion: interaction between central mechanisms and afferent input. Exo Brain Res 106：449-456, 1995.
53) Thelen E et al : Bilateral coordination in human infants: stepping on a split-belt treadmill. J Exp Psychol Hum Percept Perform 13:405-410.
54) Choi JT et al : Adaptation reveals independent control networks for human walking. Nat Neurosci 10:1055-1062, 2007.
55) Reisman DS et al : Interlimb coordination during locomotion: Whatcan be adapted and stored? J Neurophysiol 94:2403-2415, 2005.
56) Vasudevan EV et al : Split-belt tredmill adaptation shows different func-

tional networks for fast and slow human walking. JNeurophysiol 103:183-2010.
57) Choi et al : Walking flexibility after hemispherectomy: split-belt treadmill adaptation and feedback control. Brain 132:722-733, 2009.
58) Malone La et al : Thinking about walking: effects of conscious correction versus distraction on locomotor adaptation. J Neurophysiol 103:1954-1962, 2010.
59) Morton SM et al : Cerebellar Contributions to Locomotor Adaptations during Splitbelt Treadmill Walking. J Neurosci 26:9107-9116, 2006.
60) Pearson KG : Generating the walking gait: role of sensory feedback. Prog Brain Res 143:123-129, 2004.
61) Thach WT et al : Role of the cerebellum in the control and adaptation of gait in health and disease. Prog Brain Res 143:353-366, 2004.
62) 丹治順：脳と運動　アクションを実行させる脳．共立出版，1999．
63) 花川隆：歩行と大脳皮質基底核連関．Brain Med 19：341-347, 2007.
64) 望月仁志，他：神経学における歩行．Review. Brain Med 19：317-321, 2007.
65) Shibasaki H et al : Neural control mechanisms for normal versus Parkinsonian gait. Prog Brain Res 143:199-205, 2004.
66) Takakusaki K : Forebrain control of locomotor behaviors. Brain Res Rev 57:192-198, 2008.
67) Takakusaki K et al : Role of basal ganglia-brainstem systems in the control of postural muscle tone and locomotion. Prog Brain Res 143:231-237, 2004.
68) 中陦克己，他：歩行と大脳皮質．Brain Med 19：333-339, 2007.
69) Lajoie K et al : Lesions of Area 5 of the Posterior Parietal Cortex in the Cat Produce Errors in the Accuracy of Paw Placement During Visually Guided Locomotion. J Neurophysol 97:2339-2354, 2007.
70) Lajoie K et al : Neurons in area 5 of the posterior parietal cortex in the cat contribute to interlimb coordination during visually guided locomotion: a role in working memory. J Neurophysiol 103:2234-2354, 2010.
71) McVea DA et al : Long-lasting working memories of obstacles established by foreleg stepping in walking cats require area 5 of the posterior parietal cortex. J Neurosci 29:9396-9404, 2009.
72) Jiang W et al : Effects of bilateral lesions of the dorsolateral funiculi and dorsal columns at the level of the low thoracic spinal cord on the control of locomotion in the adult cat. I. Treadmill walking. J Neurophysiol 76:849-66, 1996.

73) Courtine G et al : Performance of locomotion and foot grasping following a unilateral thoracic corticospinal tract lesion in monkeys (Macaca mulatta). Brain 128:2338-2358, 2005.
74) Muir GD et al : Complete locomotor recovery following corticospinal tract lesions: measurement of ground reaction forces during overground locomotion in rats. Behav Brain Res. 103:45-53, 1999.
75) Drew T et al : Contributions of the motor cortex to the control of the hindlimbs during locomotion in the cat. Brain Res Brain Res Rev 40:178-191, 2002.
76) Fukuyama H et al : Brain functional activity during gait in normal subjects: a SPECT study. Neurosci Lett 228:183-186, 1997.
77) Miyai I et al : Cortical Mapping of gait in Humans: A Near-Infrared Spectroscopic Topography Study. NeuroImage 14:1186-1192, 2001.
78) Malouin F, et al. Brain Activations During Motor Imagery of Locomotor-Related Tasks: A PET Study. Hum Brain Mapping 19:47-62, 2003.
79) Iseki K et al : Neural mechanisms involved in mental imagery and observation of gait. NeuroImage 41:1021-1031, 2008.
80) Suzuki M et al : Prefrontal and premotor cortices are involved in adapting walking and running speed on the treadmill: an optical imaging study. NeuroImage 23:1020-1026, 2004.
81) 信迫悟志, 他：ニューロリハビリテーションと，脳の機能的イメージング(1) 歩行. 理学療法27：274-282, 2010.
82) Suzuki M et al : Activities in the frontal cortex and gait performance are modulated by preparation. An fNIRS study. NeuroImage 39:600-607, 2008.
83) Beauchet O et al : Dual-Task-Related Gait Changes in Transitionally Frail Older Adults: The Type of the Walking-Associated Cognitive Task Matters. Gerontology 51:48-52, 2005.
84) Grabiner MD et al : Attention demanding tasks during treadmill walking reduce step width variability in young adults. J Neuroeng Rehabil 2:25, 2005.
85) Beauchet O et al : Stride-to-stride variability while backward counting among healthy young adults. J Neuroeng Rehabil 2:26, 2005.
86) Dubost V et al : Relationships between dual-task related changes in stride velocity and stride time variability in healthy older adults. Hum Mov Sci 25:372-382, 2006.
87) Dingwell JB et al : Effects of an attention demanding task on dynamic stability during treadmill walking. J Neuroeng Rehabil 5:12, 2008.
88) Miyai I et al : Middle Cerebral Artery Stroke That Includes the Premotor

Cortex Reduces Mobility Outcome. Stroke 30:1380-1383, 1999.
89) Miyai I et al：Premotor cortex is involved in restoration of gait in stroke. Ann Neurol 52:188-194, 2002.
90) Miyai I et al：Longitudinal optical imaging study for locomotor recovery after stroke. Stroke 34:2866-2870, 2003.
91) Jang SH et al：Cortical reorganization associated with motor recovery in hemiparetic stroke patients. NeuroReport 14:1305-1310, 2003.
92) Kim YH et al：Longitudinal fMRI study for locomotor recovery in patients with stroke. Neurology 67:330-333, 2006.
93) Hesse S et al：Treadmill Training With Partial Body Weight Support Compared With Physiotherapy in Nonambulatory Hemiparetic Patients. Stroke 26:976-981, 1995.
94) Visintin M et al：A New Approach to Retrain Gait in Stroke Patients Through Body Weight Support and Treadmill Stimulation. Stroke 29:1122-1128, 1998.
95) Sullivan KJ et al：Step Training With Body Weight Support: Effect of Treadmill Speed and Practice Paradigms on Poststroke Locomotr Recovery. Arch Phys Med Rehabil 83:683-691, 2002.
96) Miyai I et al：Effect of body weight support on cortical activation during gait in patients with stroke. Exp Brain Res 169:85-91, 2006.
97) McCain KL et al：Locomotor Treadmill Training With Partial Body-Weight Support Before Overground Gait in Adults With Acute Stroke: A Pilot Study. Arch Phys Med Rehabil 89:684-691, 2008.
98) Miyai I et al：Premotor cortex is involved in restoration of gait in stroke. Ann Neurol 52:188-194, 2002.

私は知る

6. 学習する人間

第6章　私は知る

6.1　学習とは

　人間は経験を重ねることで，学習することができる．学習は単に物事の知識の獲得だけでなく，経験したことのない事柄への対応を可能にする知恵というものを含む．人間は幾度となく自然環境の変化の中でその種を保存してきた．人間は変化の富んだ外部あるいは内部環境に適応することで知恵を磨き，そしてその知恵を子孫に伝承してきたわけである．たくましく生きる，豊かに生きる，そのためのスキルを磨き，それを伝え，さらにそれを更新し，よりよい情報へと変化させて行く．人間はまさに学習する生物なのである．

　学習とは，「一定場面におけるある経験が，その後，同一または類似の場面における個体の行動あるいは行動の可能性に変容をもたらすこと」と定義づけることができる．学習は記憶や行動を獲得して発達させることを意味し，環境における行動スキルを発達させることであるとも表現される．

　学習は大きく認知学習と運動学習に分けられ，前者はいわゆる頭を使って記憶したり，論理的思考のもと行動戦略を学習して行くプロセスである．一方，後者はいわゆる体を使い，運動課題を練習することにより，その運動技能を習得して行くプロセスのことであり，感覚運動系の協調性が向上することを指す．いずれにしても，学習とは，環境における巧みな遂行能力を獲得し，それが比較的永続するように導く実践，あるいは経験に関連する一連のプロセスのことを言う．このような学習とは変化して行くプロセスのことであり，いわゆる神経可塑性とも同義である．しかしながら，通常は目に見えない脳の活動を捉えるのでなく，神経可塑性に基づいた行動の変化を捉えることが多い．ただし，行動パフォーマンスは学習の結果起こった現象であり，いわゆる学習とは行動パフォーマンスの変化を導き出すプロセスのことを指す．

　学習は宣言的（明示的）学習（explicit learning）と手続き（暗黙的）学習（implicit learning）に分けられる．宣言的学習とは，意識を顕在化（顕在的意識）し，知識や記憶を用いながら注意や思考といった認知的プロセスを経て学習することであり，実行されたプロセスを言語的に表現する能力のことである．いわゆる，頭の中でイメージを想起したり，行動のシミュレーショ

ンを行うのはこの宣言的学習に属する．これに対して，手続き学習とは顕在的な注意や意識（潜在的意識）なしに動作課題を行い学習することであり，先ほど述べたいわゆる体で覚えるのはこれに属する．

宣言的学習や手続き学習に関与する脳領域はさまざまである．宣言的学習には記憶の蓄積や再生に関与する領域が関わり，海馬，扁桃体，側頭葉，頭頂葉，前頭葉などが主に働く．一方，手続き学習は大脳基底核，小脳，頭頂葉，前頭葉などが主に働く．それぞれに学習プロセスに関連する役割があるが，以下に説明して行きたい．

6.2 認知学習とは

認知（cognition）とは，人間が内外の事象を認識していくプロセスのことである．認知するためには感覚（sensory）が必要であるが，その感覚とは，外の環境または身体内に起こった刺激によって，生体内の受容器が興奮し，脳の関連領野（例：触覚なら一次体性感覚野，聴覚なら一次聴覚野）に情報が伝達され，それが意識にのぼった体験のことを指す．通常，意識にのぼった程度であり，それがどのような性質で何であるかの情報処理プロセスは含んでいない．一方，知覚（perception）とは，感覚を介して刺激の性質を把握する働きのことであり，感覚を意味づけすることと言ってよい．たとえば，触覚・圧覚受容器の興奮によって脳に伝達された情報に基づき，その物体が固いか柔らかいかといった性質を弁別する機能のことである．これに対して，認知とは，いくつかの知覚を統合した後，知覚されたものが「何であるか」あるいは「どこにあるか」を判断することを指し，より能動的かつ実行的なプロセスである．認知するためには，感覚・知覚のみならず，注意，記憶，言語といった機能の付与および統合が必要である．認知には意味的な情報に変換する脳システムの関与が求められることから，脳内の記憶が重要となる．

記憶とは新しい経験が保存され，その経験が意識や行為の中に再生されることである．人間は多くのことを学習し記憶するが，それらは同一の神経構造によって処理，記憶されているのではない．まず記憶は長期記憶（long-term memory）と短期記憶（short-term memory）に分類される（図6.1）[1]．

第6章 私は知る

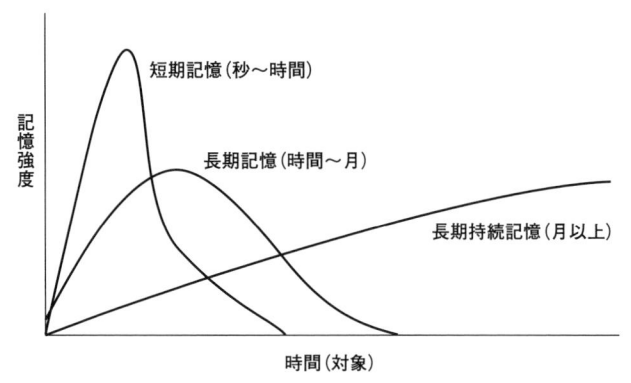

図6.1 記憶と時間の関係

長期記憶と短期記憶の関係をMcGaughによる3種の記憶から時間との関係において分類したものである．
(Bear MF, Connors BW et al［加藤宏司，後藤 薫，他・訳］：神経科学－脳の探究－．西村書店，2007より)

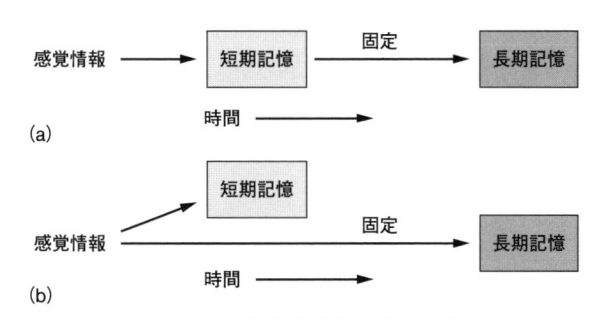

図6.2 長期記憶と短期記憶の関係
a：短期記憶を介して長期記憶が固定されるプロセス．b：短期記憶を介さずに長期記憶が固定されるプロセス．
(Bear MF, Connors BW et al［加藤宏司，後藤 薫，他・訳］：神経科学－脳の探究－．西村書店，2007より)

長期記憶は比較的永続的な記憶のことであるが，短期記憶は数十秒程度の記憶の保持のことを指す．長期記憶が形成される手続きには2つが提案されている．図6.2の(a)のように，感覚情報に基づいた短期記憶が時間経過とともに繰り返されることで，短期記憶が固定化されるものと，(b)のように短期記憶とは別に感覚情報が直接長期記憶として固定化されるもので，これは強力な情動的体験によるものである[1]．一般的な記憶障害としては健忘症があげられるが，受傷数カ月前のことがわからない逆行性健忘に対して，前向性

健忘とは受傷後の記憶を固定化できないものである．Reedら[2]は，側頭葉内側部に損傷を持つ4人の患者を検討した．その結果，海馬のみが損傷された患者では，脳損傷前の10年間に限定された軽度の逆行性健忘が見られた．しかしながら，海馬に加えて側頭葉内側部の辺縁系を損傷した患者では，過去数十年間にわたる重度な逆行性健忘が認められた．しかし，これらの患者でさえも，幼少期のエピソード記憶を思い出すことはできた．これはずっと以前の記憶の想起には側頭葉内側部が関与しないことを意味している（図6.3）．

長期記憶は先ほど示した宣言的なものと，非宣言的なものに分けられ，非宣言的なものは古典的条件反応と手続き記憶に，宣言的なものはエピソード記憶（出来事記憶）と意味記憶に分類される．古典的条件反応はパブロフの条件づけや，先に示した情動的作用に基づく無意識の反応のことである．手

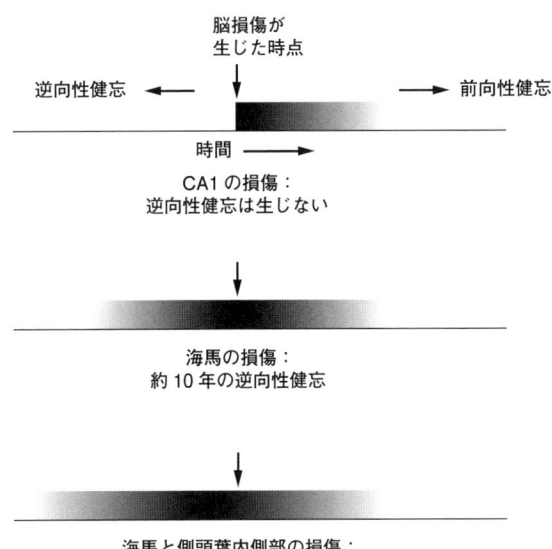

図6.3 脳の損傷と前向性健忘と逆行性健忘の関係
CA1の損傷では前向性健忘のみで逆行性健忘は見られない．海馬の損傷ではそれに加え約10年の逆行性健忘が見られ，海馬と側頭葉内側部の損傷では10〜30年の逆行性健忘が見られた．

(Reed JM et al：Retrograde amnesia for facts and events: findings from four new cases. J Neurosci 18: 3943-3954, 1998, Carlson N［中村克樹，他・訳］：第2版　カールソン神経科学テキスト．丸善，2008より)

続き記憶を含んだ運動学習に関しては後ほど詳しく説明するが，まずは認知学習に属する宣言的記憶に関して記述したい．

6.3 宣言的記憶とその脳領域

宣言的記憶は陳述記憶とも呼ばれ，言語を介して他者へ伝達可能な記憶あるいは意識に再生可能な（意識へ出力できる）記憶のことである．このうち，知識に相当し，物事の意味や物・人の名前，意味・事実を覚えることを意味記憶と呼ぶ．一方，自分の経験した出来事に関する記憶や文脈が関係し，特定の出来事が起こった時期や条件，出来事の中での順序に関する情報などをエピソード記憶と呼ぶ．陳述記憶に関与する脳領域は海馬，側頭葉内側部，間脳，そして前頭前野である．海馬と側頭葉内側部は記憶の固定化に作用し，間脳は海馬や扁桃体などの大脳辺縁系と前頭前野といった大脳皮質を結ぶ．

6.3.1 海馬の機能

海馬の損傷が記憶障害を引き起こすことを有名にしたのが，症例H.M.氏の症状である．症例H.M氏ことヘンリー・グスタフ・モレゾン（Henry Gustav Molaison）氏は難治性てんかん患者であり，てんかん発作軽減目的に，両側の内側側頭葉切除（海馬，海馬傍回，扁桃体の約2/3切除）手術を受けるが，その結果，重篤な前向性健忘が出現してしまった．すると，手続き記憶の形成は可能であるが，陳述記憶の形成に障害が見られることがわかった．また，幼少期の記憶は存在し，手術前の長期記憶と過去の出来事を思い出す能力はまったく問題なかった．さらに，一時的な短期記憶も正常であり，中断すると忘れてしまうが，繰り返しリハーサルをすると6つの数字を記憶することが可能であった．また，おもしろいことに手術後に引っ越した家の間取りも記憶することが可能であった．

この結果から，海馬を含む側頭葉内側部は手続き記憶ではなく，陳述記憶に影響を与えた．これは，手続き記憶と陳述記憶，そして短期記憶と長期記憶のもとになっている解剖学的部位や神経機構は同一でないという考えを支持することになる．なお，手続き記憶は運動学習に相当するために後述したい．また，H.M.氏から，海馬は長期記憶の場ではないことや，長期記憶の想

起にも必要がないこと，そして短期記憶の場でもないことがわかった．短期記憶の場であれば，H.M.氏は会話ができないわけであるが，会話は特に問題がない．すなわち，海馬は短期記憶から長期記憶の変換に関与するわけである．新しい情報が示された時，H.M.氏はそれを理解し，それについて考えている限り思い出せる．しかし，その情報の永続的記録は形作られないわけである．またH.M.氏は部屋の間取りの記憶は可能であったが，家の近所の地理がまったく理解できなかったことが報告されている．Luzziら[3]は，右海馬傍回損傷において，新しい環境で道を理解する能力が失われるケースを報告した．またMagureら[4]は町中の移動が可能なバーチャルリアリティを使用して，目的地に移動するといった空間記憶課題時において，右側海馬が活性化することを報告した（図6.4）．図6.5はラットの空間課題であるが，このラットは放射状迷路の中でエサを得るように訓練され，最終的には学習により，効率的に一度しかアームに入らなくなる[5]．要するに，1つのアームに2回行かずに迷路を走るためには，ラットは視覚や迷路の周囲にある他の手がかりを利用して，どこをすでに通ったかを記憶するわけである．どのアームを訪れたかの情報を保持するのに使われる記憶のタイプは，後に示す作業記憶（ワーキングメモリ）と呼ばれるものになる．どのアームに侵入したかの情報の保持には，ワーキングメモリを必要とし，海馬が損傷をきたすと，1

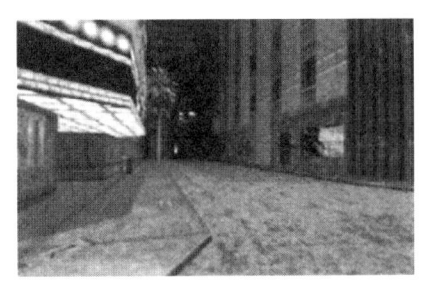

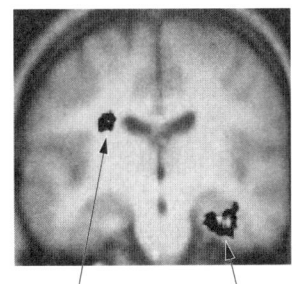

左尾状核の尾部　　右海馬

図6.4　空間記憶課題における海馬の賦活

町中を移動可能なバーチャルリアリティ課題で目的地に移動する．その際の空間記憶を見たものであるが，左尾状核と右海馬に賦活が認められた．

(Maguire EA et al：Knowing where things are parahippocampal involvement in encoding object locations in virtual large-scale space. J Cogn Neurosci 10:61-76, 1998 より)

第6章　私は知る

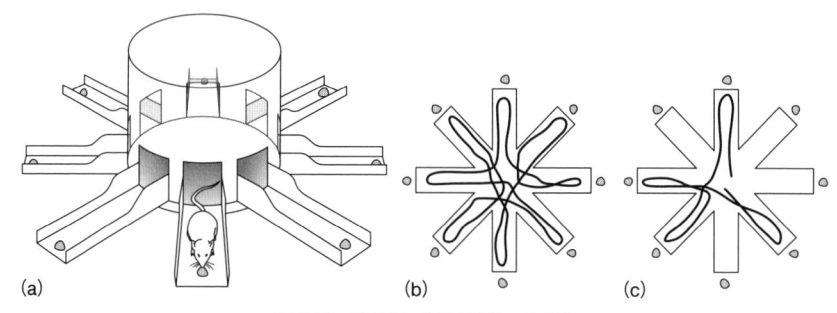

図6.5　海馬と空間記憶の関係

a：実験に使用した放射状迷路．b：訓練後では効率的にエサを見つけ，各アームに一度しか行かない．しかしながら，海馬が破壊されると，エサをとることは学習するが，効率的にエサを見つけられず，エサの無いアームに2回以上行ったり，エサのあるアームを放置してしまう．c：訓練後はエサのあるアームに行く．しかしながら，海馬破壊後は，エサのないアームへの侵入は避けるが，一度入ったアームへ2回以上入り，他のアームからエサをとれない．

(久保田競・編：記憶と脳．サイエンス社，2002より)

度入ったアームに2回以上入る現象が見られ，ワーキングメモリが障害されると解釈できる．また図6.6は，Morris型水迷路と呼ばれる空間知覚課題であるが，図のように実験者がラットを水の特殊な水槽の中に入れ，隠れたプラットホームを見つけ，それを登るまで泳がせるというものである[6]．学習によってどの位置からスタートしても計画的な泳ぎ方でプラットホームを登ることができるが，海馬が損傷されたラットの場合は，試行ごとに新たな位置に放されると，最終的にプラットホームに着くまでに無計画な泳ぎ方することがわかった．一方，固定したスタート位置からでは学習が可能であった．すなわち，海馬損傷は刺激–反応課題の障害は見られないが，関係学習課題の習得が阻害されることがわかった．海馬と大脳皮質の記憶における役割を示したのが図6.7である[7]．この図はMorris型水迷路課題を使用し，海馬を損傷させた時の記憶固定との関係について示したものである．これを見る限り，新たに学習された空間情報には海馬は必要であるが，30日前に学習された情報には必要がないことを示している．つまり，この30日間のどこかの時点で，大脳皮質が情報の保持に関与していることが示唆される．海馬が作業記憶や空間記憶に関与しているといった直接的な因果関係は未だ不明であ

学習する人間

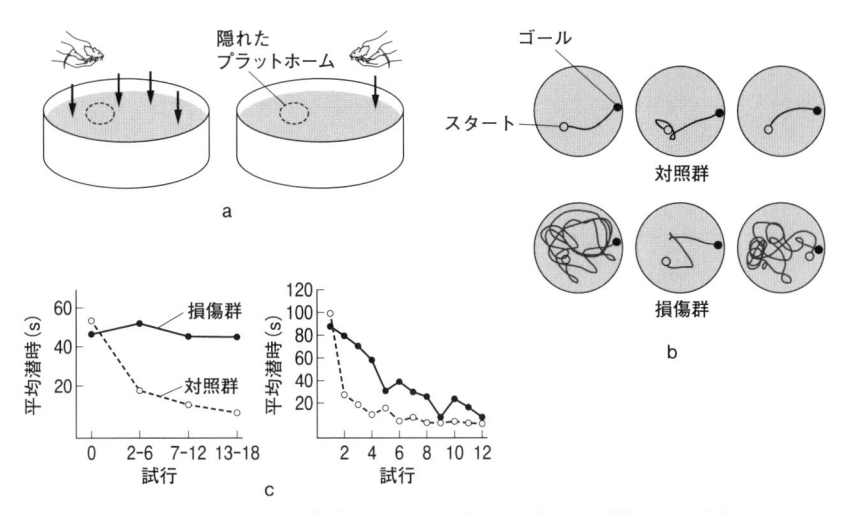

図6.6 Morris型水迷路における海馬と空間知覚学習の関係
a：プラットホームが1つあるが不透明な水のためどこにあるかはわからない．向かって左はさまざまなスタート位置から行われ，右は固定したスタート位置から行われる．b：対照群では計画的にプラットフォーム（ゴール）まで泳いでいるが，海馬損傷群では無計画に泳いでいる．c：向かって左側のグラフはさまざまなスタート位置から行われた際の平均潜時であるが，損傷群では時間尾短縮が見られず学習していない．向かって右側のグラフは固定したスタート位置からの結果であるが，損傷群においても対照群と変わらず，時間の短縮が見られ学習効果が見られている．

(Carlson N［中村克樹，他・訳］：第2版　カールソン神経科学テキスト．丸善，2008より)

る．しかしながら，いくつかの研究結果の共通項から，空間記憶の形成に関することが考えられ，海馬は空間的な手掛かりを記憶して行く際，特に重要な働きをすると言えるであろう．

6.3.2 間脳の機能

間脳のうち視床は後述する記憶回路の一部であり，記憶の形成に関与すると言われている．たとえば，症例N.A.は，フェンシング用の剣が右鼻を通り，左側に向かい脳を損傷したCT検査より，明らかな障害は左側の背内側視床の損傷が見られた．この症例において，認知能力は正常であったが，事故前の約2年間についての逆行性健忘があるとともに，前向性健忘が比較的重症であることが示唆された．たとえば，この症例においては，テレビを観

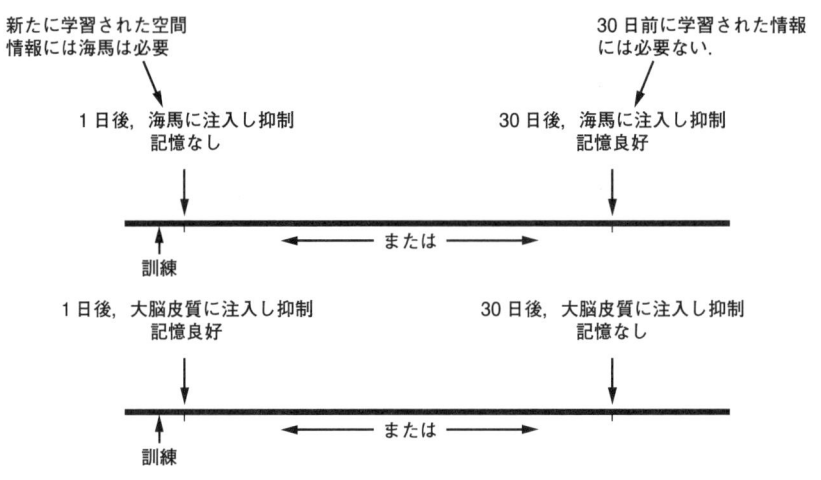

図6.7 海馬および大脳皮質と記憶の時間的関係
(Maviel T et al：Sites of neocortical reorganization critical for remote spatial memory. Science 305:96-99, 2004 より)

るのが困難であり，CMの間に番組で何が起こっていたかを忘れてしまう．先に示したH.M.氏ほど，健忘症は重症でなかったが，性質は著しく似ている．N.A.氏においても，短期記憶は保存可能であり，古い記憶を回想することもでき一般的な知能は保持されていた．しかしながら，新しい陳述記憶を形成するのが困難であるのに加え，健忘症を起こした事故以前の数年間の逆行性健忘症が見られたわけである．

なお，前頭前野に基づく記憶システム（ワーキングメモリなど）は，知能や思考と表現できることから，第8章で詳しく説明することにする．

6.4 記憶の神経回路

視覚，聴覚，体性感覚，味覚などの情報は，大脳皮質連合野で処理された後，海馬傍回，嗅内皮質といった皮質領野を経由して貫通線維束によって海馬に入力される．海馬の内部構造は，ニューロンの集まり方から，歯状回，アンモン角（CA3，CA1），海馬台といった領域が区別できる．＊印の所はCA2と呼ばれ，CA3やCA1細胞群が重なっている（図6.8）[8]．図はラットの海馬を示しているが，人間の海馬ではCA1の細胞群が厚くなり，細胞の並び

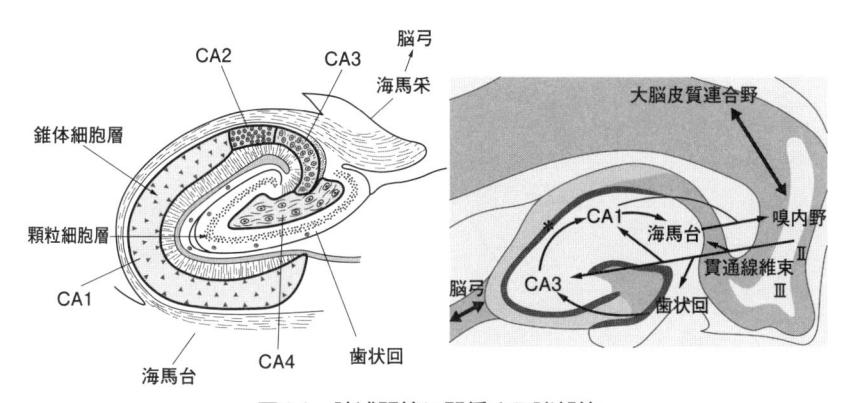

図6.8 陳述記憶に関係する脳部位

海馬体の中の固有海馬（アンモン角：cornu ammonis）の構造を示したものである．CA1～4のCA1とCA3が記憶に特に重要とされている．
（山鳥　重：記憶の神経心理学［神経心理学コレクション］．医学書院，2002より）

方もばらついている．またラットではCA3の細胞群が歯状回の入口で止まっているが，サルや人間では歯状回の中にとぐろを巻くように進入している（これをCA4と呼ぶ）．つまり，人間ではCA4やCA1の部分がラットに比べてより発達しており，人間に特有な記憶をつくるにはこういった部分が関与しているということが考えられる．

　記憶に関わる神経回路はパペッツ（Papez）の回路と呼ばれ，海馬，視床前核群，乳頭体内側核，帯状回を中心にその回路が形成されている．一方，情動に関わる回路は，ヤコブレフ（Yakovlev）の回路と呼ばれ，扁桃体，視床内側核，前頭葉下面を中心に形成されている（図6.9)[9]．前者はエピソード記憶に関与し，後者は情動記憶に関与する．これらエピソード記憶と情動記憶の2つの神経回路は独立して働いているが，一方で脳の多くの場所で神経の結合が重なり合っている．したがって，構造的にも，記憶・学習と情動の回路とは互いにきわめて密接な関係にあり，情動や意欲は記憶に大きな影響を与えていると考えられている．

　海馬における記憶形成は，原則的に長期増強（long-term potentiation）のシステムによる．長期増強とは，ニューロンが同時に刺激されることにより，それら2つのニューロン間の信号伝達が持続的に向上する現象のことである．ニューロンはシナプス結合を介して信号伝達するわけであるが，記憶

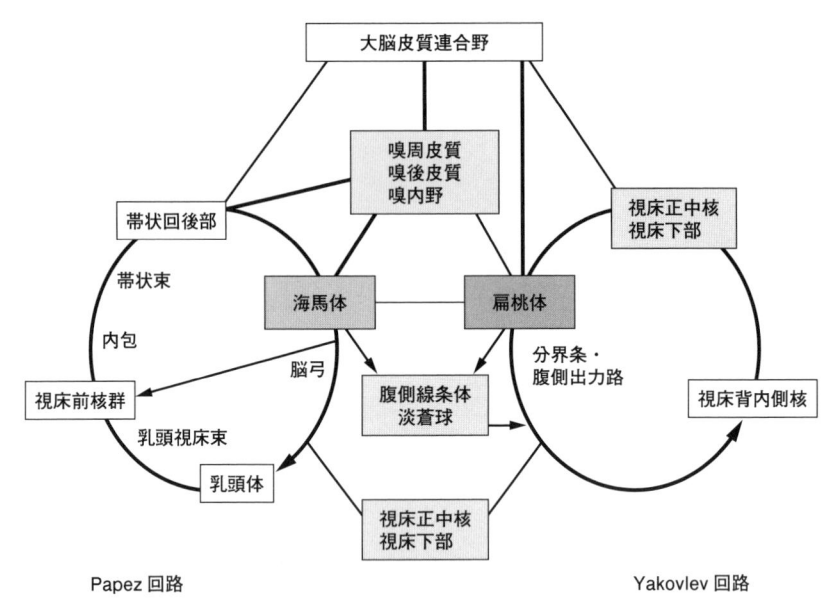

図6.9　Papez回路とYakovlev回路の関係
(東京都神経科学総合研究所：http://tmin.igakuken.or.jp/)

はこのシナプスに貯えられていると考えられており，長期増強は学習と記憶の根底にある主要な細胞学的メカニズムの1つであると認識されている．

6.5 運動学習の種類

先に手続き記憶が運動学習に相当すると述べたが，現実的には運動制御や運動学習に必要な要素は，手続き記憶（motor memory）に加えて，環境との相互作用（探索）を通した技術（motor skill），運動の協調性（時間的・空間的）と連続性（手順）を産み出すための運動の組み合わせ（motor program），目的とされる運動計画（複数のmotor program）が含まれる

運動学習とは「知覚を手がかりとして運動を目的に合うようにコントロールする能力である運動技能が向上して行くプロセス」であり，運動の手がかりとなる知覚が精緻化するとともに，それに応じた形で運動のコントロールが微細に正確に行われるようになって行くプロセスを高次化したものである．

運動学習は大きく適応的学習と連続的学習に分けられる．前者は環境に依

存した感覚情報に基づいて学習するもので，オープンスキル（open skills）の運動に相当する．道具を使った運動もこれに相当し，後述する内部モデル形成が行われる．たとえば，プリズム眼鏡をかけて道具に対して上肢の到達運動を行う順応課題がそれに相当する．

Rossettiら[10]は半側空間無視に対してプリズム順応課題を考案した．プリズムによって視野を平行にずらすと視覚目標に向かって上肢の到達運動を行うと，初期は誤差が生じるが，試行とともに目標への到達が可能になるといったプリズム適応を示すものである（図6.10）．Luautéら[11]はプリズム順応課題中の脳活動を調べているが，この際，小脳と頭頂葉が活性化することが明らかになった（図6.11）．この適応的学習は，身体が環境との相互作用を繰り返し行うことで，認知される感覚情報と運動情報間に整合性を表現する内部モデルを獲得するプロセスを意味する．

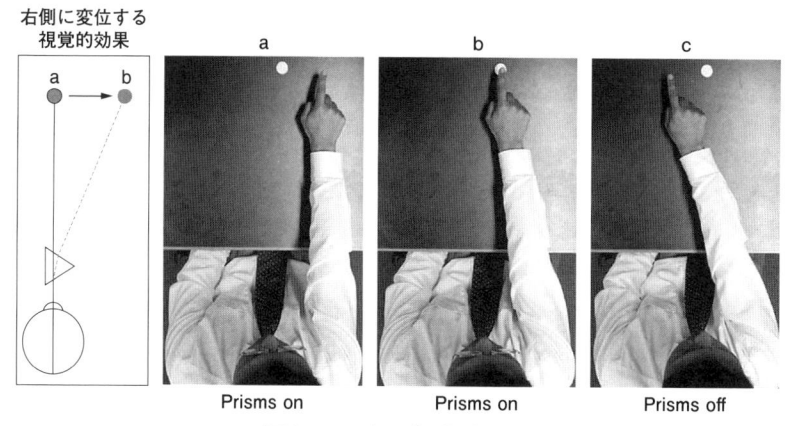

図6.10　プリズム順応課題

a：外界が右に10度偏位して見えるプリズム眼鏡を装着して指標（縦に配置された棒）に対してポインティング課題を実践しているところ．最初は右に偏位していることから，指標に指が接触しない．したがって，体性感覚フィードバックが入らないことから，視覚‐体性感覚の照合に誤差が生じる．b：繰り返すことによってフィードバック誤差学習システムが作動することで指標に指が接触できるようになる．こうした現象をプリズム順応と呼ぶ．c：眼鏡を外した後もしばらく残存する．

(Rossetti Y et al：Prism adaptation to a rightward optical deviation rehabilitates left hemispatial neglect. Nature 395：166-169, 1998より)

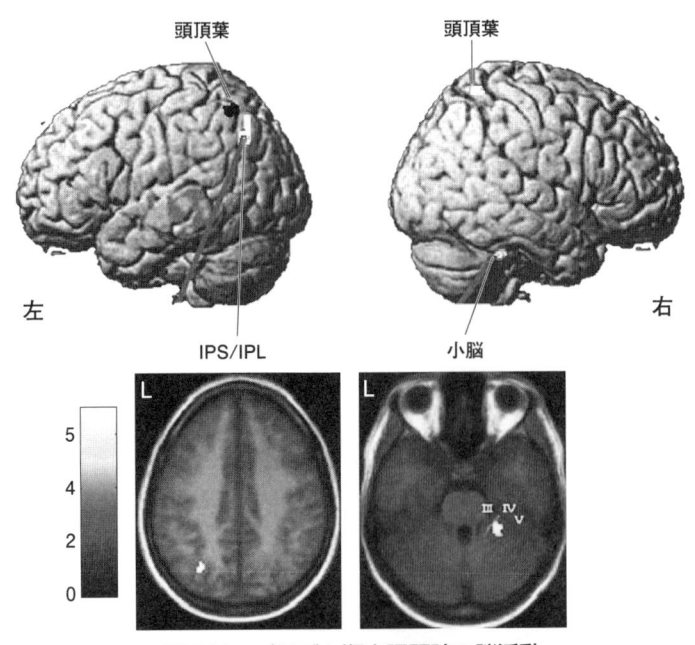

図6.11 プリズム順応課題時の脳活動
頭頂葉（IPS/IPL）と小脳の活性化が認められている．
(Luauté J et al：Dynamic changes in brain activity during prism adaptation. J Neurosci 29：169-178, 2009 より）

　一方，連続的学習とは，連続的な運動の中から順序の知識を獲得するものである．クローズドスキル（closed skills）の運動に相当する．たとえば，親指と他指の連続的な対立運動や，系列的かつ連続的なボタン押しがそれに相当する．図6.12はランプが点灯すればそれに相当する番号のボタンを押す課題の模式図である[12]が，そのボタン押しにおいて「1→3432142」の繰り返しシークエンスがある場合，徐々にランプが光らなくとも，その順序を覚え，その記憶に基づいて指を動かすようになる．こうした順序の一部がまとまっていることをチャンキング（動作のグループ化）と呼ぶ．こうした動作順序に関する知識の獲得を行うのが連続的学習である．Parkら[12]は大脳基底核が連続的運動学習に関与することを報告した．繰り返し課題を行うことで，連続的学習はその次の刺激を予測できるようになり，次第に次の刺激を待たずとも，反応することが可能になる．

学習する人間

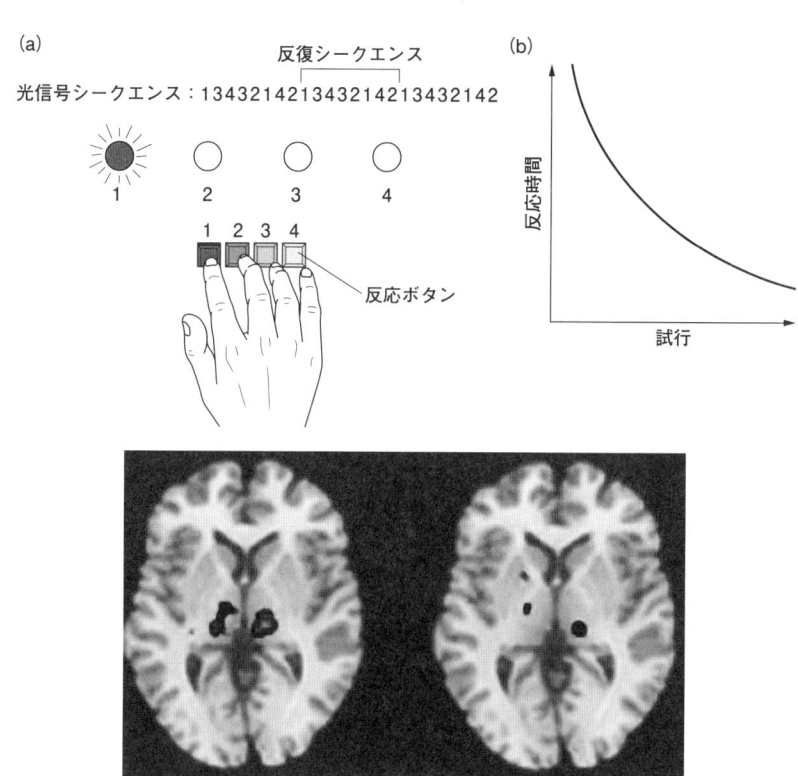

図6.12 シリアル課題時の脳活動
上：ボタン押し課題．ランプが点灯したボタンを押す課題．ランプの点灯には順序性があり，「13432142」の順で点灯するようになっている．このような課題をシリアル課題と呼び，次第に被験者はランプが点灯しなくとも記憶に基づいて指が動くようになる．すなわち反応時間が早まる．下：その際の脳活動においては大脳基底核の賦活が見られる．
(Park JW et al: Dynamic changes in the cortico-subcortical network during early motor learning. NeuroRehabilitation 26:95-103, 2010 より)

　現在のところ，適応的学習に関わる主たる脳領域は小脳，運動前野，頭頂連合野が中心であり，これらは外的な感覚に基づいて運動制御を行う神経ネットワークとして知られている（図6.13）．たとえば，自転車操作であれば，ハンドルを操作しながら隙間を通り抜けたり，ある角度のカーブを曲がったりするような学習に関わる．一方，連続的学習に関わる主たる脳領域

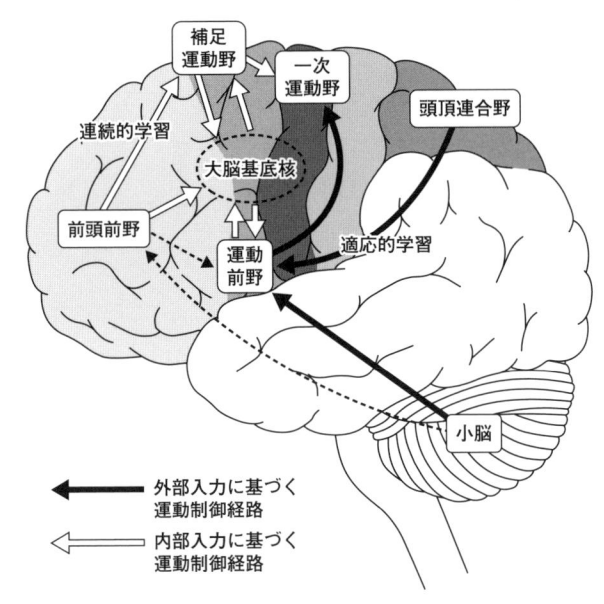

図6.13　運動制御に関わる2つの経路
(Schultz W：Behavioral dopamine signals. Trends Neurosci 30：203-210, 2007より)

は大脳基底核，補足運動野，前頭前野であり，これらは規則や順序を覚え，その記憶に基づき運動制御を行う神経ネットワークとして知られている．たとえば，ハンドルを握り，サドルに跨り，ペダルを踏み，それを繰り返すといった学習に関わる．

6.6　3つの運動学習戦略

　運動学習戦略は，強化学習（reinforcement learning），教師あり学習（supervised learning），教師なし学習（unsupervised learning）の3つに分けられる．強化学習とは中脳のドーパミン神経細胞の報酬信号に基づいたものであり，状態と動作の評価に関係する．教師あり学習は，下オリーブ核からの誤差信号による小脳を中心とした学習システムであり，環境依存型の学習スタイルであり，学習結果をカプセル化するものである．教師なし学習は，大脳皮質を中心としたものであり，感覚と記憶の双方向性結合と相関学習であり，行動出力の予測などの表現に関与する．自己組織化（self organization）

学習する人間

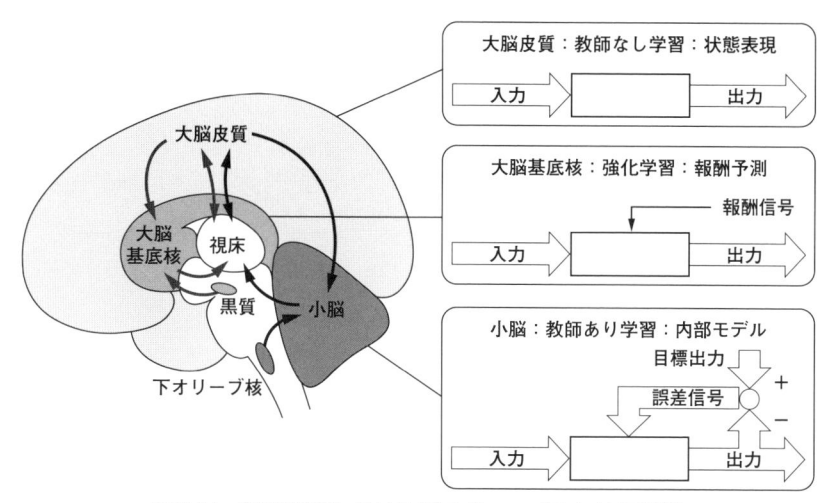

図6.14 運動学習における脳のグローバルな協調機構

も教師なし学習に位置づけられる．これらは独立しているわけでなく，運動学習においてグローバルに協調している（図6.14）．

6.6.1 強化学習

　強化学習とは，人間と環境の相互作用から報酬を得て，報酬を最大化するように自己の選択可能な行動の価値を学習するものである．正の強化が行われるためには，ドーパミン作動系が働く必要がある．有名なOldsらによる自己電気刺激実験において，図6.15のようにネズミがレバーを踏むと腹側被蓋野に電気刺激がされる[1]．すると，このネズミは摂食や摂水を忘れるほどにレバーを押し続けることが判明した．すなわち，生物学的な欲求よりもレバーを押すことを選択したのである．この現象を没入感とも呼び，人間でもしばしば見られる．近年，ドーパミン作動系への刺激は，単に快楽ではなく，動機づけおよび報酬予測（予測誤差）に基づくものと指摘されている．

　ドーパミン神経細胞は行動を起こす時に得られる期待される報酬の量と行動をとった結果，実際に得られた報酬の量の誤差に応じて興奮し，興奮の度合いに比例してシナプス伝達効率を向上させる[13]．またドーパミン神経細胞は，報酬がいつ与えられるか不明な状況で活動を起こすが，報酬が完全に予測できる状況では反応を示さない．また，報酬を予測していたにもかかわら

第6章　私は知る

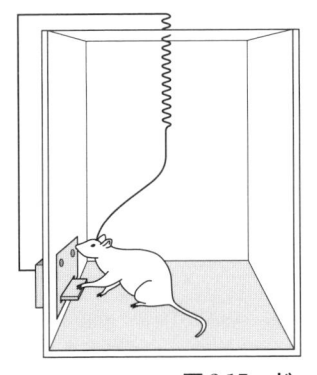

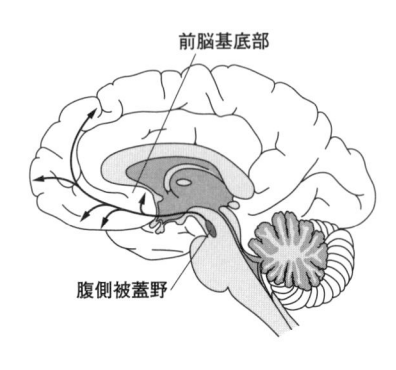

図6.15　ドーパミン作動系の刺激実験
a：ラットがレバーを押すと脳内に埋め込まれた短い電流が流れる．
b：腹側被蓋野の活性化に伴いドーパミン放出が前頭葉に向けて行われる．
(Bear MF, Connors BW et al［加藤宏司，後藤　薫，他・訳］：神経科学−脳の探究−．西村書店，2007より)

ず，それが得られない場合は反応が減少する．さらに報酬の予告で反応することがわかった（図6.16）[14]．Bernら[15]は，健常者24名を対象に報酬が予測的か非予測的な場合の2条件で報酬を与えた時の脳活動を調べているが，非予測的な場合において側坐核の活性化を認めた．この際，黒質や腹側被蓋野でドーパミン神経細胞が興奮し，側坐核とシナプス結合すると快情動が生まれ，正の強化が行われる．

Izumaら[16]は報酬のタイプによる脳活動の違いをfMRIを用いて調べているが，お金を報酬とした場合，他人からの信頼（表情）を報酬とした場合の両者において，報酬学習に関与する領域が同様に活性化したことを報告した．「報酬予測誤差（予測された報酬−実際の報酬）」によって強化されるため，結果の前に報酬を大まかに予測する必要がある．この予測を過大に見積もると実際の結果との差が負になるために負が強化され，それが回避できないと学習性無力感（learned helplessness）をきたしてしまう場合がある．また報酬を完全に予測できると誤差が生じないため正の強化がされない[15]．実際に報酬が与えられることで運動パフォーマンスが向上し，その際，側坐核，線条体，扁桃体，前頭前野に活性化が認められたことが明らかにされている（図6.17）[17]．最近になって，報酬による運動学習の長期的効果が調べら

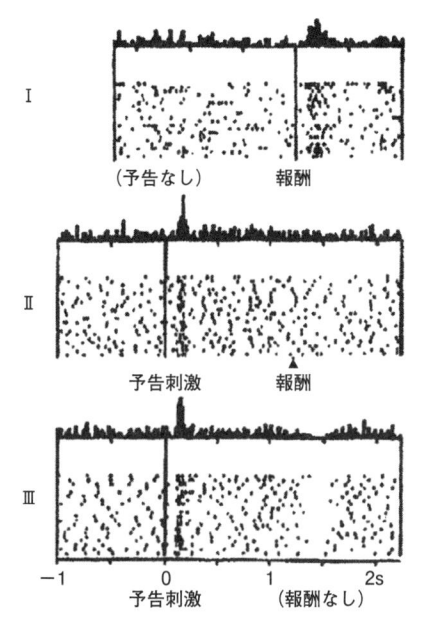

図6.16 中脳ドーパミン細胞の興奮性
Ⅰ：報酬が予測できない場合．報酬を与えられた後，ニューロンの興奮が高まる．
Ⅱ：報酬が予測できる場合．報酬を与えられた後，ニューロンの興奮性は変わらない．
Ⅲ：報酬を予測していたにもかかわらず報酬が与えられなかった場合．ニューロンの興奮性が減少する．

(Schultz W：Predictive reward signal of dopamine neurons. J Neurophysiol 80：1-27, 1998より)

れたが，その学習効果は6時間後および24時間後でも有意に高く，さらに30日後においても，報酬群においてその効果が維持されることがわかった[18]．リハビリテーションにおいて，対象者の快情動を引き起こすために，報酬の設定および課題の難易度に留意する必要がある．目標が高すぎれば負が強化され，低すぎると予測誤差が生まれない．セラピストを含めた環境の援助によって，課題をクリアできるようプログラムを調整して行く必要がある．一方，内発的に動機づけられた行為に対して，報酬を与えるなどの外発的動機づけを行うことによって，逆に意欲が低減し，課題を継続しない現象も報告されている．これをアンダーマイニング効果と呼ぶ．この際，関与する脳領

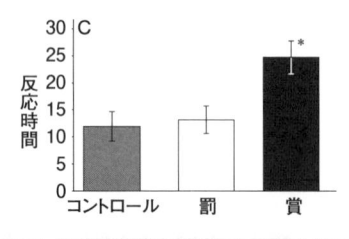

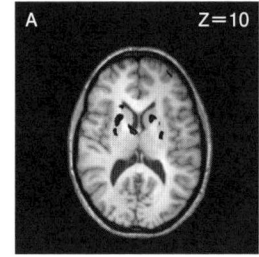

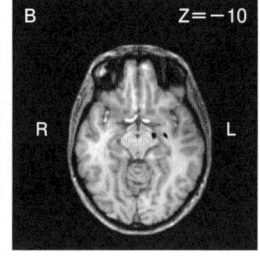

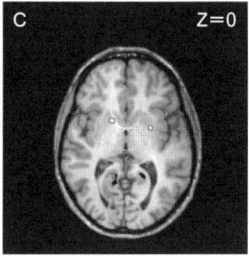

図6.17 報酬による学習効果

上：対照群や罰群に比べて報酬群は運動パフォーマンスにおける反応時間の短縮が見られた．下：報酬群では線条体，扁桃体，前頭前野に活性化が見られた．
(Wachter T, Lungu OV et al：Differential effect of reward and punishment on procedural learning. J Neurosci 29：436-443, 2009 より)

域が前頭葉と大脳基底核であることが報告されている[19]．

6.6.2 教師あり学習

　教師あり学習はBernsteinによる誤差検出・修正モデルから説明するとわかりやすい．Bernstein[20]は運動制御・学習機構における自己調節システムを図式化した（図6.18）．これはSwの値に対して，Iwの値を比較照合し，その差分Δwを符号化装置に送り，そこで修正が図られ，調整器へと渡され制御するというシステムである．

　教師あり学習は意図した運動予測と実現した運動結果の誤差により学習するプロセスであり，大脳や小脳の広範囲な関わりにより成立する．意図した運動が基準となり，その基準と結果を比較することで学習するプロセスであるが，特に小脳のプルキンエ細胞は，大脳皮質からの意図を伝達する苔状線維および平行線維と登上線維からの誤差信号の両者の情報を統合し，それを調節する働きを持っていることから，フィードバック誤差学習において重要な機能を担っている（図6.19）[21,22]．プルキンエ細胞で調節された情報は大脳

学習する人間

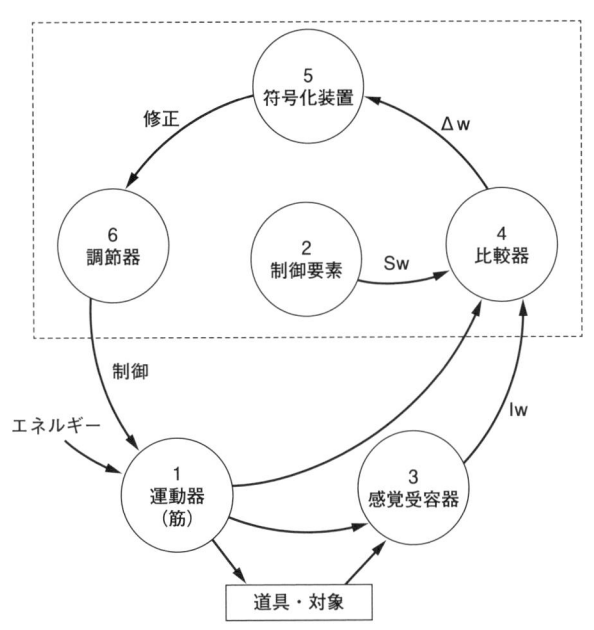

図6.18 運動制御・学習における自己調節システム（ベルンシュタインモデル）
Sw（Sollert）：期待値．Iw（Istwert）：実際値．Δw（Iw-Sw）：誤差
(Bernstein N：The co-ordination and regulation of movements. Pergamon Press Ltd, 1967 より，改変)

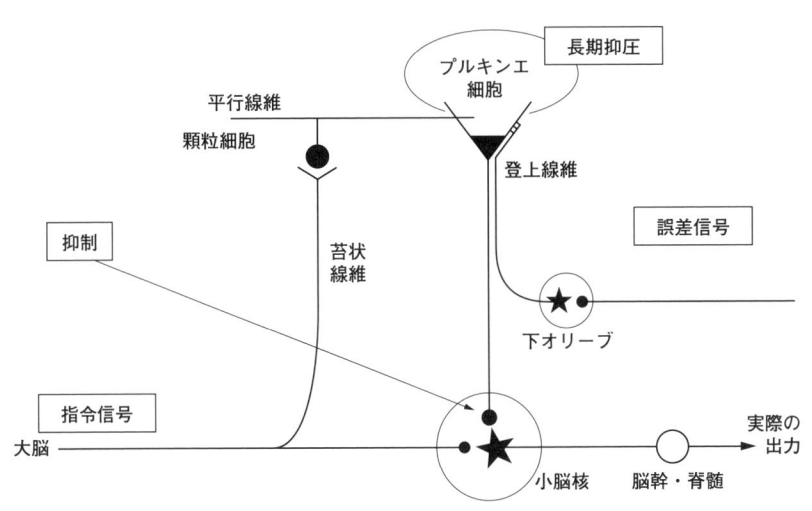

図6.19 小脳の構造とその働き
(伊藤正雄：第5章 システムの構造と機能2 運動の神経機構．三輪書店，2003 より)

に伝達され，大脳ではその情報を基に新たな運動戦略を企画する．こうしたフィードバック誤差学習は学習初期において特に見られるが，学習後期では誤差学習によって形成された「内部モデル（最適な運動指令）」を用いて，脳内で運動をシミュレーションすることが可能になる[23]．

教師あり学習に関しては，大脳小脳連関が積極的に関わる．学習段階および学習を終えた段階いずれにも小脳は関与する．新たな運動を始めた初期に見られる試行錯誤の段階では，大脳小脳連関に基づいて運動の誤差（エラー）の修正が行われる．一方，学習終盤になって運動が自動化してきた際には，小脳の内部モデル（internal model）を用いることで，フィードバック情報なしに運動が無意識に行えるようになる．前者の誤差の修正は，運動練習を意識的に行っている段階であり，後者は練習を重ねることで精妙な運動が無意識的に行える段階である．

古くは，腕の運動学習に小脳プルキンエ細胞の発射パターンが変化することが示されている．たとえば，運動中に外乱が与えられると，プルキンエ細胞が活動増加することが報告されており，これはエラーに対応した活動と考えられている[24]．こうした外乱への適応動作学習時においては積極的に小脳内で神経活動の変化が起こる．その外乱は，空間的誤差，時間的誤差，力量的誤差であり，この誤差の程度によって小脳の活動は高まり，適応的学習が進むにつれて小さくなる．

運動学習初期は，運動の繰り返しによって意図した運動の精度を上げて行く時期である．意図した運動予測と実際の運動結果の誤差を検出し，その誤差を修正し適切な運動指令を形成することで運動の精度が上がる．この運動学習には小脳プルキンエ細胞に基づく長期抑圧機能が関係する．一次運動野からの運動指令は遠心性出力として脊髄細胞を興奮させ運動を起こす．この運動指令のコピー情報が遠心性コピー（efference copy）として，苔状線維を通じて小脳皮質の並行線維に入り，プルキンエ細胞に入る．一方，誤差信号は登上線維を通じてプルキンエ細胞に入る．プルキンエ細胞は誤差信号を生み出す並行線維を長期的に抑圧し，最適化されたもののみを残す（図6.20a）[25]．この一連のプロセスによって生まれた運動記憶が固定化されることで小脳に内部モデルが形成される．小脳核に蓄えられた運動記憶は大脳の

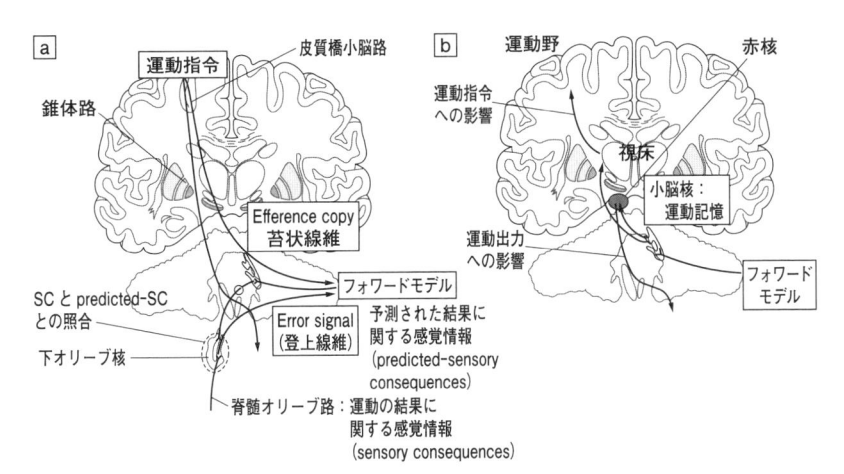

図6.20 大脳小脳連関における運動学習システム

a：遠心性コピー（Efference copy）と誤差信号（Error signal）の関係．一次運動野から送られる運動指令のコピー（遠心性コピー）とオリーブ核から送られる誤差信号が小脳皮質（プルキンエ細胞）で照合され，それが繰り返されることで長期抑圧が起こり，フィードフォワードモデルが小脳に形成されて行く．b：小脳皮質のフィードフォワードモデルに基づいて運動記憶が小脳核に蓄えられて行く．室頂核には姿勢制御などの記憶が形成され，歯状核には意図的な上肢運動などの記憶が形成される．この運動記憶の形成のことを内部モデルの形成と言う．
（長谷公隆：運動学習理論に基づくリハビリテーションの実践．医歯薬出版，2008より）

一次運動野に情報を送り，運動指令を調整する．この機能がフィードフォワード制御である（図6.20b）．

リハビリテーションにおいては，期待される運動感覚の惹起を伴う運動感覚の予測と実際の運動感覚フィードバックの比較による誤差検出・修正の脳内システムを作動させる手続きが必要になる．運動感覚の予測を顕在化するものが運動イメージの想起である．著者らはこの誤差学習モデルを利用していくつかの臨床研究を実施しているが，総じて足底知覚の誤差学習課題を行うと，立位バランスの安定化が促進されることを明らかにしている[26-29]．

6.6.3 教師なし学習

教師なし学習とは，あらかじめ出力すべき明確な基準がないものであり，課題を繰り返すことで記憶がつくられ，その記憶と実際の結果を結合して行く相関学習プロセスのことである．何に注意を向けるべきか，どのように注

意を配分すべきか，どの記憶を使いどのようにシミュレーションすべきかといった作業記憶のプロセスを含み，対象者が能動的に課題に取り組むことで成立する学習である．意識を顕在化しながらワーキングメモリを利用したり，イメージを想起したりするプロセスも教師なし学習に相当する．なお，ワーキングメモリやイメージ想起に関しては，第8章で取り上げる．

　この学習に関わる主領域は，海馬，前頭前野，頭頂葉，運動前野，補足運動野であり，海馬は記憶の固定化，前頭前野は情報の一時的保持，注意・行動の制御，目標設定・行動企画，カテゴリ化，結果の評価などの機能に関与し，頭頂葉は身体座標と外部座標を用いて，身体および運動の現在の情報と記憶を保持するために働く．一方，運動前野は視覚情報を適正に使った運動の構成と誘導を担うことから，視覚目標などの外部環境に対して行為を起こす際の運動プログラムを形成する領域として知られている．下肢よりも道具を操作する上肢のニューロンが豊富であることが特徴である．とりわけ，運動前野は小脳および頭頂葉との関係から主に適応的学習に関わり，手を道具に到達しそれを操作するといったオープンスキルに関わる．一方，補足運動野は運動を系列的に繰り返すクローズドスキルに関与し，外部環境の影響を受けず記憶に基づいて運動を学習する際に働く．また，両手の協調的な作業にも関わる．最近では，ヒトの前補足運動野に直接的に電気刺激すると運動衝動が起こることが明らかにされており[30]，道具の強制的使用の病態仮説に用いられている．

6.7　運動の内部モデル形成のために

　小脳損傷による運動障害はフィードフォワード制御の破綻とフィードバック情報の調整が不十分になることが主たる原因である．フィードフォワード制御を獲得するためには小脳に内部モデルを形成して行くことが必要になる．内部モデル形成のプロセスとして「フィードバック誤差学習スキーマ」が提案されている（図6.21）[31]．

　運動学習の初期は感覚フィードバックに頼った運動制御であり，試行錯誤の時期でもある．この時期に感覚を入力することが大切である．この時期は大脳が感覚フィードバックを頼りに運動を制御する時期であり，この最中に

学習する人間

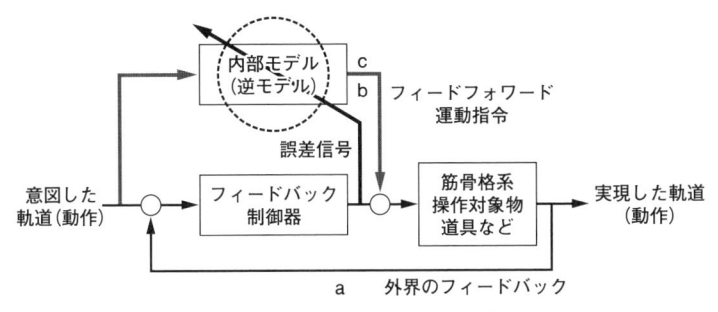

図6.21 小脳におけるフィードバック誤差学習スキーマ
a：新規な運動を学習し始めた時期（外界の感覚フィードバックに依存した運動）
b：誤差信号に基づいて内部モデルをトレーニングする時期
c：感覚フィードバックに依存しなくても運動が成立する時期（フィードフォワード制御による運動）
（今水 寛：運動学習における小脳の役割．総合リハ32：859-865，2004より）

　小脳に内部モデルが形成される．しかしながら，小脳が損傷している場合，この内部モデル形成に時間がかかることから，運動学習に時間を要する．たとえば，上肢の運動スキル学習において，運動初期の学習量は健常者に比べて低値を示し学習速度は遅いことが示されているが，学習の量（率）は健常者に比べて差がなく，小脳損傷患者でも運動学習が生じることが明らかにされている[32]．

　古くから，小脳損傷患者は固有感覚に基づいた重量知覚にエラーが認められることが指摘されており，単一的な固有感覚フィードバックでなく，複数のフィードバック情報の違いを検出するように働きかけることが必要であろう．この際，運動制御の基盤となる空間（運動方向や距離），時間（運動の速さ），力（運動出力）のパラメータを用いて違いを検出させることが望ましい．しかしながら，情報の難易度には配慮する必要があることから，単関節から多関節運動へと情報量を徐々に多くする．同様にゆっくりとした運動から速い運動にシフトしていくべきである．

　運動学習の中期は誤差信号に基づいて内部モデルをトレーニングする時期である．小脳の内部モデルには「ある動作を行いたい時に，どのような運動指令を出せばよいか」という逆モデルと，「ある運動指令がどのような動作

を引き起こすか」という順モデルが含まれる．これらは運動結果の予測を示したものであり，これまでの感覚フィードバック情報に基づいて蓄えられた運動記憶を基に運動をシミュレーションすることで生み出される．この内部モデル形成のために必要な情報は，一次運動野からの筋収縮の程度に関するものと，腹側運動前野からの運動空間（時間的要素を含む）に関するものである．本来はこれらのシミュレーションは無意識的かつ暗黙的であるが，小脳は暗黙的だけでなく，明示的な学習にも関与することから，運動課題において筋収縮の程度がどのように変わるか，運動空間（方向や距離，傾きなど）がどのように変わるか，対象者に明示的なシミュレーションを求め，前記した感覚フィードバックと組み合わせて誤差検出・修正させるように介入手段を考える必要がある．このシミュレーションを行う際に有効なツールが運動イメージ想起によるメンタルプラクティス（mental practice）介入である．

最近になってImamizuら[33,34]は内部モデルにおける順モデルと逆モデルの神経ネットワークを明らかにしている．そこでは小脳のみで内部モデルが形成されるのではなく，小脳と頭頂葉との神経ネットワークによって形成されることを報告している．とりわけ順モデルが小脳と下頭頂小葉，逆モデルが小脳と上頭頂小葉の相関関係によって成立するといった仮説が示された．このように姿勢図式や身体イメージの責任領域と相互作用を起こすことで，身体運動の内部モデルを形成していることが示唆される．頭頂葉の活動は運動学習プロセスにおいて重要であることが報告されている[35]．

6.8 視覚誘導性・記憶誘導性の運動学習システム

視覚誘導性の運動は小脳と運動前野の機能的連結によって制御されている（図6.22）[36]．運動前野が損傷をきたすと，視覚情報を適正に使った運動の構成と誘導の障害が起こり，目標に向かって直ちに手を伸ばす動作をいったん抑制し，回り道をして取るというプロセスがうまく行えない（図6.23）[37]．運動前野と頭頂葉は強く連結していることから，小脳－頭頂葉－運動前野は運動の空間的制御に関わる．したがって，ある標的に対する四肢のコントロールを学習させる．この時，外部空間の表現は標的の方向，距離，大きさ，傾きであり，方向に対してはどのように肩・股関節をコントロールする

学習する人間

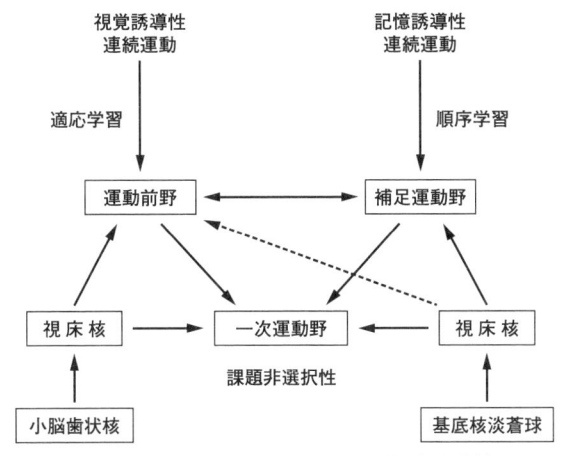

図6.22 運動関連領域における機能的連結

視覚誘導性連続運動に選択性を示すニューロンは，運動前野に多く，記憶誘導性連続運動に選択性を示すニューロンは，補足運動野に多く存在した．これらのタイプのニューロンは，基底核淡蒼球，小脳歯状核にも存在していた．一次運動野では，非選択性のニューロンが多い．
（虫明 元, 他：学習と脳. サイエンス社, 2007より）

か，距離に対してはどのように肘・膝関節をコントロールするか，大きさ・傾きに対してはどのように手・手指・足部を形づける（シェイピング：shaping）か，前述した手続きにならって明示的にシミュレーションさせる．こうした運動学習も単関節から複合関節運動へ難易度を操作して行く．また標的も静止したものから動くものに学習状況によって変化させ，リアルタイムに誤差を生み出すように介入を試みる．

一方，記憶誘導性の運動は大脳基底核と補足運動野の機能的連結によって制御されている．Mushiakeらは複数の押しボタンを押す課題の最中の運動前野と補足運動野の活動を調べている．この研究によって，ボタンのランプが点灯した後に，ボタンを押すといった視覚誘導性の場合は運動前野のニューロンが強く働くことがわかった．一方，徐々にそのランプの点灯を消していくと，最終的には記憶を頼りにボタンを押さないといけない．この際，運動前野のニューロンに変わって，補足運動野のニューロンが強く働くことが判明した（図6.24）[37]．また，ShimaらはLEDの色（緑⇒回す，赤⇒

第6章　私は知る

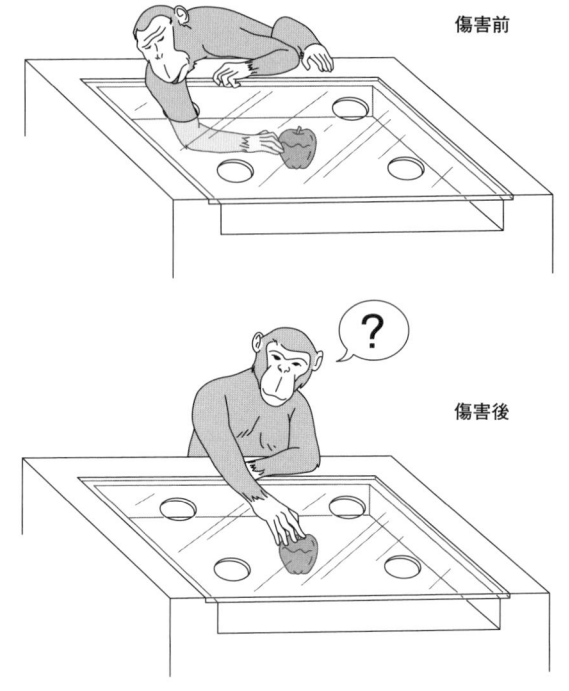

図6.23　モルとカイパースによる運動前野欠落徴候を知るための実験
(丹治　順：脳と運動―アクションを実行させる脳―. 共立出版, 1999より)

押す，黄⇒引く）により，遂行すべき各動作の順序を5試行で記憶させ，その後，色による手がかりがない状態で，記憶した順序（6種類）による行為を連続的に遂行させた場合，前補足運動野が活性化することを報告した（図6.25)[37]．補足運動野は大脳基底核と強い連結を結ぶことから，記憶誘導性かつ系列的・連続的な運動に関与する．

6.9　運動学習におけるコネクティビティ

運動学習の初期には皮質‐基底核系（Motor sequence）と皮質‐小脳系（Motor adaptation）の両方が関与する[38]．そしてそれらが相互作用して行く．また，海馬と関連した側頭葉内側も活性化し，記憶の固定に作用する[39]．これとともに，大脳皮質の高次連合野（運動前野，補足運動野，頭頂

学習する人間

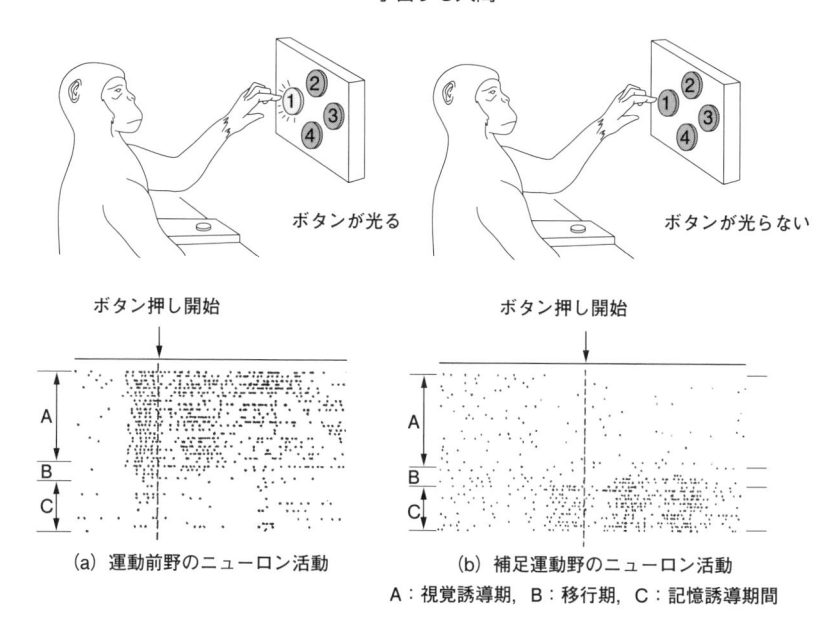

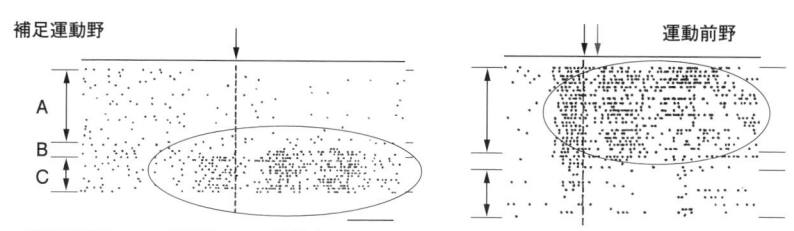

図6.24 ボタン押し課題時の運動前野と補足運動野の活動の違い
(a)：運動前野のニューロン活動はCの時期よりもAの時期に多い．Aは上段の①〜④のボタンが光った際にボタンを押した時の視覚誘導期である．(b)：補足運動野のニューロン活動はAの時期よりもCの時期に多い．Cは上段の①〜④のボタンが光らなくなり，系列的運動の記憶に頼りながらボタンを押した時の記憶誘導期である．
(丹治 順：脳と運動―アクションを実行させる脳―．共立出版，1999より，一部改変)

連合野）も強く活動する．一方，学習後期には学習初期の被殻上部の活動が次第に被殻下部に移行[40]し，最終的に運動関連領野，頭頂連合野，基底核，小脳にモデルが形成され，フィードフォワード制御が可能になる．このプロ

第6章　私は知る

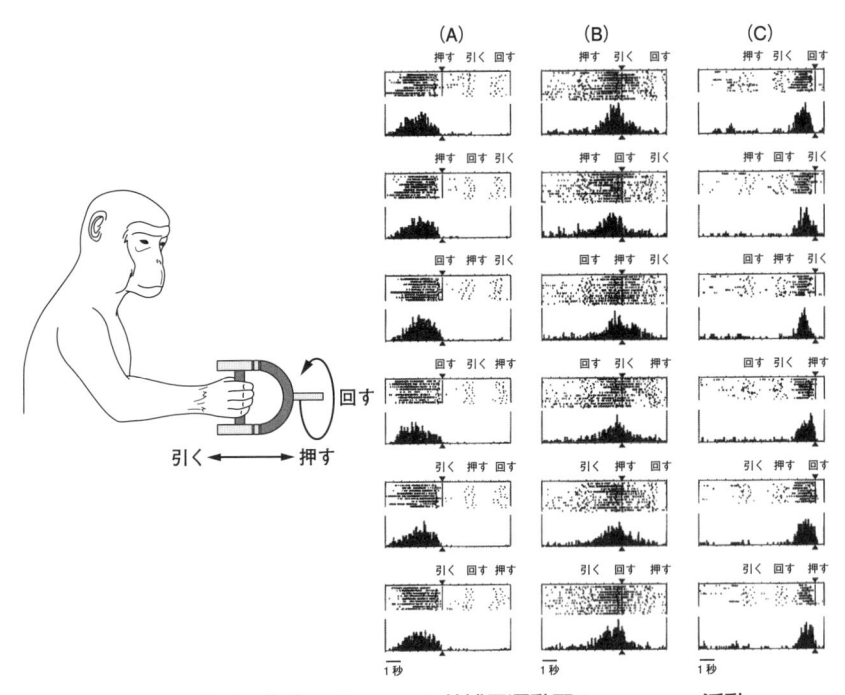

図6.25　複数の順序課題における前補足運動野のニューロン活動

a：複数の順序課題．b：複数の順序課題時の前補足運動野の活動．遂行する動作には関係なく，(A)，(B)，(C)の各ニューロンは，第1番め，第2番め，第3番めの動作を遂行する直前にそれぞれ顕著な活動を示している．
LEDの色（緑⇒回す，赤⇒押す，黄⇒引く）により，遂行すべき各動作の順序を5試行で記憶させる．その後，色による手がかりがない状態で，記憶した順序（6種類）による行為を遂行させる．
(丹治　順：脳と運動－アクションを実行させる脳－．共立出版，1999より)

セスを模式図にしたものが，Doyon&Benaliモデルである（図6.26）[41]．

　学習は中枢神経系のグローバルな協調機構によって生まれる．運動学習および認知学習に関しては，小脳の誤差学習の機能が重要であるが，これは大脳皮質（前頭前野，運動前野，補足運動野，一次運動野，頭頂連合野）との機能連結によって成り立つ．ここ最近，各領域同士の機能連結をコネクティビティ（connectivity）と呼ぶことが多い．Maら[42]は運動学習に必要なコネクティビティを提案している（図6.27）．Wuらはパーキンソン病患者の自発

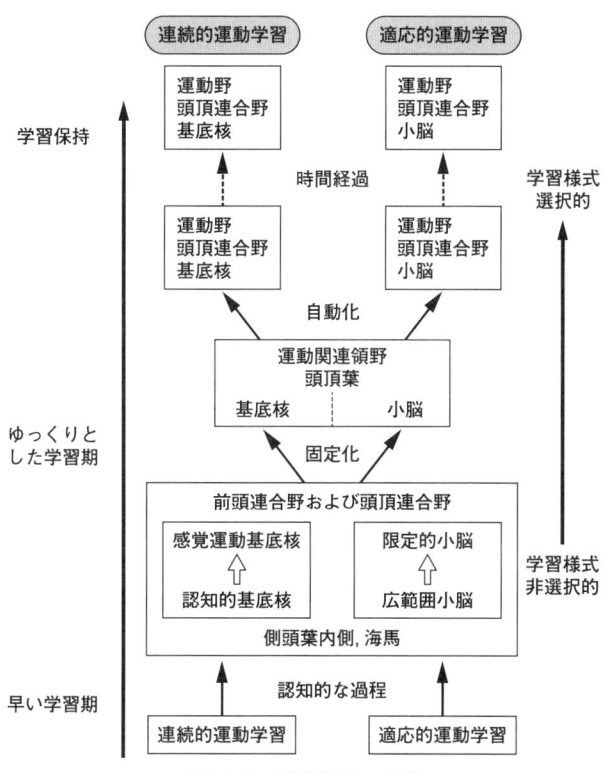

図6.26 運動学習モデル

(Doyon J et al : Reorganization and plasticity in the adult brain during learning of motor skills. Curr Opin Neurobiol 15(2):161-167, 2005 より)

　運動時の脳内ネットワークの異常と代償機構の利用に関して模式図を作成している（図6.28）[43]．この際，大脳基底核関連のコネクティビティの低下を補うように他のコネクティビティの増加が作用することで自発運動に役立つことを示唆した．
　小脳は大脳皮質だけでなく，主に強化学習や順序・リズム学習に働く大脳基底核を構成する被殻尾側部と視床を介して連結している．したがって，報酬要素ならびにリズム誘導を含んだ運動学習課題を対象者に対して遂行することで，コネクティビティを促進することが可能であろう．動機づけによる学習が進むことで小脳とのコネクティビティがより活性化される．なぜな

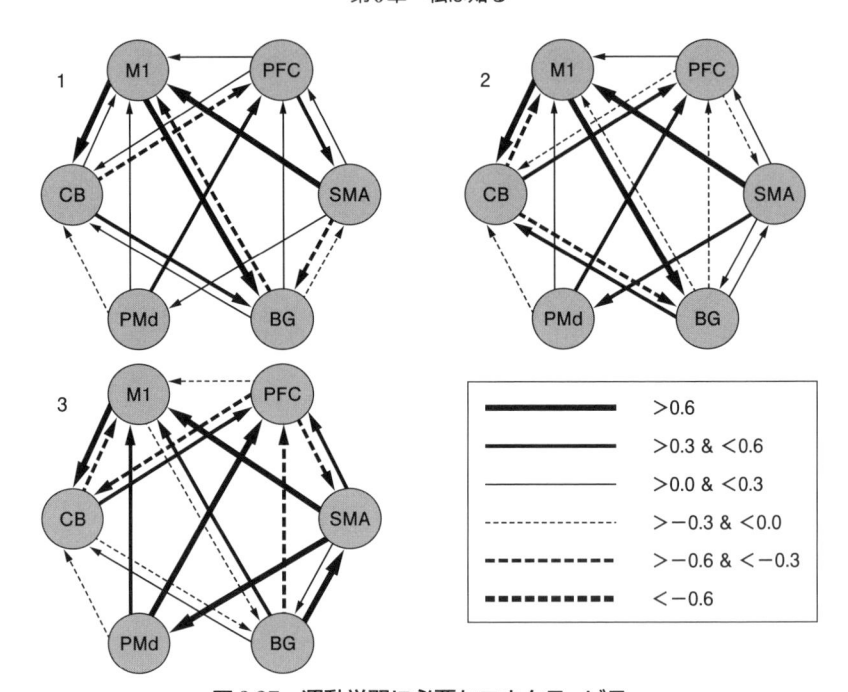

図6.27 運動学習に必要なコネクティビティ
1：運動学習前．2：2週経過時．3：4週経過時．
M1：一次運動野，PFC：前頭前野，SMA：補足運動野，BG：大脳基底核，PMd：背側運動前野，CB：小脳．線は相関関係．太線が強い相関が認められるものである．
(Ma L et al：Changes in regional activity are accompanied with changes in inter-regional connectivity during 4 weeks motor learning. Brain Res 1318：64-76, 2010 より)

ら，被殻と小脳は互いに補完し合った機能性を持つからである．

　最近になって姿勢バランス学習における安静時神経ネットワークも明らかになっている．Taubertら[44]は，学習前半は補足運動野/前補足運動野および腹側運動前野の活動が高かったが，学習が進むにつれて頭頂葉内側部の活動と相関が見られ，補足運動野/前補足運動野とのコネクティビティの増大が認められることを明らかにした．安静時神経ネットワークの運動学習の関与については，デフォルトモードネットワーク（default mode network）の概念が注目されている．デフォルトモード活動とは安静時に活動が高く，課題遂行中には活動が鎮静化することを意味する．現在では，前頭−頭頂ネッ

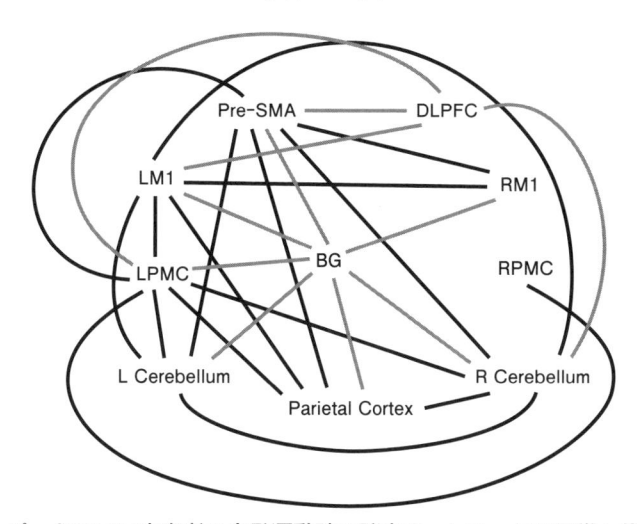

図6.28 パーキンソン病患者の自発運動時の脳内ネットワークの異常と代償機構の利用

Pre-SMA：前補足運動野，DLPFC：背外側前頭前野，RM1：右一次運動野，RPMC：右運動前野，Rcerebellum：右小脳，Parietal Cortec：頭頂葉，BG：大脳基底核，LM1：左一次運動野，LPMC：左運動前野，Lcerebellum：左小脳．アミ線はコネクティビティの低下，実線はコネクティビティの増加を示す．
(Wu T et al：Effective connectivity of brain networks during self-initiated movement in Parkinson's disease. Neuroimage 55：204-215, 2011 より)

トワーク，感覚-運動ネットワーク，視覚ネットワークでの存在が明らかになっている．デフォルトモードネットワークは内的思考プロセスに関与していることが示唆されているが，たとえば運動制御への関連においては，ゴルフのパット時において，パットを打つ前の脳波リズムを観察したところ，それが成功するかどうか事前に推定できることが報告されている[45]．最近では運動学習を成功させるためには，運動準備期の脳活動の関与が示唆されている．

いずれにしても，学習プロセスにおいて，感覚情報処理や注意機能を主に担う大脳皮質，リズム誘導や強化学習を担う大脳基底核，誤差学習を担う小脳，これらをうまく連関させ，神経ネットワークを組織化させるリハビリテーションを実践して行くことが機能改善を促す手続きになるだろう．

第6章　私は知る

引用文献

1) Bear MF, Connors BW et al（加藤宏司，後藤　薫・他訳）：神経科学―脳の探究―．西村書店，2007.
2) Reed JM et al：Retrograde amnesia for facts and events: findings from four new cases. J Neurosci 18:3943-3954, 1998.
3) Luzzi S et al：Topographical disorientation consequent to amnesia of spatial location in a patient with right parahippocampal damage. Cortex 36: 427-434, 2000.
4) Maguire EA et al：Knowing where things are parahippocampal involvement in encoding object locations in virtual large-scale space. J Cogn Neurosci 10:61-76, 1998.
5) 久保田競，他・編：記憶と脳．サイエンス社，2002.
6) Carlson N（中村克樹，他・訳）：第2版　カールソン神経科学テキスト．丸善，2008.
7) Maviel T et al：Sites of neocortical reorganization critical for remote spatial memory. Science 305:96-99, 2004.
8) 山鳥　重：記憶の神経心理学（神経心理学コレクション）．医学書院，2002.
9) 東京都神経科学総合研究所：http://tmin.igakuken.or.jp/
10) Rossetti Y et al：Prism adaptation to a rightward optical deviation rehabilitates left hemispatial neglect. Nature 395:166-169, 1998.
11) Luauté J et al：Dynamic changes in brain activity during prism adaptation. J Neurosci 29:169-178, 2009.
12) Park JW et al：Dynamic changes in the cortico-subcortical network during early motor learning. NeuroRehabilitation 26:95-103, 2010.
13) Schultz W：Behavioral dopamine signals. Trends Neurosci 30:203-210, 2007.
14) Schultz W：Predictive reward signal of dopamine neurons. J Neurophysiol 80:1-27, 1998.
15) Bern GS et al：Predictability modulates human brain response to reward. J Neurosci 21:2793-2798, 2001.
16) Izuma K et al：Processing of social and monetary rewards in the human striatum. Neuron 58:284-294, 2008.
17) Wachter T, Lungu OV et al：Differential effect of reward and punishment on procedural learning. J Neurosci 29:436-443, 2009.
18) Abe M et al：Reward improves long-term retention of a motor memory through induction of offline memory gains. Current Biology 21:557-562, 2011.
19) Murayama K et al：Neural basis of the undermining effect of monetary

reward on intrinsic motivation. Proc Natl Acad Sci USA 107:20911-20916, 2010.
20) Bernstein N : The co-ordination and regulation of movements. Pergamon Press Ltd, 1967.
21) Ito M : Mechanisms of motor learning in the cerebellum. Brain Res 886:237-245, 2000.
22) 伊藤正雄:第5章　システムの構造と機能2　運動の神経機構. 三輪書店. 2003.
23) Imamizu H et al : Human cerebellar activity reflecting an acquired internal model of a new tool. Nature 403:192-195, 2000.
24) Gillbert PF et al : Purkinje cell activity during motor learning. Brain Res 128:309-328, 1977.
25) 長谷公隆:運動学習理論に基づくリハビリテーションの実践. 医歯薬出版, 2008.
26) Morioka S et al : Effects of perceptual learning exercises on standing balance using a hardness discrimination task in hemiplegic patients following stroke: a randomized controlled pilot trial. Clin Rehabil 17:600-607, 2003.
27) Morioka S et al : Influence of perceptual learning on standing posture balance: repeated training for hardness discrimination of foot sole. Gait Posture 20:36-40, 2004.
28) Morioka S et al : Effects of plantar hardness discrimination training on standing postural balance in the elderly: a randomized controlled trial. Clin Rehabil 23:483-491, 2009.
29) Morioka S et al : Effects of plantar perception training on standing posture balance in the old old and the very old living in nursing facilities: a randomized controlled trial. Clin Rehabil 25:1011-1020, 2011.
30) Desmurget M et al : Movement intention after parietal cortex stimulation in humans. Science 324:811-813, 2009.
31) 今水　寛:運動学習における小脳の役割. 総合リハ32:859-865, 2004.
32) Dirnberger G et al : Separating coordinative and executive dysfunction in cerebellar patients during motor skill acquisition. Neuropsychologia 48:1200-1208, 2010.
33) Imamizu H et al : Neural Correlates of Predictive and Postdictive Switching Mechanisms for Internal Models. J Neurosci 28:10751-10765, 2008.
34) Imamizu H et al : Brain mechanisms for predicitve control by switching internal models: implications for higher-order cognitive functions.

Psychol Research 73:527-544, 2009.
35) Oishi K : Activation of the precuneus is related to reduced reaction time in serial reaction time tasks. Neurosci Res 52:37-45, 2005.
36) 虫明　元, 他：学習と脳. サイエンス社, 2007.
37) 丹治　順：脳と運動―アクションを実行させる脳―. 共立出版, 1999.
38) Aizenstein HJ et al : Regional brain activation during concurrent implicit and explicit sequence learning. Cereb Cortex 14:199-208, 2004.
39) Schendan HE et al : An FMRI study of the role of the medial temporal lobe in implicit and explicit sequence learning. Neuron 37:1013-1025, 2003.
40) Lehéricy S et al : Distinct basal ganglia territories are engaged in early and advanced motor sequence learning. Proc Natl Acad Sci USA 102:12566-12571, 2005.
41) Doyon J et al : Reorganization and plasticity in the adult brain during learning of motor skills. Curr Opin Neurobiol 15(2):161-167, 2005.
42) Ma L et al : Changes in regional activity are accompanied with changes in inter-regional connectivity during 4 weeks motor learning. Brain Res 1318:64-76, 2010.
43) Wu T et al : Effective connectivity of brain networks during self-initiated movement in Parkinson's disease. Neuroimage 55:204-215, 2011.
44) Taubert M et al : Long-term effects of motor training on resting-state networks and underlying brain structure. Neuroimage 57:1492-1498, 2011.
45) Babiloni C et al : Golf putt outcomes are predicted by sensorimotor cerebral EEG rhythms. J Physiol 586:131-139, 2008.

私の心は動かされる

7. 情動の神経機構

第7章　私の心は動かされる

7.1　情動と感情

　人間は実に豊かな感情を持っている．その感情は私たちの生活を豊かにしてくれる．異性に対する本能的な欲求だけでなく，その人を心から愛し慕うことや，現実世界に生きていない命のない先祖に対しての慈しむ気持ち，はたまた，さまざまな芸術やスポーツ活動を生み出し，それに一喜一憂する感情など，こうした豊かな感情は地球上の生物の中で人間だけが持ち得ているものである．しかしながら，人間以外の動物に感情がないかと言えば，それも間違いではないだろうか．哺乳動物は子育てをするが，これは単に種を保存するための慣わしでなく，子と親の感情的関わりによるものと想像できる．これに関しては議論の余地があるようだが，筆者は他の動物にまったく感情がないとは思えない．

　つまり，人間しか持ち得ない高度に発達してきた感情と哺乳動物から引き継いできた動物的本能に基づく感情の2つを現代の人間は持っていると想定できる．前者の高度に発達を遂げ高次認知機能との関わりによって生まれる感情を「感情（feelings）」と呼び，動物的本能に基づく快・不快に代表される感情を「情動（emotion）」と呼ぶのが一般的である．

　前者の感情は言語や文化が異なれば違うことや，年齢や性差によっても異なる．また個人差が大きく経験に左右され，より一人称的な心の動きである．一方，後者の情動は万国共通なものとして認識されており，非言語的なコミュニケーションの素地として考えられている．また，情動は生命維持のための必然的な機能でもあり，快情動あるいは不快情動によって「接近」「回避」「攻撃」といった行動を引き起こす．この情動行動のトリガーとなるのが大脳辺縁系に属する扁桃体である．扁桃体は感情の源であると同時に，生命維持のために重要な脳領域である．また，人間において扁桃体はシンプルな情動行動の引き金となるだけでなく，「この人は信用できない」あるいは「この人に近づくのは危険だ」などを瞬時に判断し，行動制御の基盤を生み出す領域である．

　Damasio[1]は情動と感情を次のように区別している．本能的と言うべき「一次情動（instinctive emotion）」，個体が集団と関わる時に必要な「社会的情動（social emotion）」，そして内省から生じる感情である．一次情動は先に

示した万国共通の情動である「恐怖」「怒り」「嫌悪」「驚き」「悲しみ」「喜び」である．Ekman[2]は，パプアニューギニアの部族民などを調査することで，この6つの情動が全人類に普遍的なものであり，生物学的基盤を持つと結論づけた．1884年「情動とは何か？」という論文をMind誌にJamesが発表した．ここで「人間は怖いから逃げるのか？ それとも，逃げるから怖いのか？」という問いが投げかけられた．「感情が情動反応を起こすのか？」それとも「情動反応が感情を引き起こすのか？」という問いはJamesの疑問から始まったのである[3]．現代では諸説あるものの，こうした情動を脳が処理した結果として感情が生まれると考えられている．たとえば，何かに恐怖を感じた時，心拍数が増え，筋収縮が生じるのは人間でも下等な生物でも同じであるが，それを「恐い」と位置づける感情が生まれるのは，脳が身体的な変化を認識した場合だけであると考えられている．一方，社会的情動は「思いやり」「困惑」「羞恥心」「罪悪感」「自尊心」「嫉妬」「尊敬」「感謝」「賞賛」「軽蔑」などといったものであり，これは全人類に普遍的なものではない．その土地ごとの風習や慣習に大きく影響を受けるものであり，高次な認知的経験・解釈を伴うものであり，人間の社会的行動の基盤となるものである．これに加えて，Damasioが位置づけた感情とは内省といった脳の分析的なしくみから生じるものである．たとえばこれは，他者に対して「哀れみ」といった社会的情動を示すだけでなく，自己がその哀れみを表していると理解することである．つまり，自己意識を伴う感情と言うことができる．人間それぞれがそれぞれで主観的に感じ，それを意識するといった幸福感もこれに属するわけである．さらに脳内で生み出す内省を伴う感情は記憶と欲望を結びつけることもできる．

7.2 恐怖を感じ，それに対処する脳

扁桃体の基底外側核（薄いアミで囲まれた領域）は視覚，聴覚，味覚，触覚の入力を受ける．一方，皮質内側核群（濃いアミで囲まれた領域）は嗅覚の入力を受ける（図7.1）[4]．すなわち，扁桃体には五感が入力されるわけである．図7.1の外側核（LA）は扁桃体の入口である．外界からの刺激は外側核へ伝達され，外側核は情報を処理し，その結果を扁桃体内の基底核，中心核

第7章 私の心は動かされる

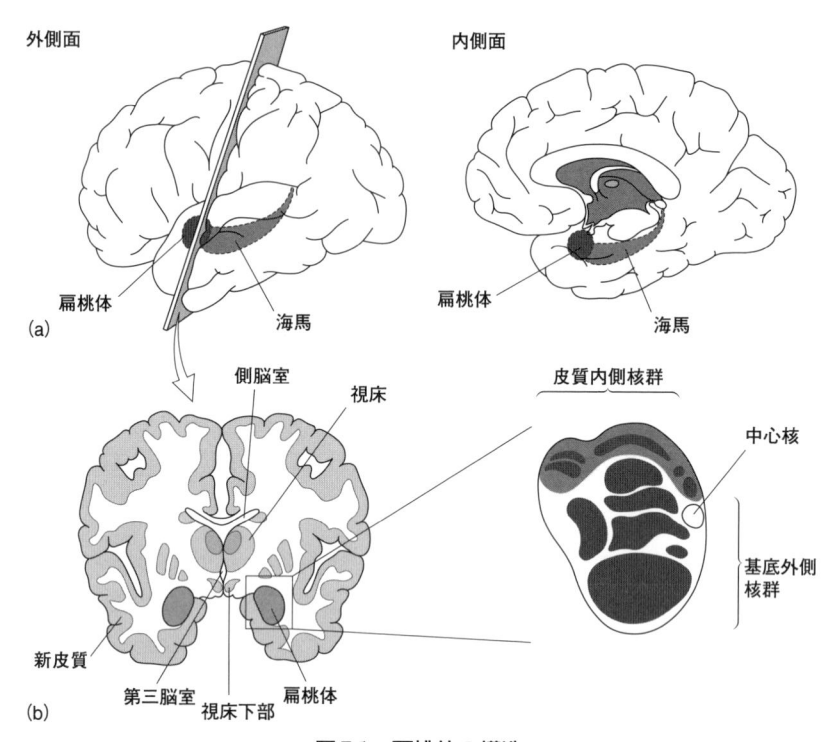

図7.1 扁桃体の構造
(a) 側頭葉の外側および内側面で，海馬に対する扁桃体の位置を示す．(b) 脳の冠状断面で扁桃体を示す．基底外側核（薄いアミで囲まれた領域）は視覚，聴覚，味覚，触覚の入力を受ける．皮質内側核群（濃いアミで囲まれた領域）は嗅覚の入力を受ける．
(Bear MF et al（加藤宏司，他・訳）：神経科学―脳の探究―．西村書店，2007より）

などの扁桃体の各亜核へ伝達する．最終的に中心核は，視床下部，脳幹などの領域と結合し，行動反応，自律神経反応，ホルモン反応といった情動反応を起こす[3]．扁桃体の活動は一次情動の中での恐怖に対して特に強く，扁桃体から中脳水道灰白質に出力されることで「すくみ」，視床下部外側部に出力されることで「血圧変化」，視床下部室傍核に出力されることで「ストレス・ホルモン分泌」，橋網様体尾部に出力されることで「驚愕反応」を引き起こす．これが情動反応となる．恐怖は生命維持のために最も重要な情動であるが，KluberとBucyはサルの両側扁桃体を含む側頭葉を壊すと，今まで恐

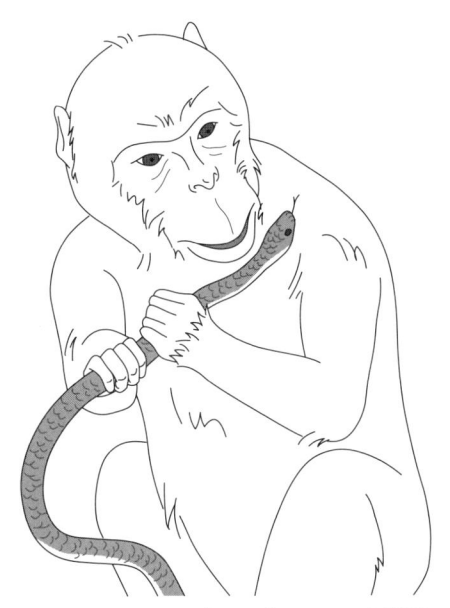

図 7.2 クリューバー・ビューシー症候群
1937 年，クリューバーとビューシーはサルの両側扁桃体を含む側頭葉を壊すと，今まで恐れていたものを恐れなくなるという症状が現れることを発見．これをクリューバー・ビューシー症候群と呼ぶ．

れていたものを恐れなくなるという症状が現れることを発見した．これをクリューバー・ビューシー症候群（図 7.2）と呼び，扁桃体は恐怖情動の喚起のために重要な脳領域であることがわかった．なお，扁桃体中心核から出力されるさまざまな情動反応は第 1 章の図 1.12 に示したとおりである．

　LeDoux らは Pavlov の条件反応の実験手続きをベースにラットに対して条件情動反応（恐怖条件反応）を起こす実験を企て扁桃体の働きを調べた．図 7.3 はその実験モデルであるが，第 1 段階として，ラットはブザー音だけを聞かされる．その後，ラットは音の方向に反応するが，数回繰り返すうちに無視するようになる．第 2 段階として，音と同時に床に電気刺激を与える．するとラットの心拍数や血圧，呼吸数は増加し，驚愕反応を示す．その後，これを何度か繰り返す．第 3 段階として，再度，音だけ聞かせる．すると電気刺激はないにもかかわらず，ラットの心拍数や血圧，呼吸数は増加し，驚愕

第7章　私の心は動かされる

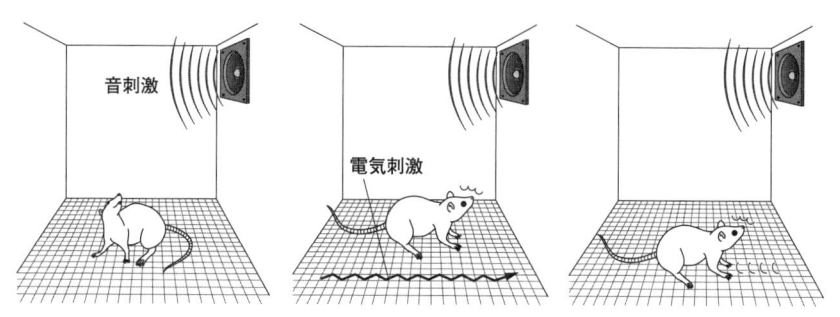

図7.3　条件情動反応の実験図

第1段階：ラットは音だけを聞かされる．ラットは音の方向に反応するが，数回繰り返すうちに無視するようになる．第2段階：音と同時に床に電気刺激を与える．するとラットの心拍数や血圧，呼吸数は増加し，驚愕反応を示す．これを何度か繰り返す．
第3段階：再度，音だけ聞かせる．すると電気刺激はないにもかかわらず，ラットの心拍数や血圧，呼吸数は増加し，驚愕反応を示す．すなわち条件情動反応が成立する．

(LeDoux JE：Emotion, memory and the brain. Sci Am 270：50-57, 1994 より）

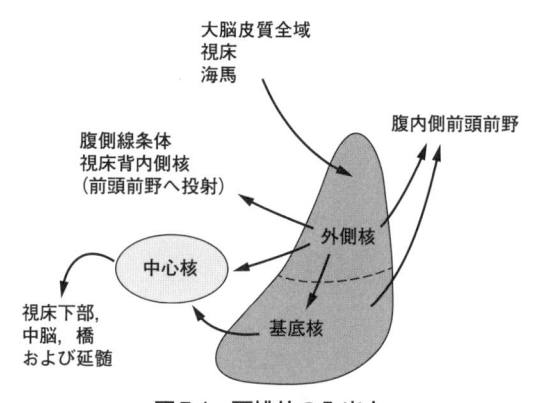

図7.4　扁桃体の入出力

外側核は腹内側前頭前野を含むすべての大脳皮質，視床，海馬からの情報を受け取り，情報を大脳基底核や腹側線条体，前頭前野に投射する視床背内側核などに送る．外側核と基底核は情報を腹内側前頭前野と中心核に送る．中心核は視床下部，中脳，橋，延髄など情動表出に重要な脳領域に投射する．こうして中心核は種々の情動反応（行動反応，自律神経反応，ホルモン反応）を引き起こす．

(Carlson N（中村克樹，他・訳）：第2版 カールソン神経科学テキスト．丸善, 2008 より）

反応を示す．すなわち条件情動反応が成立するというものである[5]．この条件情動反応は扁桃体の機能によって生まれるが，その神経メカニズムは図7.4のとおりである[6]．すなわち，聴覚（CS）および体性感覚情報（US）を外側核へ伝達するニューロンの終末ボタンは，これらのニューロンの樹状突起棘とシナプスを形成している．ラットが痛覚刺激を受けた時，体性感覚入力により外側核のニューロンが発火し，それによって中心核のニューロンが活動して非学習性（無条件）情動反応を誘発する．音刺激が痛覚刺激と組み合わされると，音刺激を伝える外側核の弱いシナプスがHebb則の働きにより増強される[6,7]．Hebb則とは，あるシナプスがシナプス後細胞の発火とほぼ同時に繰り返し活動すると，そのシナプス結合を強化するような構造的，化学的変化が起こるというものである．たとえば，1,000 Hzの音が先行刺激としてされ呈示すると弱いシナプスTが活動する．その後，すぐに空気が眼に吹きかけられると，強いシナプスPが活動し，目を閉じる運動ニューロンが発火する．この発火は，ちょうどその少し前から活動しており，その運動ニューロンと結合しているシナプスTとの結合を強める．2つの対刺激を何度か繰り返すと，シナプスTと運動ニューロンとの結合は強くなり，単独刺激で運動ニューロンを発火させることができる（図7.5）[6]．こうした神経メカニズムはHebb則に基づいたものである．音の信号は，直接的に扁桃体に入る第1の経路（伝達速度が速い）だけでなく，視床から聴覚野を経て扁桃体に入る第2の経路（伝達速度が遅い）によっても伝えられる．この第2の経路は大脳皮質を介することから，記憶から引き出した関連情報や他の意識的な認知要素，そして複雑な学習反応などを付け加える．面白いことに，第1の経路を切断すると，新たな情動条件反射を獲得できないことがわかった．一方，すでに条件情動反応を起こしたラットで第2の経路を切断した場合，ブザー音の意識が生起しないにもかかわらず，音を聞くだけですくみ現象といった条件情動反応が出現することがわかった[3]．つまり音の認知がされていないのに反応が起こるのである．要するに扁桃体の最も基本的な反応は意識とは無関係に起こるのである．人間においても条件情動反応の獲得と相関して扁桃体の活動が増加することがわかっている[8]．無表情の顔や楽しそうな顔，恐怖の顔を視覚刺激として用いた場合，恐怖の顔は，無表情の顔と比

第7章　私の心は動かされる

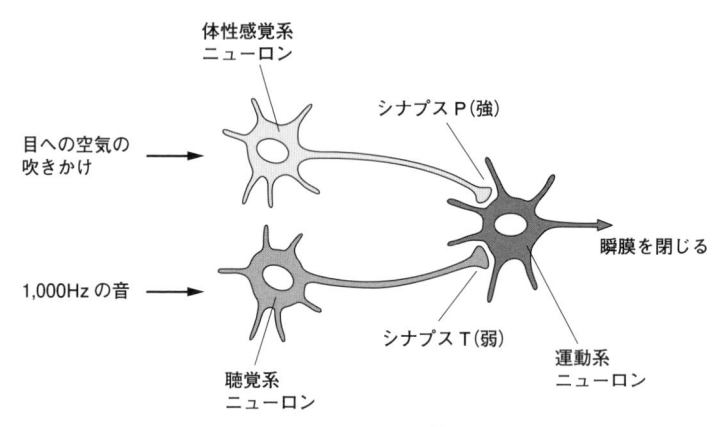

図7.5　Hebb則

あるシナプスが，シナプス後細胞の発火とほぼ同時に繰り返し活動すると，そのシナプス結合を強化するような構造的，化学的変化が起こる．たとえば，1,000 Hzの音が先行刺激として呈示されると弱いシナプスTが活動する．その後，すぐに空気が眼に吹きかけられると，強いシナプスPが活動し，目を閉じる運動ニューロンが発火する．この発火は，ちょうどその少し前から活動していて，その運動ニューロンと結合しているシナプスTとの結合を強める．2つの対刺激を何度か繰り返すと，シナプスTと運動ニューロンとの結合は強くなり，単独刺激で運動ニューロンを発火させることができるようになる．

(Carlson N（中村克樹，他・訳）：第2版 カールソン神経科学テキスト．丸善，2008より)

較して扁桃体の強い活性化を引き起こし，楽しそうな顔と無表情な顔に対しては扁桃体の活性化は生じなかったことが報告されている[9]．また，コンピュータスクリーン上に種々の色の単語を呈示し，被験者は単語を読むのではなく，文字の色の名前を答えることが要求されたにもかかわらず，恐ろしい単語は両側扁桃体の活動を増加させたが，中性の単語では認められないことがわかった[10]．さらにMorrisら[11]は，無意識の負の情動の際に，扁桃体の活性化が生じることを報告した．このように，意識下で起こっていることであることから，事象の認知が行えない認知症者や行動や反応が起こらない患者であっても条件情動反応は起こることを付記しておきたい．

　一方，扁桃体の情動的処理は，脳幹を通じて情動行動を引き起こすだけでなく，腹内側前頭前野，前帯状回に投射する．たとえば，ハイカーがヘビに遭遇した時，視覚情報が扁桃体への投射を経由して情動記憶を活性化させる

情動の神経機構

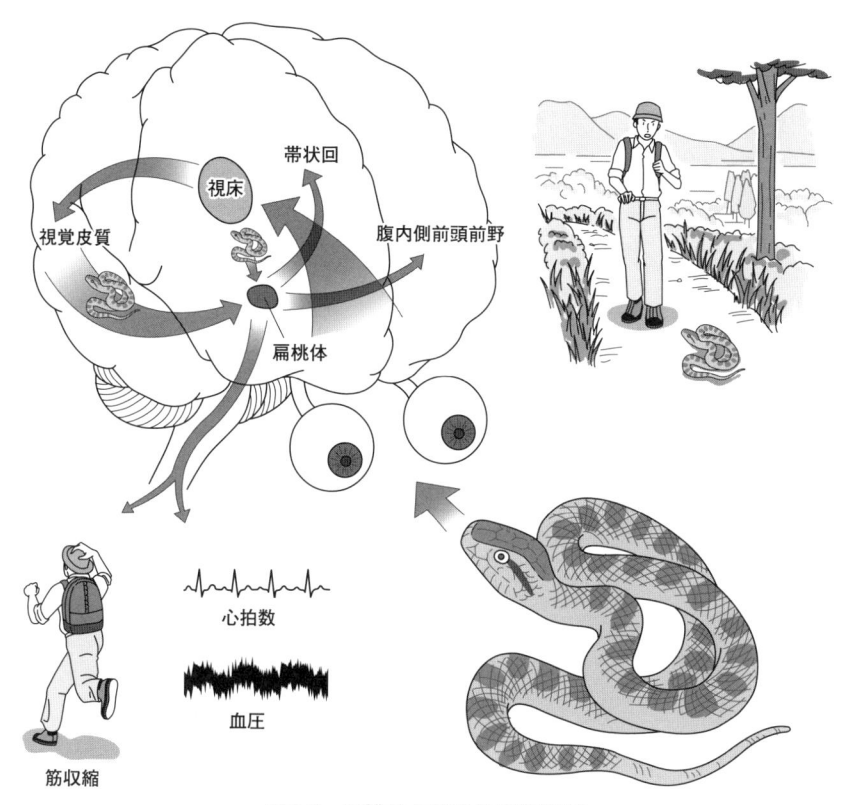

図7.6 扁桃体の情動的処理機構
ヘビを見た視覚情報は扁桃体に入り，扁桃体から脳幹に投射されることで，心拍数が上がったり，逃げるという情動反応が起こる．一方，それは視覚野に入り，その後，前頭前野に情報が伝達されることによって詳細にヘビを認知することでどのように回避しながら行為を発現させるか判断される．

(Gazzaniga MS et al：Development and plasticity. Cognitive neuroscience: The biology of the mind, 2nd ed. WW Norton & Company, New York, 2002 より)

(図7.6)[12]．これらの記憶は，心拍や血圧増加のような自律神経性変化ばかりでなく，前頭前野への投射を通した次の行動に影響する．ハイカーは，次の行動を選択するために情動情報を使用する．すなわち，「逃げるか？」，「ヘビの横をゆっくりと通り抜けるか？」といった行動の選択を起こすための情動情報である．つまり，第1の経路に基づく無意識の情動反応ではなく，これは第2の経路に基づいた原因を突き止めて適切に対応できるように必要な情

報を付加する情動行為と言うことができる．反応ではなく行為を起こすための扁桃体の機能である．先ほどのヘビが襲いかかってくれば第1経路に基づいた情動反応を起こすが，襲いかかってこず，脇道にそれることができるという認知的判断も付与されれば，第2の経路に基づいて適切な情動行為を起こすというわけである．ゆえに，扁桃体は脳の他の領域と情報伝達を行うことで，いわゆる「賢い」行為に導くのである．LeDoux は刺激知覚から情動反応ならびに行為までの神経基盤を図7.7のように示している[12,13]．

現在のところ，扁桃体との機能連結において重要な領域としては，海馬，前頭前野，視床下部があげられる．海馬は記憶の固定化に作用し，前頭前野は問題解決や判断に，そして視床下部は緊迫した状況下で副腎と脳下垂体を働かせ，迅速な行動をとれるようにする．扁桃体はこうした脳領域と機能連

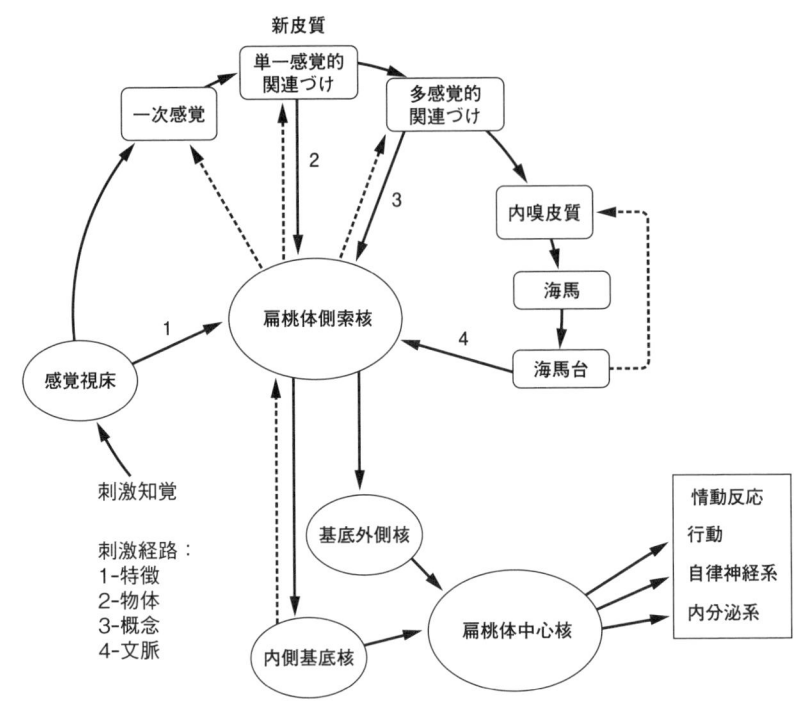

図7.7 刺激知覚から情動反応までの恐怖学習の神経回路

(Gazzaniga MS et al：Development and plasticity. Cognitive neuroscience: The biology of the mind, 2nd ed. WW Norton & Company, New York, 2002 より)

結することで，情動記憶の獲得だけでなく，情動に関する情報を統合する役割を持っていることがさまざまな研究でわかっており，自己の情動を生起するだけでなく，他者の情動の読み取りや，情動を通じて社会の情報をキャッチアップする機能を有していることが示されている．とりわけ，海馬との機能連結に基づいた負の情動喚起は記憶を固定化させる作用を有している．たとえば，被験者に楽しみに関連する写真，恐怖や嫌悪に関する写真，中性的な写真を提示し，その際の脳活動を測定した結果，恐怖や嫌悪に関する刺激の際に，生理的指標の増加と扁桃体の活動の増加が認められた．その後，前に呈示した写真と新たな写真を呈示し，どれが最初の実験で使用した写真か想起するよう指示した．その結果，被験者は恐怖や嫌悪の写真をよく思い出すことがわかり，情動に関連した写真の記憶の増強と扁桃体の活動には相関が認められた[14]．なお，エピソード記憶を記銘している際の扁桃体と側頭葉内側面（内嗅皮質）との間に相関が認められている[15]．これはPapez回路とYakovlev回路の関連性に基づいたものと考えられるが，強烈な負の情動の経験はトラウマを起こしてしまう特徴を持っている．現在のところ，トラウマに関連する脳領域は図7.8のとおりである．こうしたことは，たとえばセラピストの険悪な表情の後，患者が驚いたり恐怖を感じたりすると，その顔の記憶が鮮明になることを示している．不安は恐怖と予測できない状況におかれると生まれる．患者が不安状態にある中で，負の表情が重なるとその記憶は鮮明に残り，最終的にはセラピスト個人だけでなく，それを取り巻く医療者全体へと波及してしまう危険性がある．

7.3 情動記憶の消去に関する神経メカニズム

不安と恐怖は密接に関わっている．両者とも自己にとって有害な，あるいは潜在的に有害な状況に対する反応である．不安は恐怖とは区別され，反応を引き起こす外的な刺激が欠けているものである[3]．ヘビを見た時に生じる情動は恐怖であるが，ヘビを見た時の不快な経験を思い出したり，ヘビと出会うかもしれないと予測することが不安を指し示す状態である．すなわち，不安は情動記憶から生じる負の予測と言うことができよう．こうした不安は社会的ストレスを助長するが，社会的ストレスによって海馬の樹状突起の萎

第7章 私の心は動かされる

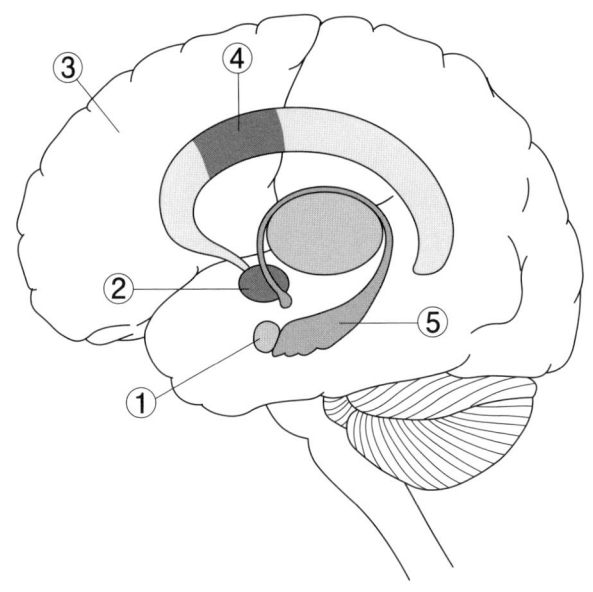

図7.8 トラウマに関わる脳領域

① 不安が長く続くと，脳の"恐怖中枢"として知られている扁桃体の感受性が高まる可能性がある．それによって感覚情報を処理する視床と高次の認知中枢である前頭前野からの情報に対して扁桃体が強く反応する．
② 不安が高まると脳の調節中枢にある視床下部のストレス中枢を活性化し，これが扁桃体に働きかけて恐怖に関わる記憶を固定する．
③ トラウマ記憶に伴う慢性的なストレスは前頭前野の機能を損なう．前頭前野の機能を実験的に奪ったラットは，無用の恐怖記憶を消去する能力を失った．
④ 心的外傷後ストレス障害（PTSD）の患者は前帯状皮質（矛盾する知覚のうちのどちらを選ぶかという葛藤の判断を助けている領域）の機能が低下している．
⑤ 慢性的なストレスは海馬のニューロンを損なう．海馬は学習と情報処理に関連している領域で，「文脈依存性」の学習に関与している．海馬の機能が低下すると，時間感覚が低下したり，なじみのない環境で心的な混乱が生じると推察されている．

縮を引き起こすことが明らかにされている[16]．樹状突起は他のニューロンからの入力を受ける部分であるが，主に長期増強を起こし，記憶の形成に大きく関わっている．海馬はストレスに弱く神経変性を容易に起こしてしまう場所である[17,18]．パニック障害あるいは心的外傷後ストレス障害（Posttraumatic stress disorder：PTSD）なども突如引き起こされる極度の

不安状態を意味するが，PTSDになるような強いストレスでは，グルココルチコイドが増え，それがなかなか低下しなくなり，海馬に作用してその体積を縮小させてしまう．人間を対象にした研究においても，海馬の体積と不安が生じやすい傾向には相関が認められている[19]．

意識された記憶は海馬とそれに関連した大脳皮質領域からなる神経システムによって蓄えられるが，先に示したように恐怖条件づけの神経メカニズムで形成された無意識の記憶は扁桃体を中心とした神経システムによって蓄えられる．もちろんこれらの2つの神経システムは並行しており，それぞれが関連し合う．扁桃体と双方向性の神経連絡を結ぶ重要な大脳皮質領域が内側前頭前野である．Moganら[20]は，ラットのこの領域を損傷したところ，恐怖条件刺激が与えられると，損傷を受けていないラットが恐怖反応を示さなくなった後でも，引き続き恐怖反応を引き起こすことを確認した．先ほどのブザー音を恐れるように条件づけたラットにおいて，電気ショックを与えずにブザー音だけを何度も繰り返して聞かせる（条件刺激）と，やがてある時点でブザー音が鳴っても反応しなくなる．このプロセスに内側前頭前野が関係している．条件情動反応成立後に，条件情動反応を消去して行くと，それと相関して内側前頭前野の活動が増加することが示されている[8]．条件恐怖反応を制御し抑制するのには図7.9のモデル（図7.9のB）が考えられている[21]．なお，図7.9のAは恐怖条件づけの神経モデルである．先の条件刺激刺激のみが繰り返して提示されると，やがて扁桃体の興奮性を示さず，海馬のみが興奮性を示し，その海馬からの投射が内側前頭前野を活性化し，次いで内側前頭前野から扁桃体への投射出力が条件恐怖反応の発現を抑制するといったメカニズムである．筆者らは前頭前野に経頭蓋直流電気刺激（transcranial direct current stimulation：tDCS）し，前頭前野を活性化させ神経調整（neuromodulation）することで，主観的な負の情動喚起を減少させることを報告した[22]．この神経システムは，負の情動喚起を減少させ，望ましくない外傷的な記憶を消去する際に関与するが，外界からの日常的な刺激が条件刺激となって過度の恐怖反応を引き起こすPTSDは不安神経症では，この消去メカニズムにも異常があると考えられている．

社会的恐怖症者では他者の顔を見た際，それを有しない者に対して扁桃体

第7章　私の心は動かされる

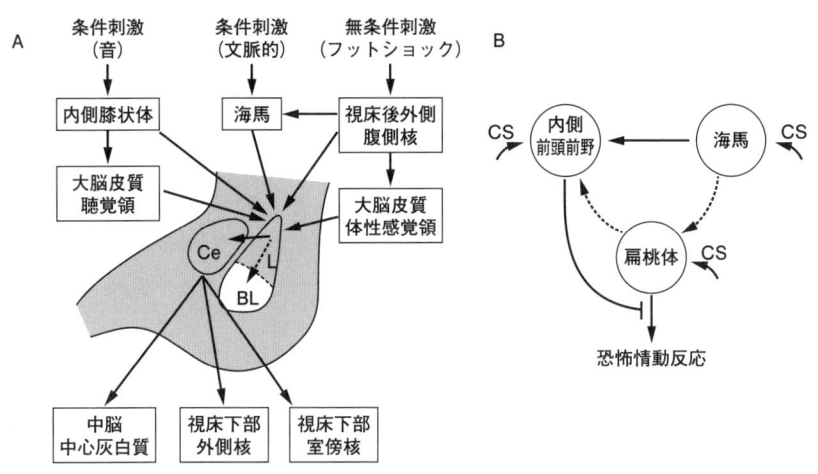

図7.9　扁桃体を中心とする恐怖条件づけと条件恐怖反応発現の制御システム
A：システムの全体像．手がかり的恐怖条件づけ（cued fear conditioning）では，条件刺激と無条件刺激が扁桃体外側核で連合され，条件づけが成立する．文脈的恐怖条件づけ（contextual fear conditioning）では，条件刺激と無条件刺激が背側海馬で連合されて条件づけが成立する．次いで条件刺激が与えられると，感覚性入力は外側核から中心核へ伝えられ，視床下部，中脳への出力により条件恐怖反応が表出される．
B：消去に関わる神経回路．恐怖条件づけ後，条件刺激のみの提示を続けることによって条件恐怖反応の発現が抑制される．これは，海馬への感覚性入力が内側前頭前野を活性化し，前頭前野からの投射が扁桃体による条件恐怖反応の表出を抑制する．
BL：基底外側核，Ce：中心核，CS：条件刺激，L：外側核
（湯浅茂樹：情動の神経回路─扁桃体を中心とした機能的考察．Brain Medical 21：321-328，2009より）

の活性化が大きい[23]．また身体に対する痛みを有害だと思う者では扁桃体の活性化が大きい[24]．扁桃体の多くは大脳皮質領域に投射するが，扁桃体からの大脳皮質への投射は，大脳皮質から扁桃体に対する投射よりも大きい．したがって，情動によって認知や行動が変容をきたしてしまうことは大いにある．この両者の関係は，恐怖に対して生命の危険を感じ，察知させるうえで重要である．扁桃体が損傷をきたしてしまうと恐怖を感じなくなる一方で，内側前頭前野に損傷をきたすと恐怖反応の発現を妨げてしまう[20]．情動記憶は消去されるわけでなく，内側前頭前野の機能による発現を制御するという

神経システムとなる．たとえば，痛みが継続され扁桃体を過活動させると，それと相反するように内側前頭前野の活動は減少する[25]．慢性的な痛みを有する患者では内側前頭前野の萎縮が認められ，それに伴い意欲や意思決定の低下をもたらしてしまう[26]．内側前頭前野の機能不全によって情動のコントロールに影響を与える要因として，固執（こだわり）があげられる．固執は認知や思考の障害と考えられるが，これが恐怖条件づけに影響を及ぼすことが示唆されている．この固執は情動的固執と呼ばれている[3]．これとは異なり，認知的固執は背外側前頭前野の機能である．内側前頭前野は報酬や罰を予測するといった増強因子でその反応が上がるが，この固執を改変させていくためには報酬の予測に関する準備状態をつくっておく必要がある．また，海馬と同様に前頭前野はストレスによっても性質が変えられる．通常，前頭前野は過剰なストレス・ホルモンの放出を抑制するように働くが，ストレスが長引くとこの制御システムに機能不全を起こしてしまう．過度なストレスを抑止することは必要であるが，たとえば，痛みが自分自身で制御できる条件と，そうでなく他者によって制御される条件，そしてランダムに機械的に制御されるといった3つの条件で，主観的な痛みおよび，その際の前頭前野の活動を調べた研究では，自分自身で制御できる条件で前頭前野の活性化を認め，それに伴い痛みの軽減が起こっている[27]．このようにセルフ・コントロールを意識することが，ストレスを抑止し，負の情動の制御にポジティブに関与することが示唆される．これに加えて，前頭前野の活動と主観的な痛み強度には負の相関があることが示され，心理検査結果から「ストレス因子を受け入れてそのストレス因子とうまく付き合って行く」という思考ストラテジーをもつ者は，痛み刺激を予期している時の前頭前野の活動がより高く，主観的な痛みの強度も低いことが明らかにされた（図7.10）[28]．すなわち，ある局面に固執せず，現状として存在するストレス因子そのものを受け入れ，そのストレス因子は自分を成長させたり変化させたりする因子であると意識を変えることが負の情動や痛みの制御に重要であることがわかったのである．

　情動記憶の消去を促進するドーパミンD2受容体阻害薬やNMDA受容体アゴニストなど，いくつかの薬物も見出されている．いずれにしても，シナプス結合を阻害する薬であるが，最近になってその結合を促進するタンパク

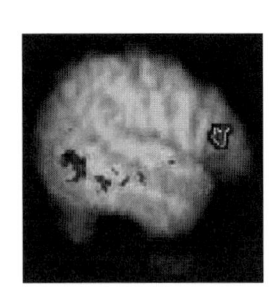

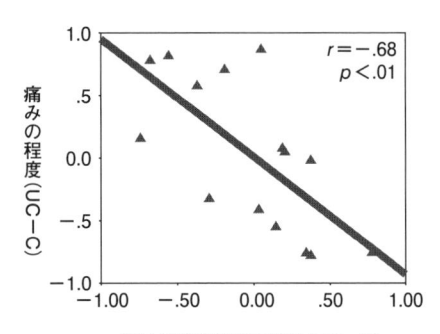

図7.10 痛みの主観的強度に関与する認知要素
予期できない痛み刺激を予測している時の脳活動と，実際に与えられた痛みに対しての主観的な強度との関係を調査．
(Salomons TV et al：Individual differences in the effects of perceived controllability on pain perception: critical role of the prefrontal cortex. J Cogn Neurosci 19：993-1003, 2007 より)

質合成プロセスを阻害すると記憶が消去されることが示されている．しかしながら，標的ニューロンの視点からも難しい側面も多い．その一方，恐怖の情動記憶は，人間が安全に生きて行くためには必然なものである．そして，恐怖の情動を基盤とした自己の死や愛する人の死を恐れるといった将来予測に関する抽象的な不安といった感情は，自己を意識したり，他者を意識したりするうえで，人間にとって大切な人間の神経システムと言える．つまり，社会的に他者を愛するという喜びの感情と背中合わせにその人を失うことの恐怖の感情の両面を人間は持つことによって，今この時々に対して幸福感を持つことができる．ショック（驚き）あるいは悲しみといった感情も人間の生きる目的を支えている．そして，その根源的なものが恐怖という情動である．恐怖に屈せず，自己を前向きに推し進めていくのも人間の脳機能というわけである．

7.4 道徳形成の基盤となる嫌悪感の神経基盤

現代社会において，各種メディアを介して配信される社会的情報を自らキャッチする場合，その内容に対して自分なりの意見や感情を抱いたり，社会的あるいは道徳的な観点からその善悪を判断することがある．こうした心

理的プロセスは，当然のことながら，複雑な認知的および情動的プロセスを制御する神経系の機能に基づいて生まれる．道徳的な善悪の判断はさまざまな脳領域の神経ネットワークに基づいて生まれるが，その社会的・道徳的感情の発達の基盤は，嫌悪感の形成であるという意見がある[29]．とりわけ，Rozinらはさまざまな抽象的な嫌悪感の形成には，幼児期の食べ物との関係が深く関係していると指摘する[29]．自己の身体（口）から，不快と感じる，あるいは不衛生な食べ物を吐き出すという嫌悪プロセス，そしてそうした口で感じるまずさというものだけでなく，認知を通じた汚染という概念の発達プロセスによって嫌悪感が形成されるという指摘である．嫌悪を感じる他者との関わりを絶つという判断，あるいは嫌悪を自分自身で感じない他者を観察して野蛮な人と認知するといったことも，幼児期の体内にある不快なものを取り出すというプロセスを基盤としたものと考えられている．すなわち，食べ物に代表される物理的刺激によって喚起される嫌悪感は，道徳違反に代表される社会的刺激によって喚起される嫌悪感の発達基盤であるという考え方である．これに関しては否定的な意見があるものの，共通の神経基盤を有しており，現在のところ，有害な食べ物に対する拒絶反応が嫌悪感の起源であり，そうした物理的嫌悪を支える神経基盤が，発達プロセスにおいて外界に認知的適応しながら，社会的嫌悪を形成して行くと考えられている．

　古くから島皮質は嫌悪時に働くことが明らかにされている．何か不快なものを味わった時，嗅いだ時，聞いた時，見た時，触った時など感覚モダリティに関係なく活動する．また島皮質は自己の嫌悪感を生起するだけでなく，他者の嫌悪を認知する手助けをし，この認知プロセスから，嫌悪を感じている他者の周辺にはリスクが存在するという警報の役割を担っている．こうした機能を有する島皮質は大脳皮質の少し深部に存在し，前部は味覚中枢や嗅覚中枢と緊密に結びついている．また側頭葉の上側頭溝からも情報を受け取る．後部は聴覚野，体性感覚野，前運動野とのつながりを特徴とする．また内受容性の第一次皮質野でもあり，内臓運動の中枢である．すなわち心拍数増大，瞳孔散大，吐き気やむかつきなどの内臓の作用を伴う一連の身体運動を引き起こす[6]．内臓感覚の中枢としても知られており，自律神経との関係も深い．とりわけ，右島皮質は交感神経，左島皮質は副交感神経の投射

を受け，側性化が存在すると言われている[30]．一方，第3章で示したように島皮質には体温と自己の身体保持感の相互関係を決定する特徴があったり[31]，熱感覚と自己の身体の気づきに関する基盤があることが示唆されている[32]．このように自律神経を通じて自己の身体受容感覚を生成する上で島皮質は重要な脳領域である．すなわち，自己の内部受容感覚を基に身体知覚を形成する神経基盤の一つである．

Wickerら[33]は不快な匂いのするコップを嗅いだヒトの嫌悪の表情を被験者に観察させたところ，不快な匂いの際に両側島皮質前部が反応することを明らかにした（図7.11）．とりわけ注目すべきは，提示した視覚刺激のうち，島皮質を活性化させたのは，不快な匂いに嫌悪の表情を示した視覚刺激を観察した時だけであり，実際に不快な匂いを嗅いだ時と，不快な嗅覚刺激で顔をしかめている表情を観察した時で共通して活性化したのは左島皮質前部であることがわかった．また島皮質を直接的に電気刺激すると島皮質に電気刺激を行うと痛みの感覚が再現されることを明らかにされており，ここは痛み

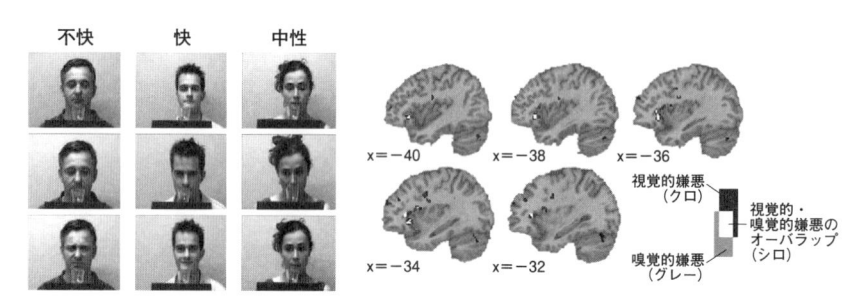

図7.11 嫌悪表情観察時の脳活動

A：左は不快な匂いのするコップを嗅いだヒトの嫌悪の表情．中は良い匂いのするコップを嗅いだヒトの喜びの表情．右は無臭のコップの匂いを嗅いだヒトの中性的な表情．
B：不快な匂いによる嫌悪の表情を観察，不快な嗅覚刺激を与えられた際の脳活動．視覚刺激のうち，島を活性化させたのは，不快な匂いに嫌悪の表情を示した視覚刺激を観察した時だけであり，実際に不快な匂いを嗅いだ時と，不快な嗅覚刺激で顔をしかめている表情を観察した時で共通して活性化したのは，左島前部であった．

(Wicker B et al：Both of us disgusted in My insula: the common neural basis of seeing and feeling disgust. Neuron 40：655-664, 2003 より)

に対する嫌悪感を発生させる脳領域として考えられている[34]．一方，嫌悪だけでなく不快な情動体験時の際に両側の島皮質に高い神経活動を認められるとともに[35]，情動喚起プロセスにおいて，両側の島皮質の活動が増加することが報告されている[36]．加えて，Murphyら[37]は，恐怖，嫌悪感，怒りなどの否定的感情の想起時に特に島皮質が働くことを明らかにしており，いずれにしても，不快といった否定的感情に共通して関与する領域として認識されている．

損傷例においては，左島皮質に限局性の損傷をもつ症例において，表情認知や感情経験に関する検査を行った結果，嫌悪に関する認識の低下や主観的経験強度の減衰が指摘されている[38]．また，島皮質を含む広範囲の腹内側前頭前野および側頭葉前部に損傷を持つ症例において嫌悪感の認識の低下が示唆されている[39]．このような結果から，島皮質が嫌悪感を中心とした否定的な感情の処理に特異的な役割を果たしていることが想定される．その一方で，島皮質の活動は嫌悪感の処理のみに特異的に作用するのではなく，感情の種類を問わず主観的に感じる感情の強さと関連し，心拍数などの身体反応に注意を向けること自体と関連することが示されている[40-42]．たとえば，島皮質は前帯状回よりも潜時が短く，情動機能だけでなく感覚機能も有していることや，痛みに対して注意を強く向けると，より活性化することが示されており，注意の度合いによって痛みを変調させる領域として考えられている[43]．最近のfMRI研究では島皮質前部の活動は，単純な侵害刺激というよりは，主観的な痛みの感受性や耐性に影響することが報告されている[44,45]．

いずれにしても，主観的感情の経験に伴い，島皮質か自己の身体内部から生じる内受容感覚をマッピングし，情動の喚起あるいは情動の制御に関連する他の脳領域である前帯状回や腹内側前頭前野とともに，身体内部から生じる内受容感覚と外部環境情報を統合する中心的な機能を担っていると認識されている[46]．つまり，嫌悪感は身体内部の反応と外部環境からの刺激に基づいて構成される．この際，そのプロセスにおける身体反応と拒絶感によって嫌悪はつくられ，それが脳内に記憶される．人間社会における倫理の形成においてこの嫌悪感が密接に関わっている．たとえば，脳死問題や体外受精，さらにはクローン人間など，これらの社会的問題に対する倫理的意見も，も

とをたどれば嫌悪感に基づいたものである[47]．このように，物理的嫌悪といった万国共通の基盤を持ちつつ，大人の社会的嫌悪は単純な情動ではなく，認知や思考，さらには学習を通じて獲得されることから，文化や思想の影響を大きく受けることになる．国籍が変われば，あるいは年代が変われば倫理を含めた社会的嫌悪感は変わってしまう（変わって行く）のである．

7.5　報酬系作動に基づく喜びの感情の生起

　喜びの感情の基盤となっている快情動を生物が感じる時には，脳内にある「報酬系」と呼ばれる部位が働く．報酬には動物的本能に基づく生理的欲求を満たすものだけでなく，人間には金銭や名誉，名声などの高次条件づけにより獲得されたものも含まれる．さらに，先ほどの嫌悪と相反するように，美しいものを見た時や，心地よい音楽を聴いた時にも作動する．さらには，深い愛情や他者との絆，それに伴うコミュニティの発展においても報酬系が作動する．こうした低次な報酬システムから高次な報酬システムを通じて，人間はさまざまな社会環境プロセスにおいて「喜び」という感情を生成する．低次から高次までの報酬システムにおいて，その内容に応じて脳領域の関与は異なるが，それらの共通基盤が腹側線条体である．腹側線条体は側坐核と前有孔質（嗅結節）で構成される．このうち，側坐核は快情動を形成するうえで重要な脳領域として認識されている．

　第6章で示したラットのレバー押し課題において，レバーを押すたびに中脳の腹側被蓋野に電気刺激されると，腹側被蓋野のドーパミン神経細胞が興奮し，脳内にドーパミンが放出される．このドーパミンは前頭葉や視床下部に向かうと同時に，大脳辺縁系の側坐核に向かう．ドーパミンは快物質でなく，あくまでも報酬の予測誤差に対して放出されることは先に述べたとおりである．現在のところ，ドーパミンが快楽をもたらすのではなく，ドーパミンを側坐核が受容すると「快感」が生じると言われている（図7.12）[48]．

　人間は生理的な欲求だけでなく，他者から賞賛を受けるといった社会的な欲求によっても快感を伴う．この際，賞賛によっても生理的欲求に関わる線条体の活性化が示されている[49]．また，対人的なゲームを行っている最中において，そのゲーム能力が相手よりも高い評価を得た時には線条体と内側前

情動の神経機構

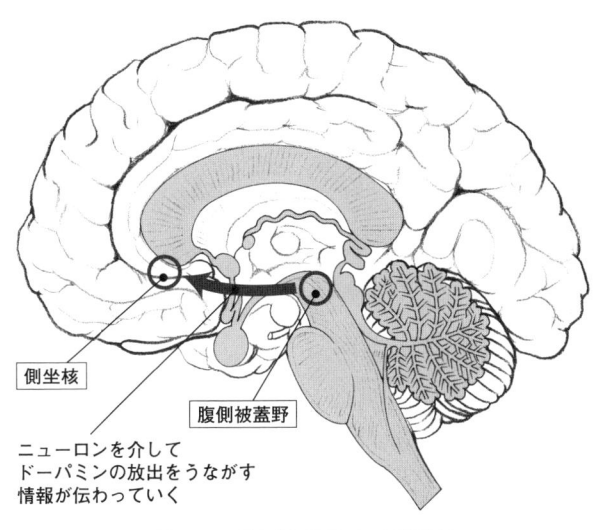

図7.12　喜びを生み出す側坐核
快刺激は腹側被蓋野に入り，軸索を伝わり，末端まで伝達されると，ドーパミンが放出される．そのドーパミンを側坐核が受容すると「快感」が生じる．
（森岡　周：脳を学ぶ(2) 写真家，古谷千佳子さんとの対話．協同医書出版社，2010より）

頭前野の活性化を認めている[50]．このように，他者との相対的な関係に基づく社会的な地位の変化によっても報酬系が作用する．こうした報酬系は，外部からの評価のみならず，自己との関わりの程度によっても働く．たとえば，提示された食べ物が自己に関わりが大きいと感じれば感じるほど，腹側被蓋野，腹側線条体，腹内側前頭前野の活性化を認めている．さらに，自己報酬系に代表される「笑い」の際において，側坐核，線条体，扁桃体の活性化を認めている（図7.13）[51]．その一方，被験者に「次第に面白くなるユーモラスな社会的に適切なジョーク（漫画）」と「次第に社会規範へ違反していく不適切なジョーク（漫画）」を呈示した際，社会的に適切なジョークでは側坐核と内側前頭前野を含む脳領域の活動を次第に増加させ報酬系が作動したが，次第に社会規範に違反していくジョークでは，右扁桃体と眼窩前頭前野皮質を含む脳領域の活動を次第に増加させた[52]．なお，不適切なジョークとは被験者が不快に感じるような強い性的内容を含んだものである．

　自己報酬系は運動系と報酬系の神経ネットワークの関係性によって生まれ

第7章 私の心は動かされる

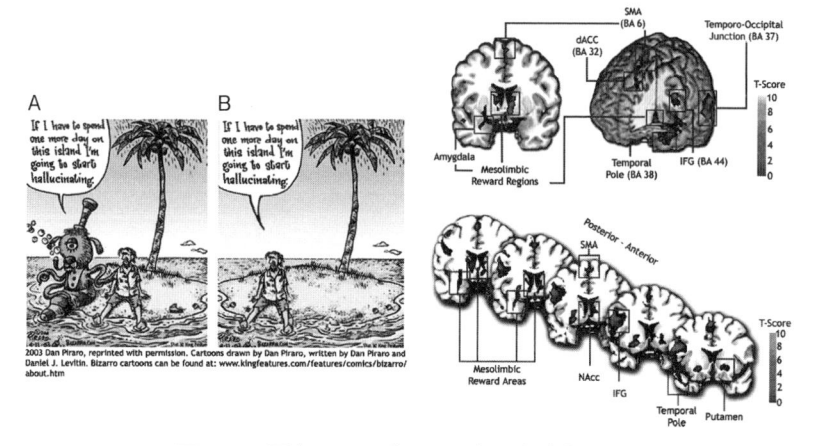

図7.13 面白いマンガを見た時の脳活動の違い
左図：Aはジョークを含んだマンガ，Bはコントロールに使用されたマンガ．
右図：ジョークを含んだマンガを観察した時の脳活動．上は背側前帯状回（dACC），補足運動野（SMA）の活性化を認め，下は側坐核，線条体，扁桃体（Mesolimbic Reward Areas）の活性化を認めている．
（Mobbs D et al：Humor modulates the mesolimbic reward centers. Neuron 40：1041-1048, 2003 より）

る．側坐核は情動と運動を結ぶ重要な橋渡し役を務めているが，これにより，側坐核が他の大脳辺縁系や運動皮質と神経連結によって自己報酬系が作動する．すなわち，自ら動くことで報酬が得られるシステムである．これは「努力の報酬回路」とも呼ばれている．ラットの実験において，エサを自らの探索行動によって探すという学習ならびに肉体的労働を伴った群と，そうでなく対照的にエサを与えられた群とを比較したところ，労働を伴う群において，新しい課題に対する挑戦意欲や粘り強さといった効果を示した．一方，受動的にエサを与えられた群では新しく難易度の高い課題では簡単にあきらめてしまった[53]．これは第6章で示したアンダーマイニング効果にも類似している．この実験手続きでは，環境との間の相互作用から報酬を経て，さらに報酬を最大化するように，問題を解決すべく自己の選択可能な行動の価値を学習して行くプロセスが認められたわけであるが，このプロセスに脳の報酬系が関与する．これとは逆に，罰が与えられ，それを自分の努力によって逃れることができないことを理解すると無反応になり，問題解決をあきらめ

てしまうことが動物実験によって明らかにされている．この努力と結果を結びつけられない状況は「学習性無力感」と呼ばれている[54]．人間において，手足を使い，そして時間を費やし労働するという労働手続きによって自己報酬系が作用するが，自己の労働なしに他者から報酬を与えられた場合では，それは作用しない．

一方，ゲームの最中に不公平な行動をとった人間が後ほど電気ショックを与えられるといった罰を受けているのを観察している最中において，特に男性に腹側線条体と内側前頭前野に活性化を認めている[55]．つまり道徳を逸脱する者が適切に罰せられ不幸になることを観察することで報酬が得られるというものである．さらに，社会的な慈善行為である寄付行為によっても腹側被蓋野や腹側・背側線条体に興奮を認め，快情動が生起することが報告されている[56]．この際，強制的な寄付行為でなく自発的な寄付行為によって活動が大きくなることがわかっている．社会に対して自分が役に立っていることは報酬系を強く作動させる．

こうした報酬系は美しい音楽や絵画の鑑賞によっても働く[57]．さらに，恋人の写真を見た時において腹側被蓋野が働くことが示されている[58]．腹側被蓋野は先のネズミのレバー押しの実験に代表されるように，盲目性をつくる．恋愛中毒というべきものだが，この中毒性に作用するのが腹側被蓋野と側坐核である．なお，ロマンティックな愛と性愛は異なることが指摘されている[59]．熱烈的な愛は腹側被蓋野と線条体が活性化するが，性的興奮に対しては，島皮質周囲，帯状回，視床下部，感覚運動皮質で活性化を認めている．面白いことに，異性の顔の魅力度と腹側線条体，内側前頭前野，前帯状回の活動の間に相関が見られる．また，親子愛と言うべきものにも報酬系が作用する．母親が自分の子どもの写真を見る時には，他者の子どもの写真を見た時に比べ，線条体と内側前頭前野に活性化が見られ，母性愛が満たされればその報酬系が強く働く[60]．

以上のことから，人間は生理的欲求のみならず社会的関係に基づいた欲求によっても報酬系が作用し，それに伴い快情動が生まれる．この快情動を基盤に，その時々の文脈や過去の記憶と照合することで喜びといったポジティブな感情が生まれるのである．リハビリテーションは社会との関係性によっ

第7章　私の心は動かされる

て成立する．したがって，対象者において生理的欲求のみならず，社会との関係に基づいた欲求の生起が必要であるといえ，対象者がいかに社会的役割を担うことが重要であるかがわかる．

7.6　表情が伝える情動

　情動を表出している人間の顔写真を右半分と左半分に分け，それらの鏡像（右半分の鏡像と左半分の鏡像）となる顔写真を作成することによって，いわゆるキメラ顔が作成された[61]．それにより，右半分（左半球支配）の鏡像よりも，左半分（右半球支配）の鏡像の方が表情に富むことが見出された．すなわち情動の表出は右半球が優位であると示唆された．また，アカゲザルでも人間と同様に顔の左側がより強く情動を表出することが示されている．ビデオテープ解析により，さらに顔の左側では情動表出がより早く起こることも示されている．図7.14は自分より優位なサルに対して恐怖を示すグリンという表情を表出しているアカゲザルであるが，顔の動きは左半分（右半球支配）から始まっている．このことは，人類出現以前より情動表出の右半球優位性が明確になっていたことを示唆している[62]．

　一方，情動の理解における実験でも右半球優位に活動を認めている．たとえば，Georgeら[63]は，被験者に対して，単語を聞かせ，それは誰かが幸福な

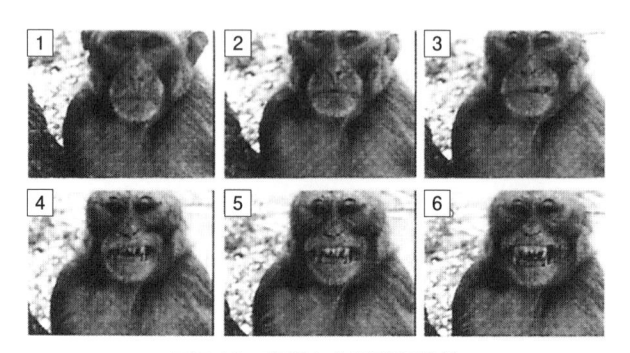

図7.14　表情と右半球優位性

1→6は表情変化の時間的経過．3の段階で左側の口の動きに変化が見られ，その後右側の口の動きが追従して表情をつくっているのがわかる．

(Hauser MD：Right hemisphere dominance for the production of facial expression in monkeys. Science 261：475-477, 1993より)

状態なのか，悲しい状態なのか，怒った状態なのか，情動的に中性の状態なのかを回答させた．もう一つの条件では，被験者は声の調子を聞いて，同様に情動状態を判断した．結果，単語の意味から情動を理解する時には，右側より左側前頭前野の活動が増加したが，声の調子から判断する際には，右側前頭前野が活動した．このように，表情だけでなく声の調子から情動を理解する時も右半球優位に働く．

　脳領域において表情から他者の情動を理解する場所として古くから知られているのが扁桃体である．扁桃体が壊れると，相手の表情から相手の感情を読み取ることができなくなる．これをウルバッハ・ビーテ病と呼ぶ．先ほど示した6つの万国共通の情動は表情からそれを理解することができる．特に恐怖の顔は，無表情の顔と比較して扁桃体の強い活性化を引き起こす[9]．顔に関連するより原始的な大細胞系は低空間周波数に感受性が高く，進化的により後に出現した小細胞系は，高空間周波数に感受性が高い．顔の詳細な認知に関与する側頭葉の紡錘状回顔領域は個々の顔の認識に際して，主に高空間周波数成分（微細な明暗境界）の小細胞系の情報を利用する．一方，大まかな表情認知に関わる扁桃体は低空間周波数成分（ぼやけたイメージ）の大細胞系の情報に基づき，恐怖を認識する（図7.15）[64]．人間の扁桃体は，すべての顔表情や無意識下に提示された情動刺激に応答する．無意識下の視覚情報は，網膜→上丘→視床枕→扁桃体の経路（外側膝状体外視覚系）であり，この情報は網膜→外側膝状体→大脳皮質視覚野の経路（外側膝状体視覚系）と比較して，質的に粗いが潜時は早いことがわかっている（図7.16）[65]．前者が大まかな他者の情動の認知，後者が詳細な他者の顔の認知に関与する．扁桃体は，他者の表情からその危険性を瞬時に判断し，接近すべきか回避・逃走すべきかを決める．扁桃体損傷の場合，知らない人も知っていると言ったり，はじめて会う人間に対しても，知っているという行動をとってしまうようにさまざまな顔に対して親しみ・なじみの感情が湧いてくることも示されている．また他者との接近において，健常者に比べパーソナルスペース内に入っても不快という情動がなかなかわからない（図7.17）[66]．この際，健常者ではパーソナルスペース内に他者がいると感じた場合，両側の扁桃体に強い反応が見られた．

第7章 私の心は動かされる

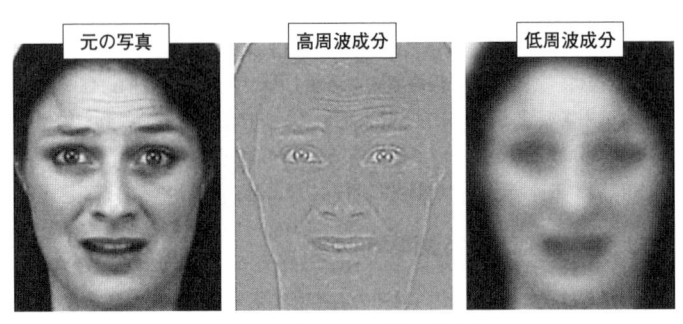

図7.15 扁桃体の表情認知能力

高周波成分は表情の細かな特徴が抽出され，低周波成分では表情の大まかな特徴が抽出される．扁桃体は，元の写真よりも低周波成分の写真により強く反応を示した．扁桃体は，表情の中から大まかな特徴をつかんで反応し，その中でも不快な情報，危険な情報を素早く検出し，速やかな逃避行動へと繋げている．扁桃体は，表情を感じる部位であることがわかる．

(Vuilleumier P et al：Distinct spatial frequency sensitivities for processing faces and emotional expressions. Nat Neurosci 6：624-631, 2003 より)

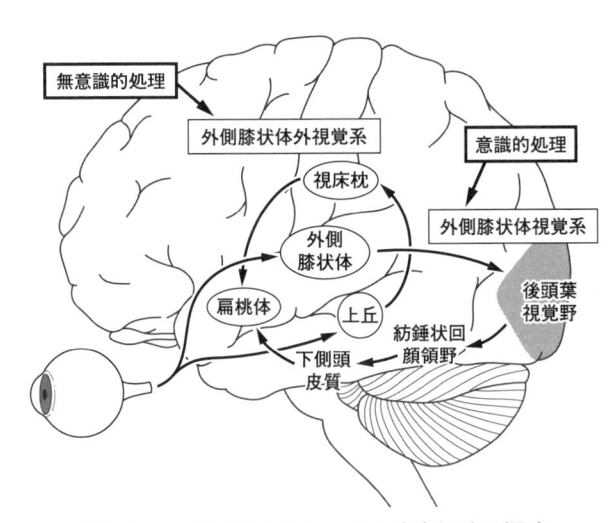

図7.16 扁桃体を中心とした入出力経路の概略

(Liddell BJ et al：A direct brainstem-amygdala-cortical 'alarm' system for subliminal signals of fear. Neuroimage 24：235-243, 2005 より，一部改変)

情動の神経機構

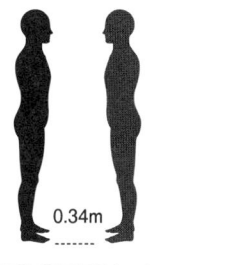

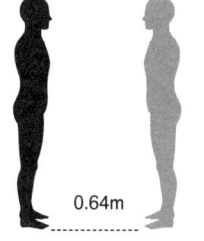

図7.17 扁桃体によるパーソナルスペースを検知
同性の他者に対して徐々に接近し,これ以上は不快と感じる距離を測定.扁桃体損傷者ではその距離が健常者に比べおおよそ半分の距離となった.
(Kennedy DP et al：Personal space regulation by the human amygdala. Nat Neurosci 12:1226-1227, 2009 より)

　ウルバッハ・ビーテ病を発症した両側扁桃体損傷のS.M.氏は,知能,記憶,言語,認知は正常範囲であるが,恐怖情動に問題があることが示されている.この際,S.M.氏のいくつかのエピソードが報告されている[67].たとえば,ペットショップへ行った際,「ヘビは嫌いだ」と明言していたが,店へ入ったとたんさまざまな種類のヘビがうごめく水槽に魅せられた様子だった.そして店員にヘビを抱いてみるかと聞かれると,何の抵抗もなく「自分の腕の間をすり抜けて動くヘビをまじまじと眺め,うろこをなでたり,舌に触れたり」してヘビと戯れた.また,タランチュラに近づいた時には,まったく恐れずに触ろうとしたため,周囲の人が止めなければならなかった.このように自己の恐怖情動が欠落すると同時に,先ほど示した扁桃体が損傷しているがゆえに,他者の情動を表情から読み取れない.とりわけ,他者の情動が読み取れない要因として,他者コミュニケーションの最中に目を観察せずに口を観察する特異性を有している.図7.18はS.M.氏と健常者の他者の顔への固視回数を示したものであるが,暖色は固視回数の多いことを示す.S.M.氏は他者の目を見ていないことがわかる.そこで,S.M.氏に観察している顔の眼の部分を特に見るよう言語指示すると,S.M.氏は恐怖の表情を認識できるようになることが報告された[68].この口を見る特異性は自閉症スペクトラム児でも観察されている[69].とりわけ,恐怖の表情の目を見ると,腹側

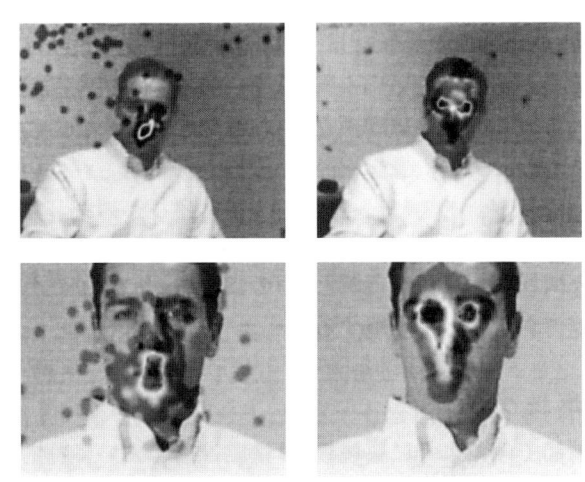

第7章　私の心は動かされる

図7.18　扁桃体損傷後の注視パターン

両側扁桃体損傷患者（S.M.氏）と健常者のヒトの顔への固視回数を示した図．暖色は固視回数の多いことを示す．S.M.氏は他人の眼を見ていない点に注意．S.M.氏に観察している顔の眼の部分を特に見るよう言語指示すると，S.M.氏は恐怖の表情を認識できるようになった．

(Spezio ML et al：Amygdala damage impairs eye contact during conversations with real people. J Neurosci 27：3994-3997, 2007 より)

扁桃体が活性化することが報告されている[70]．

このように扁桃体は自己の情動発生だけでなく，他者の情動の読み取りに関与する．顔表情の識別にサルの扁桃体のニューロンは関与するわけであるが，とりわけ，中性，笑顔，怒り，驚きに反応するが，面白いことに，笑顔では閉口，怒りでは開口時に活動が高まった（図7.19）[71]．特に笑顔が閉口時であったことは，感情を爆発させて笑っている他者を観察するのではなく，微笑みに強く反応を示すことがわかった．これは社会的コミュニケーションにおいて信頼を提供する笑顔であると言えよう．さらにこの笑顔に反応する扁桃体ニューロンは飼育者で特に強く活動した．サルにとって飼育者は親同然であり，人間で言えば両親を含めた親近者の微笑みになるだろう．一方，リハビリテーションは他の医療と異なり，患者とともに人生を歩まなければならない．セラピストは患者にとっては親近者であり，セラピストの微笑み

情動の神経機構

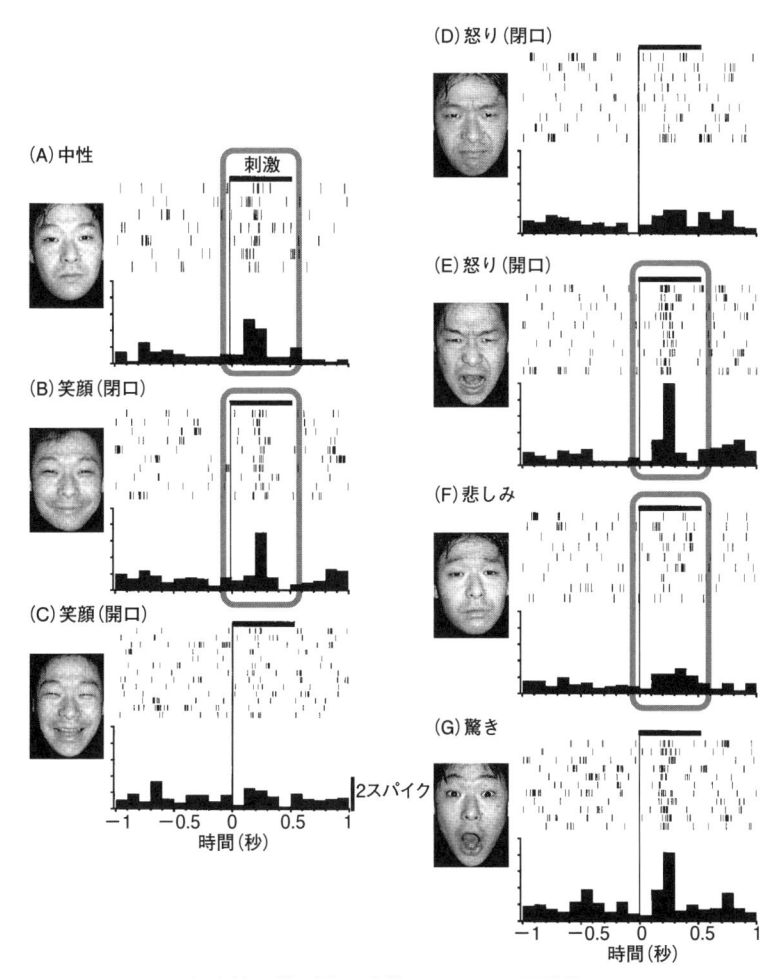

図7.19 顔表情に識別的に応答したサルの扁桃体ニューロン
○で囲んだ中性, 笑顔, 怒り, 驚きの表情に強く反応.
(西条寿夫, 他：表情認知の脳内機構—社会活動と扁桃体機能. 社会活動と脳—行動の原点を探る［岩田　誠・編］. 医学書院, 2008より)

も脳の機能にとっては重要な環境要因であることは言うまでもないだろう. さらに, 扁桃体ニューロンは, 顔は斜め向き, 視線はサルを見ている際に強い反応を起こす (図7.20)[71]. これは, 他者の眼球が動くことで, その意図を感じており,「あなたに意図・興味がありますよ」という行為が他者コミュ

第7章　私の心は動かされる

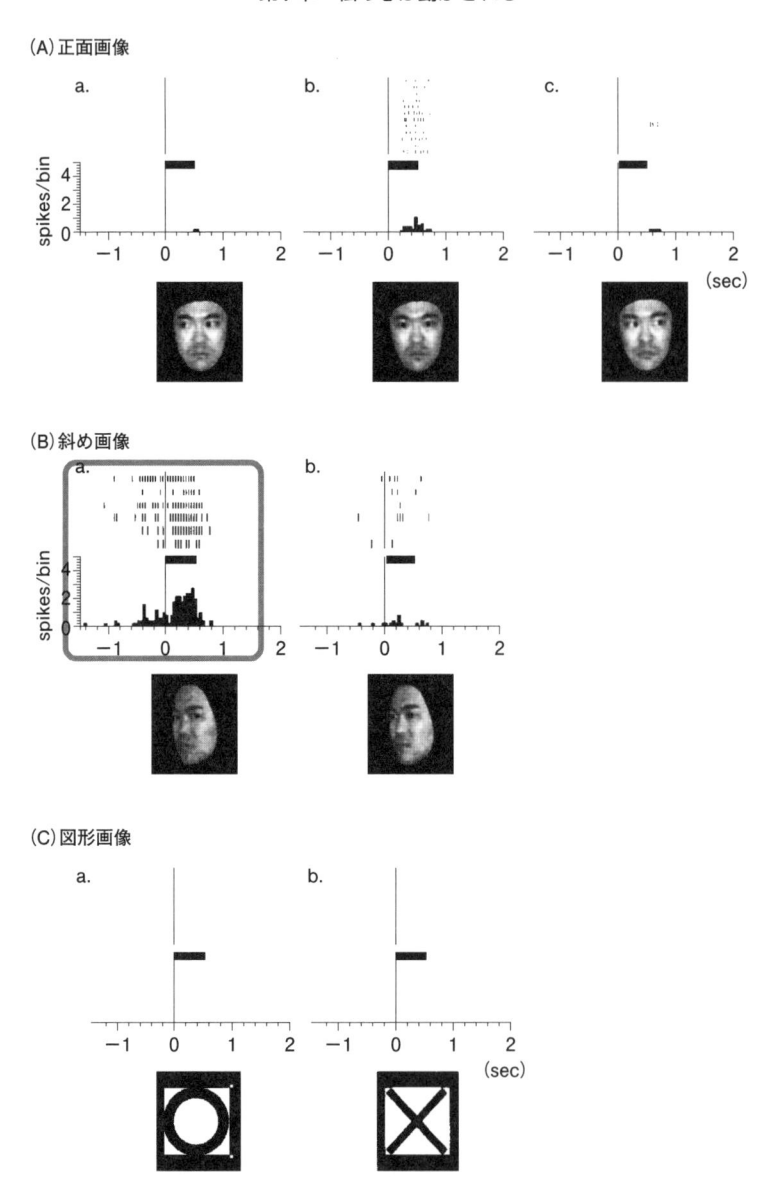

(A) 正面画像

(B) 斜め画像

(C) 図形画像

図7.20　視線方向に識別的に応答したサルの扁桃体ニューロン
○で囲んだ顔は斜め向き，視線はサルを見ている際に扁桃体の反応は大きい．
(西条寿夫，他：表情認知の脳内機構—社会活動と扁桃体機能．社会活動と脳—行動の原点を探る［岩田　誠・編］．医学書院，2008より)

ニケーションにおける扁桃体のニューロン活動に影響を与えていると言えよう．しかしながら，扁桃体のみで表情認知をしているわけでなく，それがトリガーとして働くことで大脳皮質のさまざまな領域に入力し，最終的に情報が統合されることで，複雑な人間の感情の読み取りに関与する．それらは社会性の獲得にとって重要な脳機能であり，他者コミュニケーションの基盤でもある．相手に共感し適切な行動を起こすといった社会的コミュニケーションは，社会脳（social brain）と呼ばれる脳機能の発達によって実現する．第9章ではその脳システムについて説明したい．

引用文献

1) Damasio AR（田中三彦・訳）：感じる脳—情動と感情の脳科学 よみがえるスピノザ．ダイヤモンド社，2005．
2) Ekman P et al（工藤 力・訳）：表情分析入門—表情に隠された意味をさぐる．誠信書房，1987．
3) LeDoux JE（松元 元，他・訳）：エモーショナル・ブレイン—情動の脳科学．東京大学出版会，2003．
4) Bear MF et al（加藤宏司，他・訳）：神経科学—脳の探究—．西村書店，2007．
5) LeDoux JE：Emotion, memory and the brain. Sci Am 270：50-57, 1994.
6) Carlson N（中村克樹，他・訳）：第2版 カールソン神経科学テキスト．丸善，2008．
7) LeDoux JE et al：Subcortical efferent projections of the medial geniculate nucleus mediate emotional responses conditioned to acoustic stimuli. J Neurosci 4：683-698, 1984.
8) Phelps EA et al：Extinction learning in humans: role of the amygdala and vmPFC. Neuron 43：897-905, 2004.
9) Breiter HC et al：Functional MRI and the study of OCD: from symptom provocation to cognitive-behavioral probes of cortico-striatal systems and the amygdala Neuroimage 4(3 Pt 3)：S127-138, 1996.
10) Isenberg N et al：Linguistic threat activates the human amygdala. Proc Natl Acad Sci U S A 96：10456-10459, 1999.
11) Morris JS et al：Conscious and unconscious emotional learning in the human amygdala. Nature 393：467-470, 1998.
12) Gazzaniga MS et al：Development and plasticity. Cognitive neuroscience: The biology of the mind, 2nd ed. WW Norton & Company, New York,

2002.
13) LeDoux JE : Emotion ; clues from the brain. Annu Rev Psychol 46:209-235, 1995.
14) Hamann SB et al : Amygdala activity related to enhanced memory for pleasant and aversive stimuli. Nat Neurosci 2:289-293, 1999.
15) Dolcos F et al : Interaction between the amygdala and the medial temporal lobe memory system predicts better memory for emotional events. Neuron 42:855-863, 2004.
16) McEwen BS et al : Paradoxical effects of adrenal steroids on the brain: protection versus degeneration. Biol Psychiatry 31:177-199, 1992.
17) Mckittrick CR et al : Serotonin receptor binding in a colony model of chronic social stress. Biol Psychiatry 37:383-93, 1995.
18) Bremner JD et al : MRI-based measurement of hippocampal volume in patients with combat-related posttraumatic stress disorder. Am J Psychiatry 152:973-981, 1995.
19) Yamasue H et al : Gender-common negative correlation between HA and regional gray matter volume in the right hippocampus. Cereb Cortex 18: 46-52, 2007.
20) Morgan MA et al : Extinction of emotional learning: contribution of medial prefrontal cortex. Neurosci Lett 163:109-113, 1993.
21) 湯浅茂樹：情動の神経回路—扁桃体を中心とした機能的考察. Brain Medical 21：321-328, 2009.
22) Maeoka H et al : Influence of transcranial direct current stimulation of the dorsolateral prefrontal cortex on pain related emotions: a study using electroencephalographic power spectrum analysis. Neurosci Lett 512:12-6, 2012.
23) Birbaumer U et al : fMRI reveals amygdala activation to human faces in social phobics. Neuroreport 20:1223-1226, 1998.
24) Ziv M et al : Individual sensitivity to pain expectancy is related to differential activation of the hippocampus and amygdala. Hum Brain Mapp 31:326-338, 2010.
25) Ji G et al : Cognitive impairment in pain through amygdala-driven prefrontal cortical deactivation. J Neurosci 30:5451-5464, 2010.
26) Apkarian AV et al : Chronic back pain is associated with decreased prefrontal and thalamic gray matter density. J Neurosci 24:10410-10415, 2004.
27) Wiech K et al : Anterolateral prefrontal cortex mediates the analgesic effect of expected and perceived control over pain. J Neurosci 2006 26:

11501-11509.
28) Salomons TV et al：Individual differences in the effects of perceived controllability on pain perception: critical role of the prefrontal cortex. J Cogn Neurosci 19:993-1003, 2007.
29) 鈴木敦命：情動の脳内機構－嫌悪．Brain Medical 21：337-342, 2009.
30) Craig AD：Forebrain emotional asymmetry: a neuroanatomical basis? Trends Cogn Sci; 9:566-571, 2005.
31) Moseley GL et al：Psychologically induced cooling of a specific body part caused by the illusory ownership of an artificial counterpart. Proc Natl Acad Sci USA, 105:13169-13173, 2008.
32) Dijkerman HC et al：Somatosensory processes subserving perception and action. Behav Brain 30:189-201, 2007.
33) Wicker B et al：Both of us disgusted in My insula: the common neural basis of seeing and feeling disgust. Neuron 40:655-664, 2003.
34) Ostrowsky K et al：Representation of pain and somatic sensation in the human insula: a study of responses to direct electrical cortical stimulation. Cereb Cortex 12:376-385, 2002.
35) Ushida T et al：Virtual needle pain stimuli activates cortical representation of emotions in normal volunteers. Neurosci Lett 439:7-12, 2008.
36) Stein MB et al：Increased amygdala and insula activation during emotion processing in anxiety-prone subjects. Am J Psychiatry 164:318-327, 2007.
37) Murphy FC et al：Functional neuroanatomy of emotions: a meta-analysis. Cogn Affect Behav Neurosci 3:207-233, 2003.
38) Calder A et al：Impaired recognition and experience of disgust following brain injury. Nat Neurosci 3:1077-1078, 2000.
39) Adolphs R et al：Dissociable neural systems for recognizing emotions. Brain and Cognition 52:61-69, 2003.
40) Critchley HD et al：Neural systems supporting interoceptive awareness. Nat neurosci 7:189-195, 2004.
41) Lewis PA et al：Neural correlates of processing valence and arousal in affective words. Cereb Cortex 17:742-748, 2007.
42) Iaria G et al：Neural activity of the anterior insula in emotional processing depends on the individuals' emotional susceptibility. Hum Brain Mapp 29: 363-373, 2008.
43) Coghill RC et al：Pain intensity processing within the human brain: a bilateral, distributed mechanism. J Neurophysiol 82:1934-1943, 1999.
44) Kong J et al：A functional magnetic resonance imaging study on the neural mechanisms of hyperalgesic nocebo effect. J Neurosci 28:13354-13362,

2008.
45) Wiech K et al：The influence of negative emotions on pain：behavioral effects and neural mechanisms. Neuroimage 47：987-994, 2009.
46) Gray MA et al：Interoceptive basis to craving. Neuron 54：183-186, 2007.
47) Jones D：Moral psychology: the depths of disgust. Nature 447：768-771, 2007.
48) 森岡　周：脳を学ぶ(2) 写真家，古谷千佳子さんとの対話．協同医書出版社，2010．
49) Izuma K et al：Processing of social and monetary rewards in the human striatum. Neuron 58：284-294, 2008.
50) Zink CF et al：Know your place: neural processing of social hierarchy in humans. Neuron 58：273-283, 2008.
51) Mobbs D et al：Humor modulates the mesolimbic reward centers. Neuron 40：1041-1048, 2003.
52) Goel C et al：Social regulation of affective experience of humor. J Cogn Neurosci 19：1574-1580, 2007.
53) Lambert KG：Rising rates of depression in today's society: Consideration of the roles of effort based rewards and enhanced resilience in day-to-day functioning. Neurosci Biobehav Rev 30：497-510, 2006.
54) Seligman ME et al：Alleviation of learned helplessness in the dog. J Abnorm Psychol 73：256-262, 1968.
55) Singer T et al：Empathic neural responses are modulated by the perceived fairness of others. Nature 439：466-449, 2006.
56) Moll J et al：Human fronto-mesolimbic networks guide decisions about charitable donation. Proc Natl Acad Sci USA 103：15623-15628, 2006.
57) Zeki S（河内十郎・監訳）：脳は美をいかに感じるか―ピカソやモネが見た世界．日本経済新聞社，2002．
58) Aron A et al：Reward, motivation, and emotion systems associated with early-stage intense romantic love. J Neurophysiol 94：327-337, 2005.
59) Cloutier J et al：Are attractive people rewarding? Sex differences in the neural substrates of facial attractiveness. J Cogn Neurosci 20：941-951, 2008.
60) Noriuchi M et al：The functional neuroanatomy of maternal love: mother's response to infant's attachment behaviors. Biol Psychiatry 63：415-423, 2008.
61) Sackcim HA et al：Emotions are expressed more intensely on the left side of the face. Science 202：434-436, 1978.
62) Hauser MD：Right hemisphere dominance for the production of facial

expression in monkeys. Science 261:475-477, 1993.
63) George MS et al：Understanding emotional prosody activates right hemisphere regions. Arch Neurol 53:665-70, 1996.
64) Vuilleumier P et al：Distinct spatial frequency sensitivities for processing faces and emotional expressions. Nat Neurosci 6:624-631, 2003.
65) Liddell BJ et al：A direct brainstem-amygdala-cortical 'alarm' system for subliminal signals of fear. Neuroimage 24:235-243, 2005.
66) Kennedy DP et al：Personal space regulation by the human amygdala. Nat Neurosci 12:1226-1227, 2009.
67) Feinstein JS et al：The human amygdala and the induction and experience of fear. Curr Biol 21:34-38, 2011.
68) Spezio ML et al：Amygdala damage impairs eye contact during conversations with real people. J Neurosci 27:3994-3997, 2007.
69) Neumann D et al：Looking you in the mouth: abnormal gaze in autism resulting from impaired top-down modulation of visual attention. Soc Cogn Affect Neurosci 1:194-202, 2006.
70) Whalen PJ et al：Human amygdala responsivity to masked fearful eye whites. Science 306:2061, 2004.
71) 西条寿夫, 他：表情認知の脳内機構―社会活動と扁桃体機能. 社会活動と脳―行動の原点を探る（岩田　誠・編）. 医学書院, 2008.

私は心の中に世界をつくる

---

8. 概念・言語・イメージ・ワーキングメモリの神経機構

第8章 私は心の中に世界をつくる

8.1 人間のコミュニケーション世界

　人間だけでなく他の地球上の動物も情報のやりとりを行っている．動物コミュニケーションである．コミュニケーションは生物の生き残り手段である．種の保存のためには，天敵が来れば危険が迫っていることを同種に伝えなければならない．昆虫であっても餌のありかを自らの動きによって伝える．動物にとって身体，そして動きはかけがえのないコミュニケーション道具である．このような動物コミュニケーションはそもそも環境から徴候を読み取り，外界の変化に反応するものであった．捕食される前に捕食するためには，身体の受容器が瞬時に反応を起こさなければならない．個体間のコミュニケーションはそれを敏感に感知し，種を保存するために他者に伝えてきたわけである．

　一方，人間という動物は，外界の変化だけでなく，内界の変化，すなわち自己意識に変化が起こることに気づき始めた．自己意識に変化が起こるわけであるから，他者の意識は必ずしも同じでないことを認識し始めた．さらには，動きによって伝えられる情報が必ずしも正確なものではないことも知り始めたのである．相手を欺くということは外部に伝えられる情報と内部の自己意識が一致していないことで生まれる．人間は進化プロセスに伴い，種に遺伝的に組み込まれたプログラムを利用するだけでなく，文化や思想の違い，すなわち自己の経験によって概念やイメージを形成し，その概念やイメージを改変させることで，他者とのコミュニケーションを複雑化させてきた．国によって言語が異なるのも，この改変させるプロセスによって起こった現象なのである．

　身振り手振りから言語にコミュニケーションをシフトさせたのはおおよそ150～200万年前である．言語は身体ジェスチャーより，自己の表象を伝えるのにはるかにすぐれている．ジェスチャーは文化や思想を超えて伝わる．たとえば，恐怖を感じている者に遭遇すれば，その者の表情，そして「助けてほしい」という願望・意志をしぐさから読み取ることができる．けれども，それがどの文脈でなぜ恐怖を感じているかは想像することができない．過去の記憶に由来している恐怖なのかもしれないわけである．他方，たとえば「狩りに出かけた際，途中で遭遇した食べ物に手をやると大変甘酸っぱいに

おいがして，一口食べてみるととてつもなくおいしかった」という自己の経験について，それを見ても食してもいない他者に伝えるためには，自らの身体を介して得た経験をいったん記憶に残し，その記憶を用いて，その物体を表す象徴的なものを他者に伝えなければならない．それが赤く，丸く，少し重く硬く，けれども手のひらにのり，かじった際には「シャキッ」という音がして，風味がよく，甘いけど酸っぱいなど五感を介して得た経験をできるだけ正確な情報に変換し，その情報を伝達しなければならない．その伝達のためには，人間は身振り手振りより，なんらかのサインとなる言語を用いたほうが効率かつ正確であることを認識し始めた．そして，それを他者と共有するために「赤くて丸い〜」という情報を統合して概念化し，それに「リンゴ」と命名し情報を効率的に共有化したのである．感覚経験を他者に伝えるためには，いちいち五感で起こった出来事を伝えるのは非効率的である．したがって，いっそのこと「リンゴ」としてまとめて概念化したほうが，コミュニケーションが効率的に行えるということに，現代人の祖先は気づいたわけである．また，他者に対してその自己の経験を伝えたいという願望・意志は，その者（種）を思う心の存在があることを意味していると同時に，いったん記憶にとどめそれを利用するという人間の機能を形成させた．この両者は「心の理論」であり，「ワーキングメモリ」である．この2つは現代の人間が地球上の生物の中で最も優れたものと認識されている．「言語」「心の理論」「ワーキングメモリ」の獲得は互いに関連し合う．そして共通していることは，他者と相互作用するということであり，他者に自分の意志を伝えるという願望の生起である．

一方，リンゴという単語は，リンゴ自体の特徴を意味するだけでなく，文脈によっては，「おい！リンゴ」と言われれば，「この人はリンゴをほしがって，私にそれを取って渡すように命令しているに違いない」と意図を読み取る．「リンゴ」と音を発するのには意図を持っていると同時に，それを発する者，そして聴く者は互いに文脈から心を読み合っている．あるいは，「あ〜リンゴか」と言う場合には，「この人はリンゴに対して飽き飽きしている」のではないかと心的に想像することも可能である．つまり，リンゴという単語は客観的に概念化され得る情報を伝えるだけでなく，他者に対して自己の主観

第8章 私は心の中に世界をつくる

的感情を伝える単語となる．そして人間は，その1つの単語を文脈の中から利用し，その個人の主観的経験に対してイメージすることが可能である．これは人間が持ち得た能力として他の地球上の生物よりも優れているイメージの形成である．イメージは心的に自由自在である．リンゴを緑に変えることもできる．イメージの改変によって技術が改良されてきた．道具の産生にもイメージ能力が大いに役立ったことは言うまでもない．ただ単に記憶を再生するだけでなく，人間はその記憶を利用し，現実にあり得ないもの，あるいは経験していないものまでもイメージすることができる．地球上の動物において，これまでの文化・文明の構築はイメージ能力の成果と言っても過言ではないだろう．そして，そのイメージの後ろ盾になる人間の優れた能力がメタファー能力である．メタファーは，人間の日常言語の概念，知覚，記憶，イメージ，思考，推論，判断などの知の根源に関わる重要な認知能力である．たとえば，これまでこの本の中で数多く使用してきた「明らかになった」などもメタファーである．これは明暗のメタファーあるいは光のメタファーであり，もともとは視覚のメタファーである．「あの人は明るい」などもメタファーである．性格を示したものであるが，それを表現するために，視覚のメタファーである光を用いて表現したものである．一方，「彼の頭は固い」などもメタファーであり，文字どおりに頭蓋骨の固さを示したものではない．さらには「地中海が微笑んでいる」などの文学的表現を用いて，なんとか他者に対してそのイメージを表現しようとメタファーを使用するのも人間である．メタファーは人間の生活にもはや欠かせない文化・芸術を支えるものである．音楽を作曲するためのイメージを他者に伝えるのにも積極的にメタファーが用いられている．物を修飾する働きだけでなく，自然描写や感情移入から，時に擬人化や偽物化を起こしたりする．イメージと同様にメタファーは文化・思想を支えるだけでなく，技術生産に大きく寄与していることは言うまでもない．

一方，メタファーを含めたレトリック表現は後述する社会的関係において駆け引きにも用いられる．あるいはメタファーでなくても，間接表現を用いて本音と建前を使い分けることで相手を欺く道具として言語は用いられる．フェイクを起こす意味で言語は多用されるわけである．さらに，前章で詳し

く述べた情動的作用から，他者を傷つけるといったタブー語をつくってきた．選挙におけるネガティブキャンペーンに言語が用いられることはよくある．社会的駆け引きを行う人間にとって，言語はかけがえのない道具であることは間違いない．

8.2 概念化の神経機構

　概念とは物事の総括的あるいは概括的な意味のことである．ある事柄に対して共通事項を包括し，抽象・普遍化して捉えた意味内容のことであり，思考の基盤となる．概念は抽象的な事象に意味づけを行うことで生まれる．その意味の創造や意味づけの手続きにおいて言語は有益なものとなる．何かと何かを弁別し心的に命名することで概念化を起こすことができるが，言語はその弁別について他者に伝導するための格好の道具となるわけである．さらに人間は単純に物理的刺激に基づいて弁別するだけでない．さまざまな関連する特徴を付け加えて抽象的にそれを弁別する（図8.1)[1]．さらに概念は社会的な相互作用を通じてつくられてきた．自己の経験が他者との関係によって干渉されたり強められたりして特有の概念が発達する．そうしてつくられ

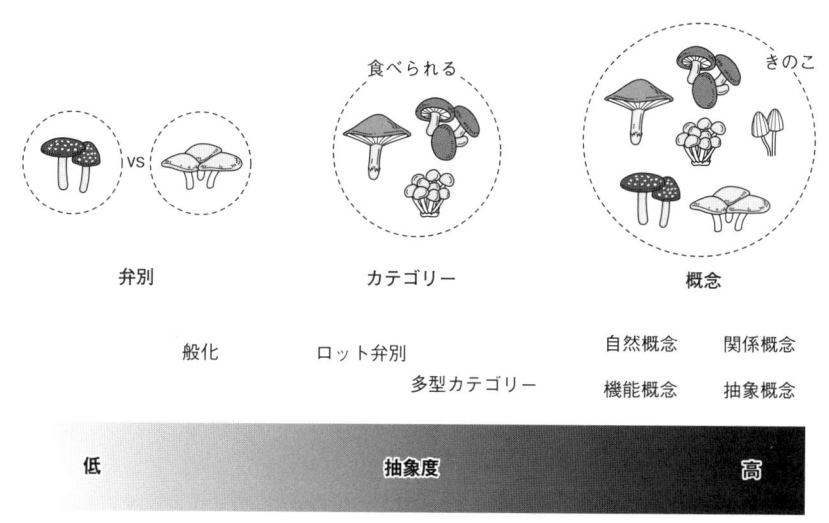

図8.1　弁別とカテゴリーと概念

（入來篤史（編）：［シリーズ脳科学③］言語と思考を生む脳．東京大学出版会，2008より）

第8章 私は心の中に世界をつくる

てきたのが文化や思想である．人間社会に教育が生まれたのも概念について他者が言語で教える手続きの有用性を進化のプロセスにおいて知ったからである．

　概念形成において重要な脳の場所がウェルニッケ野と下頭頂小葉である．左半球のウェルニッケ野は右半球のそれに相当するものよりも6～7倍ほど大きい．このような側性化は類人猿には認められていない．ウェルニッケ野には視覚的見出し語に対応するニューロン群があることから「脳の辞書」とも呼ばれている．意味的知識は感覚経験に伴って連合野に記憶として蓄積される．図8.2の黒の矢印は単語の理解に関する神経ネットワークである．このネットワークは単語の意味に対応する記憶の賦活経路を示している．一方，白の矢印は思考や知覚を単語へと変換するプロセスを表したものである[2]．

　意味を見出すといった視点においては「刺激等価性（stimulus equivalence）」による枠組み形成が重要な手続きとなる．たとえば，自然界におけ

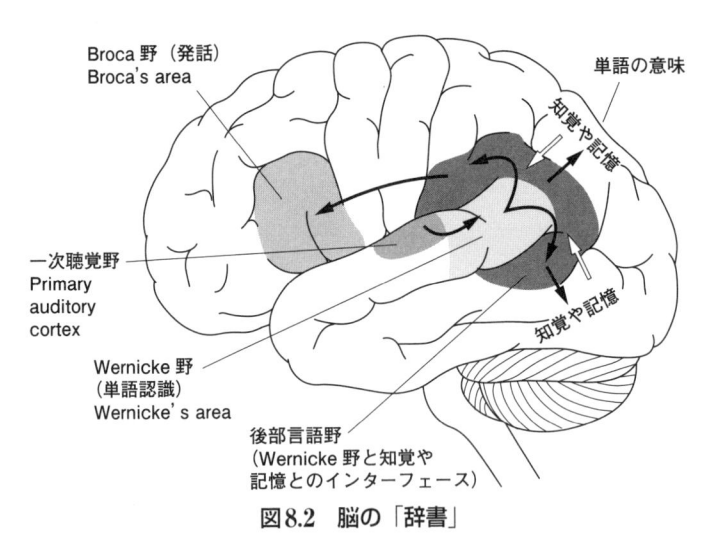

図8.2 脳の「辞書」
Wernicke（ウェルニッケ）野には視覚的見出し語がある．意味は連合野の記憶として存在する．黒の矢印は単語理解，つまり単語の意味に対応する記憶の賦活を表している．白の矢印は思考や知覚を単語へと変換する過程を表している．
(Carlson N（中村克樹，他・訳）：第2版 カールソン神経科学テキスト．丸善，2008より)

る「リンゴ」はまったく同じものはない．物理的尺度を用いれば何かが異なる．しかしながら，抽象的にそれが同じ「リンゴ」だと認識するためには，枠組みを形成しておかなければならない．この枠組みこそが意味性である．意味ネットワークの形成は，ヘッブ則によって説明される．ニューロン同士の活動相関は多数のニューロンを繋ぐ膨大なルート，すなわちシナプス結合の中から特定の結合が選ばれて働いている．互いに結合しているニューロン集団をセル・アセンブリ（cell assembly）と呼ぶ．これはHebbが唱えた機能的シナプス結合に関する仮説で，表現する情報に合わせて短時間の間にON-OFFを繰り返し，特定のニューロン集団が特定の情報を表現するために次々と一時的に形成されていくことである．たとえば，「リンゴ」に関する聴覚，視覚，体性感覚からの対入力が繰り返されることで，ニューロン間の結合が強化され，意味ネットワークが形成される．概念化におけるセル・アセンブリは下頭頂小葉の特に角回で形成されている．角回は失算や失書が起こる脳領域として知られているが，ここは読み書きや算数といった教育プロセスで得られる抽象的能力のほとんどに関与する．他の動物にも，たとえば，1より2が多いといったように数の概念は存在すると言われているが，計算することは不可能である．また，他の動物にも記憶はあるがそれはエピソードとして記憶し理解しているだけで，意味としては記憶していない．とりわけ，他の動物では実体験していない記憶を蓄積することは不可能である．一方，人間は実体験していない，たとえば歴史の年号と出来事，登場人物を関連させ意味として記憶することができる．

　下頭頂小葉は縁上回と角回に分けられるが，角回と異なり縁上回は道具を用いた行為の使用，そしてその予測に関わっている．行為のプロセスは「行為概念系」と「行為産生系」からなる．行為概念系とは行為に関する意味記憶のことであり，1）道具の持つ機能についての知識，2）道具を使用する方法についての知識，3）個々の行為をひと続きのものとして系列的に扱うための知識からなる．道具の名称，形状，機能や使用法の理解である意味記憶（陳述的記憶）もこれに相当する．これに問題が生じると概念失行（conceptual apraxia）[3]を呈してしまう．一方，行為産生系とは行為入力・出力レキシコンのことである．レキシコンとは心的な（脳内の）辞書のことであり，

行為を起こすための企画（プログラム）そのものであり，感覚情報に基づいて実際の行為に移す変換機能を有している．言語性出力が可能なものが行為概念系であり，動作性出力であるのが行為産生系である．

Tanakaら[4]は行為の概念形成において面白い実験を行っている．図8.3はその模式図である．破線が実験者であり，実線がサル自身による動作を示したものである．(1)は動作が同じ，(2)は実験者はピンセットでつまむがサルは指でつまむ．これは道具の身体化を示したものである．(3)は実験者が入れ物のフタを開けてエサを入れ閉める．そして，サルは入れ物のフタを開けてエサを取り出すという逆の動作を行ったものである．これは系列的動作の認識と言える．(4)は実験者は入れ物のフタを引き上げてエサを取り出すが，サルはボタンを押してフタを開けエサを取り出すといったものであり，動作の目的は同じといった機能的等価性を示したものである．すなわち(4)は行為の概念化形成を示すものであり，この機能的等価性に関与するサルの脳の領域が7b野である．7b野は多種感覚統合領域であり，視覚，聴覚，触覚などのさまざまな感覚入力に対して特異的な応答を示す．7b野は人間で言えば下頭頂小葉で，ここには行為の概念化に関与するニューロン集団が存在すると考えられている．

8.3 言語情報処理における神経機構

音声言語関連領域はブローカ野とウェルニッケ野である．近年，拡散テンソルMRI (diffusion tensor MRI) を用いた研究によって，ウェルニッケ野とブローカ野の間に2つの経路が存在することが明らかにされた．すなわちウェルニッケ野とブローカ野を直接結ぶ深い位置にある経路と，2つの部分からなる浅い位置にある経路が発見された．前方セグメントはブローカ野と下頭頂小葉を結び，後方セグメントはウェルニッケ野と下頭頂小葉を結ぶ．ブローカ野とウェルニッケ野を直接結ぶ経路（長セグメントすなわち弓状束）が損傷されると伝導失語を呈し，間接的に結ぶ経路（前方セグメントと後方セグメント）が損傷を受けると復唱はできるが理解に障害（超皮質性感覚失語）を示すと考えられている（図8.4）[5]．ブローカ野およびウェルニッケ野と線維連絡する下頭頂小葉は角回と縁上回からなるが，この領域は先ほど

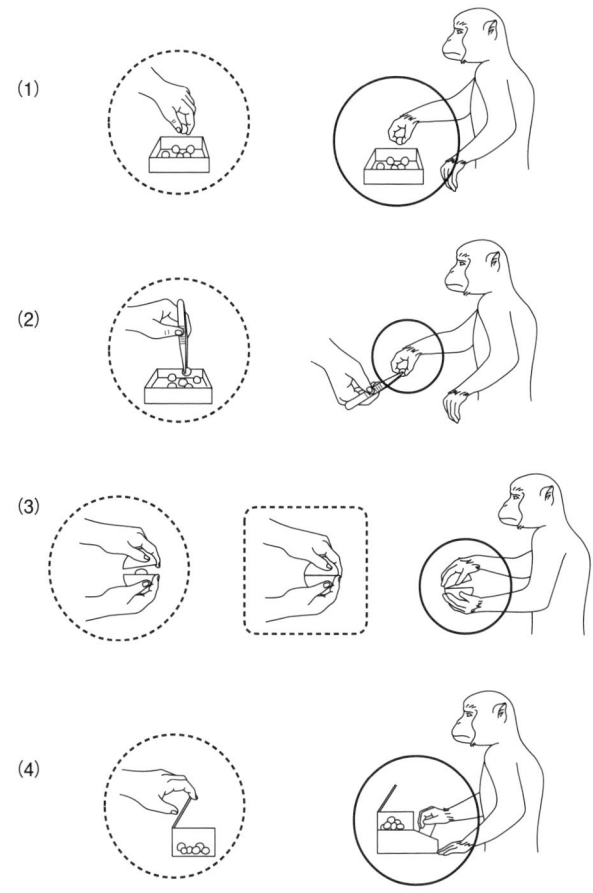

図8.3 サルの下頭頂小葉（7b野）で記録された神経細胞が活動を示した実験条件
破線は実験者，実線はサル自身による動作を示す．(1) 餌をつまむ．動作は等しい．(2) 餌をピンセットでつまみ（実験者），これを指で取る（サル）．餌に接触する動作であるが，操作体が異なっている．(3) 入れ物を開けて餌を入れ，ふたを閉める（実験者）．入れ物のふたを開けて，餌を取り出す（サル）．開ける時は同じであるが，閉める動作は開けるのとは逆の動作を伴う．(4) ふたを引き上げて中身を取り出す（実験者）．ボタンを押してふたを開け，中身を取り出す（サル）．動作はまったく異なるが，中身が露出して餌を取ることができる，という共通の機能を持つ．

(Tanaka M et al：Macaque parietal neurons coding meaningful action of self and others. Society for neuroscience Abstract 82：14, 2004 より)

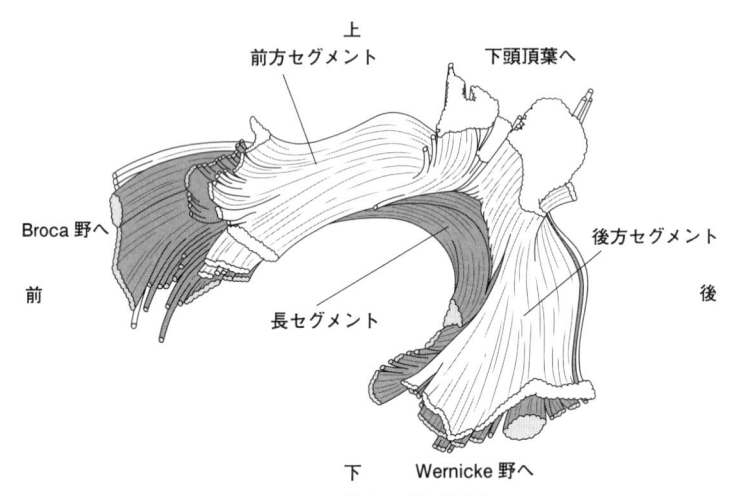

図8.4 弓状束の構成要素
拡散テンソルMRI（diffusion tensor MRI）を用いた研究によって，ウェルニッケ野とブローカ野の間に2つの経路が存在することが明らかにされた．
(Catani M et al：Perisylvian language networks of the human brain. Ann Neurol 57：8-16, 2005より)

述べたように概念化の中枢でもある．一方，人間の豊かな言語でもあるメタファー言語の中枢であるとも知られている．人間コミュニケーションにおける豊かさを考えるうえでメタファー表現は文化・芸術の創造においても重要であった．一方，人間は他者に対して論理的に説明するうえで，文脈性に基づいた文法を用いて伝えることをしている．文法の習得はシンボルとして意図を伝えるだけでなく，状況を理解し共有するうえで重要な進化であった．ここではそれらの言語の神経機構を中心に説明したい．

8.3.1 メタファー理解の神経機構

思考は抽象的なものであり，それをより豊かに表現する手法として，人間はメタファー（隠喩）言語を用いる．個人の主観的体験は脳の内部で生じている現象である．過去の経験に基づく記憶，そして現在進行形の知覚の両者が関連領域で働くことで主観的体験の脳内現象が生まれる．たとえば「床から飛び出ていた釘を踏み，ものすごく痛かった」と言語記述されれば，それは記憶から生み出された言語であり，過去の状況を他者にイメージ想起させるものである．メタファー言語を用いた表現は，解釈や意味づけを含んだ個

人内伝達と個人間伝達を支えている．特にメタファーは自他の知覚現象のプロセスを知る重要な情報となる．従来，メタファーは感情を表現する言語として注目され，主に認知言語学を用いて分析されてきた．個人の主観的経験は第三者が五感を通じて知ることができない．文字どおり「目に見えない」「耳で聴こえない」「手で触れることができない」直接的記述ができないものである．その際，人間は他者に自己で起こっている主観的な感覚経験についてメタファー言語を伝達しようとする．たとえば，痛みの主観的体験はその典型的なものである．「刺すように痛い」といったシミリー（直喩）を用いたり，「ずきずき痛む」といったメタファーを用いたりする．シミリーとは比喩の一種で明喩とも呼び，「～のようだ」を用い文字どおり解釈する表現である．一方，メタファーは「～のようだ」のような形式的な表現でなく，「～は～だ」という断定で表現するものである．「ずきずき」というオノマトペ（擬声語）を利用するメタファーもあれば，「しみる痛み」「締めつけられる痛み」といったオノマトペを用いない比喩もある．「しみる」とは何かが身体（皮膚感覚）に異物が侵入していくといった様を表し，「締めつける」とは道具（例：縄や工具）によって身体（固有感覚）が締めつけられるといった様を表している[6]．瀬戸[7]はメタファーを図8.5のように整理しているが，現代社会において，メタファー言語は人間コミュニケーションを豊かにするものとなっている．

　メタファーの理解に関しては，被験者に20のことわざと比喩の背後にある意味について説明するように求める実験を行った結果，左角回（BA39）が損なわれている患者は，ことわざやメタファーを文字どおりの意味でしか解釈できなかったことが報告された[8]．たとえば，「The grass is always greener on the other side：隣の芝生は青い」は，文字どおりに理解するのではなく，「他の誰かの事物や状況は，自分自身のものよりも魅力的に見える」といったことを意味したものであるが，左角回に損傷をきたすとこれを文字どおりにしか理解できないことが示された．この特徴は自閉症者でも多く認めている．また，図8.6は有名なブーバ/キキ検査であるが，健常者ではブーバ/キキ効果が98％で認められるが，左角回（BA39）損傷者ではこの効果が観察されなかったことが明らかにされた[8]．一方，Sotillioら[9]は「都

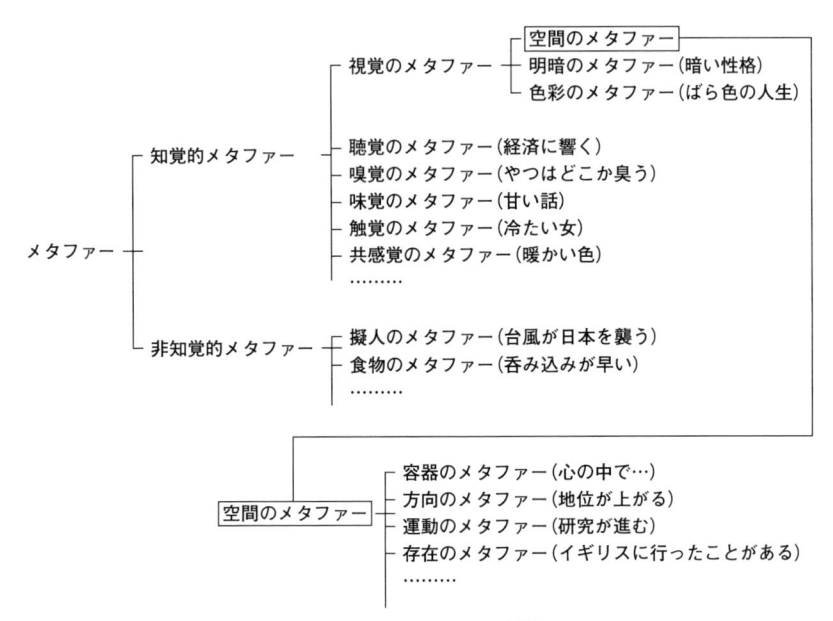

第8章 私は心の中に世界をつくる

```
                                     ┌─空間のメタファー
                    ┌─視覚のメタファー─┼─明暗のメタファー(暗い性格)
                    │                 └─色彩のメタファー(ばら色の人生)
         ┌─知覚的メタファー─┼─聴覚のメタファー(経済に響く)
         │                  ├─嗅覚のメタファー(やつはどこか臭う)
         │                  ├─味覚のメタファー(甘い話)
メタファー─┤                  ├─触覚のメタファー(冷たい女)
         │                  ├─共感覚のメタファー(暖かい色)
         │                  └─………
         │
         └─非知覚的メタファー─┬─擬人のメタファー(台風が日本を襲う)
                              ├─食物のメタファー(呑み込みが早い)
                              └─………

              ┌─容器のメタファー(心の中で…)
              ├─方向のメタファー(地位が上がる)
  空間のメタファー─┼─運動のメタファー(研究が進む)
              ├─存在のメタファー(イギリスに行ったことがある)
              └─………
```

図8.5 メタファーの分類

(瀬戸賢一:メタファー思考.講談社現代新書,1995より)

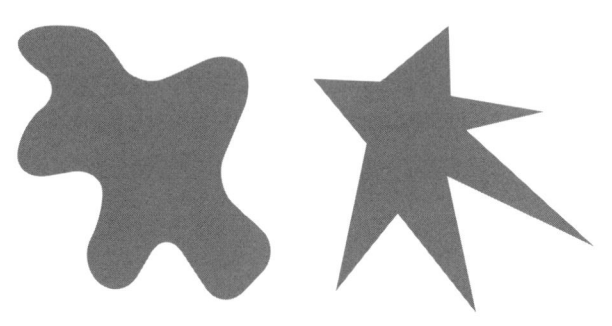

図8.6 ブーバ/キキ検査

こうした2つの図形を被験者に見せた後,どちらか一方の名がブーバで,他方の名がキキであると伝え,どちらがどちらの名であるかを問う.すると,大多数の人は「曲線図形がブーバで,ギザギザ図形がキキだ」と答える.

(Ramachandran VS(山下篤子・訳):脳のなかの幽霊,ふたたび 見えてきた心のしくみ.角川書店,2005より)

市における緑の肺」=「公園」というようなメタファーの理解を必要とする課題において，右半球の頭頂 - 後頭 - 側頭葉接合部が賦活することを示した．右半球の頭頂 - 後頭 - 側頭葉接合部は多種感覚情報を統合する領域であるが，ここが障害されることでメタファー言語に障害が認められるということは，言語の理解以前の感覚情報の統合に基づくイメージの生成の問題である可能性も考えられる．いずれにしても，角回を中心とした下頭頂小葉とウェルニッケ野の関与によって語彙・意味の理解が行われ，その情報を前頭葉に送り文法や文章の理解が行われ，言語ネットワークが形成されるわけである[10]．

8.3.2 文法理解の神経機構

前頭葉における文法の理解に関わる領域がブローカ野である．Schwartz[11]は，ブローカ失語患者に対して，図8.7のような何対かの絵を見せ，その絵を説明する文章を聞かせ，適切な絵を選択するよう指示した．呈示された絵は図のように，ウシがウマを蹴飛ばしている絵 - ウマがウシを蹴飛ばしている絵，トラックが車を引いている絵 - 車がトラックを引いている絵などである．ブローカ失語患者の成績は悪く，文法的構成が理解できないことが証明された．一方，Sakaiら[12]は被験者に正しい文，文法的に誤った文，意味的に誤った文を読ませ，文法的・意味的に正しい文か判断する課題を行った．そしてその課題遂行時において，ブローカ野を興奮させる経頭蓋磁気刺激（TMS）を与えた結果，ブローカ野への刺激は意味判断には影響がなかったが，文法判断には影響を及ぼすことを報告した（図8.8）．

文法理解は言語を介さなくても手話によっても行われる．たとえば，Pettitoら[13]は聾の手話者が意味のあるサインを行っている際，左ブローカ野の活動が増加することを明らかにした．また他者のサインを見た時には，左半球の上側頭葉領域の賦活も認められた．したがって音声言語や書字言語のように，手話の理解や表出も主に左半球が担っていることがわかる．また面白いことに，聾と健聴の被験者が呈示された物体の名前を手話と発話でそれぞれ回答した時の脳活動が検索された結果，共通してブローカ野，一次視覚野，下側頭葉に賦活が認められたが，聾の被験者においては，特徴的に下頭頂小葉領域の賦活を認めたことが明らかになった[14]．すなわち，手話を単

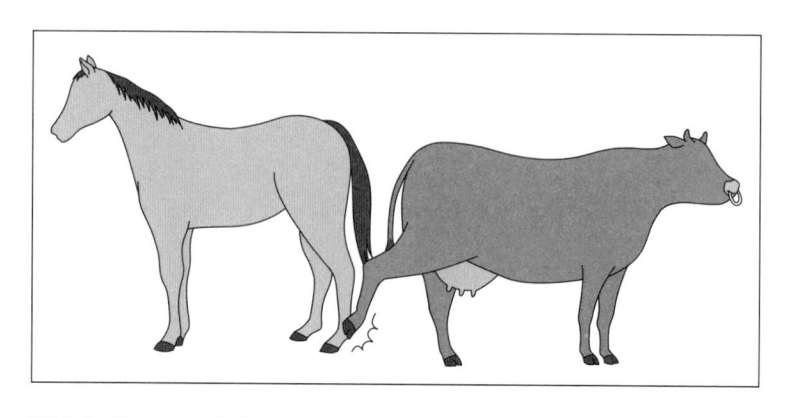

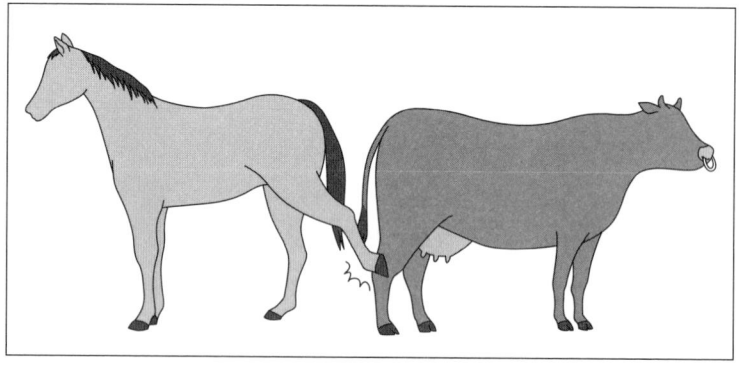

第8章 私は心の中に世界をつくる

図8.7 文法的構成能力の評価
研究で用いられた刺激の一例．ブローカ失語患者に対して，図のような何対かの絵を見せ，その絵を説明する文章を聞かせ，適切な絵を選択するよう指示された．呈示された絵は図のように，ウシがウマを蹴飛ばしている絵-ウマがウシを蹴飛ばしている絵，トラックが車を引いている絵-車がトラックを引いている絵などである．そしてたとえば，「ウマがウシを蹴飛ばす」「ウマをウシが蹴飛ばす」というように実験者が文章を読み聞かせ，適切な絵を選択することが要求された．結果，ブローカ失語患者の成績は悪く，文法の構成が理解できないことが証明された．
(Schwartz MF et al：The word order problem in agrammatism. I. Comprehension. Brain Lang 10：249-262, 1980 より)

に文法として理解しているだけでなく，手話から得られる情報の意味やメタファーを理解しているということがわかる．

8.3.3 視覚情報と言語の神経機構
　口頭言語における一連の音情報を文字記号に置き換えたものが文字言語で

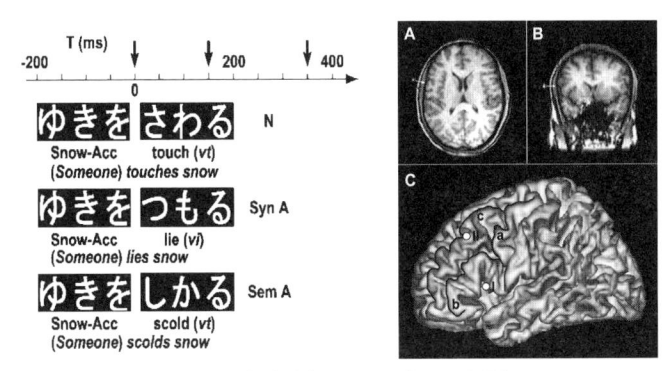

図8.8 文法中枢であるブローカ野

被験者に正しい文,文法的に誤った文,意味的に誤った文を読ませ,文法的・意味的に正しい文か判断する課題.課題実施時にブローカ野を興奮させる経頭蓋磁気刺激(TMS)を与えた結果,ブローカ野への刺激は意味判断には影響がなかったが,文法判断は促進された.

(Sakai KL et al：Selective priming of syntactic processing by event-related transcranial magnetic stimulation of Broca's area. Neuron 35:1177-1182, 2002より)

ある.単語などの文字を「読む」プロセスにおいて,線分の組み合わせから文字を認識する形態処理,音声への変換や分析などに関わる音韻処理,そして意味処理のプロセスがある.文字の視覚的分析に続いて,意味を解さずに文字を音に変換する音韻経路(非語彙経路)と単語の形態認知から意味理解に進む辞書化された音韻-文字-意味の連合を利用する経路(語彙経路)が提唱されている[15].先に示した概念化に基づく言語は後者の経路である.つまり,「読み」の機能は,文字形態を音韻に結びつける音読と意味に結びつける読解があるわけである.たとえば,仮名やアルファベットは単純な音と文字変換する音韻経路を利用できるが,漢字においては辞書化された後者の意味経路が利用される.

単語や文字などの言語情報を扱う際の視覚情報処理プロセスとして,後頭葉からウェルニッケ野に達する経路が2通りあることを示した「二重視覚回路説」が紹介されている[16].1つは中後側頭回を経由する音韻的な処理(仮名読み)に重要な背側路,もう1つが左側頭葉後下部を経由する意味処理(漢字読み)に重要な腹側路である.背側路は文字を継続的に音に変える音韻経路(視覚領域→左中後頭回→ウェルニッケ野：音韻読み)であり,腹側路は

文字または単語全体の形を認知する形態路（視覚領域→左側頭葉後部→ウェルニッケ野：意味読み）である．これらの経路に関してはいくつかの脳機能イメージング技術を用いた研究で明らかにされている[17,18]．現在のところ，背側路の終点である上側頭回後部には単語の音韻情報が蓄えられ，腹側路の終点である紡錘状回・下側頭回には単語の形態情報（単語および文字の視覚イメージ）が蓄えられており，音韻情報と意味情報が上側頭回後部で交わると考えられている．

8.4 イメージの神経機構

イメージ（image）とは，何かの物体，出来事，または情景などを知覚する経験に極めて似通った経験である．それは対象となるはずの当の物体，出来事，また情景が感覚において現前していないような経験を言い，頭の中にそれを思い描くことである．また，既知の事柄をもとにして推し量ったり，現時にはあり得ないことを頭の中だけで思ったりすることもイメージに含む．類似した意味で表象（representation）という用語があるが，これは感覚の複合体として心に思い浮かべられる外的対象の像のことであり，知覚内容，記憶像など心に生起するものである．これは直観的な点で概念や理念の非直観作用と異なり，心像とも呼ばれる．Astington[19]は「ある表象」は，思考や欲求，信念，意図などの心的状態を表し，このような心的状態を形成する行為を「表象すること」であるとしている．表象とは心の中のありのままのさまであるが，「表象する」ということは産出するということであり，イメージと同義と考えてよいだろう．

このような記述からも，人間におけるイメージは感情と思考や信念，意図が相互作用することで生まれる現象であり，地球上の生物においてここまでの能力を持ったものは人間以外にいない．人間が記憶する際において，イメージを手がかりにすることが知られている[20]．これも人間の特徴である．その中でも頭で像を描く視覚的なイメージを手がかりとしていることが広く知られている[21,22]．視覚イメージ（visual image）は「物理的な対象が存在しないにもかかわらず生じる擬似視覚的な体験」と定義されることが多い[22]．広い意味では，残像，アイコン，直観像，幻覚なども含まれるが，とりわけ

狭義の視覚イメージは記憶イメージや残像イメージであり，それを心的イメージとすることが多い．Kosslyn[23]は，視覚イメージとは，一時的に視覚情報を貯蔵するところで，それが長期記憶からの情報を呼び出し，現実の知覚との間を調整する機能も持っているものであるとした．つまり，イメージは長期記憶から引き出そうとする一種のワーキングメモリであるという考えである．なお，ワーキングメモリに関しては後に詳しく述べる．彼は，この理論に基づきイメージと知覚は機能的等価性を示すとした．このKosslynのモデルを受け継ぎ進化させたのはFarahである．彼女は個々のイメージは長期記憶といった大きなイメージの貯蔵庫から，バッファ，あるいは後述するワーキングメモリと呼ばれる短期記憶に運ばれ再生される図式を完成させた（図8.9）[24]．なお，視覚イメージの際に活性化する脳領域は，後頭葉から頭頂葉，あるいは後頭葉から側頭葉への視覚情報経路周辺を中心に多岐にわたる．これは脳内で知覚を再生している手続きとして認識されている．

一方，Jeannerod[25]は，視覚イメージでなく運動イメージ（motor imagery）を定義づけている．彼によれば，運動イメージは「実際の運動は行わないにもかかわらず，その運動を想起することができることを指し，脳内にワーキングメモリが再生されるプロセス」であるとされている．ここでも，ワーキングメモリとの関係が取り上げられており，イメージは記憶を用いて脳内で知覚経験を再現させるプロセスであり，その際，実際の知覚経験に関与する脳領域をトップダウン的な注意を用いて活性化させることで生み出す脳内現象であると言うことができよう．視覚イメージと違って運動イメージの想起の際には運動関連領域の活性化が見られていることから（図8.10）[26]，ボトムアップに身体を介して知覚することなく，トップダウンに注意を用い

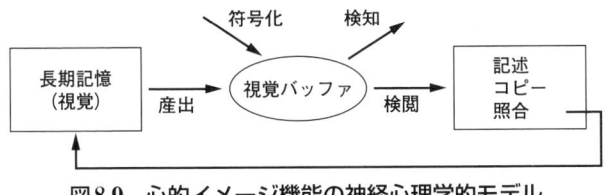

図8.9 心的イメージ機能の神経心理学的モデル

(Farah MJ : The neurological basis of mental imagery : A componential analysis. Cognition 18:245-272, 1984 より)

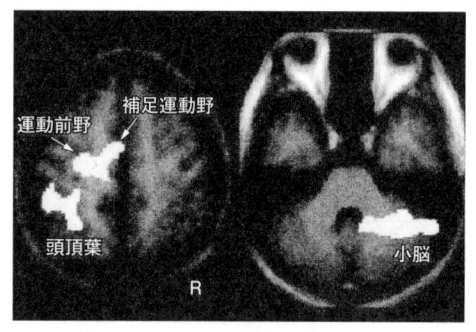

第8章 私は心の中に世界をつくる

図8.10 手首運動の運動イメージ（筋運動感覚イメージ）中の脳内賦活部位
運動イメージとは，情報の収集・分析・分類・蓄積・提供と行う神経システムを作動させる（偽固有感覚：faux proprioceptionによる随意運動のための神経ネットワークの整備）行為を脳内で模倣するニューロン活動であり，運動知覚の予測を築くための脳内プロセスである．そのプロセスにおいて上記の領域の活性化が認められる．

(Naito E et al：Internally simulated movement sensations during motor imagery activate cortical motor areas and the cerebellum. J Neurosci 22：3683-3691, 2002 より)

て記憶を活性化させることで惹起させることが特徴である．また，運動イメージにおいて，人間は自己の身体体験を伴わなくても，その運動を見たことがあれば，視覚イメージの形成は可能である．すなわち，三人称的な視覚運動イメージを形成することができる．一方，それでは自己の経験の記憶を再生することは不可能である．すなわち，一人称的な筋感覚的運動イメージは自己の身体感覚の再生であり，そのためには自己の身体運動を経由することが必要である．現在のところ一人称的運動イメージと三人称的運動イメージの脳活動には若干の差異があると認識されている（図8.11）[27]．また，Guillotら[28]は一人称的運動イメージ中には下頭頂小葉が活性化し，三人称的運動イメージ中には上頭頂小葉の活性化が強かったと報告している．一方，Isekiら[29]は歩行イメージにおける脳活動の差を調べているが，一人称的運動イメージでは背側運動前野，補足運動野，帯状皮質運動野，海馬傍回，皮質下の活性化を認め，三人称的運動イメージでは背側運動前野，補足運動野，下前頭回，下頭頂小葉に活性化を認め，両者に共通している場所は背側運動前野，補足運動野であったことを報告している．このように明確に一人称的運

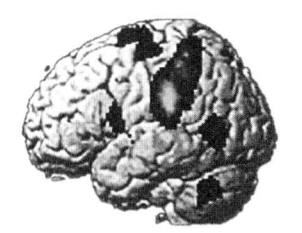

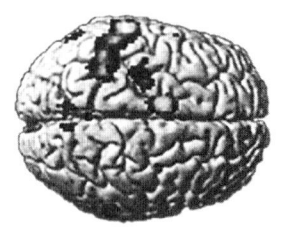

概念・言語・イメージ・ワーキングメモリの神経機構

a. 一人称的運動イメージ（コントロール条件との比較）

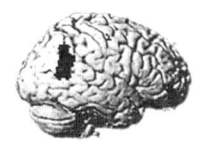

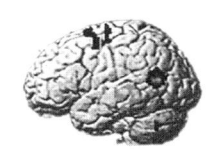

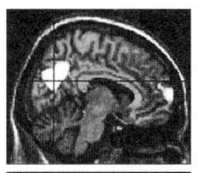

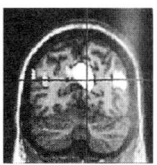

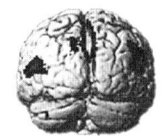

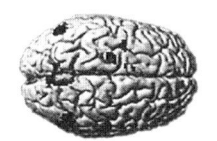

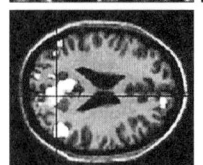

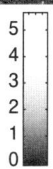

b. 三人称的運動イメージ
（コントロール条件との比較）

c. 三人称的運動イメージ
（一人称的運動イメージとの比較）

図8.11　一人称運動イメージと三人称運動イメージ中の脳活動

a. 左半球における下頭頂小葉，中心前回，上前頭回（補足運動野），後頭側頭葉（後頭-側頭結合部［MT野］），島皮質前部および右小脳半球にて活動増加．
b. 両側楔前部，左半球における上前頭回（前補足運動野），後頭側頭葉（後頭-側頭結合部［MT野］），下頭頂小葉および右半球の前縁上回にて活動増加．
c. 左後帯状回，右下頭頂小葉，楔前部（頭頂葉内側面後方の脳回）および前頭極回にて活動増加．

(Ruby P et al：Effect of subjective perspective taking during simulation of action: a PET investigation of agency. Nat Neurosci 4:546-550, 2001より）

動イメージと三人称的運動イメージは区別できなく，課題特異性に活性化が認められている可能性がある．現在，図8.12のような運動実行と運動イメージ中の神経ネットワークの特徴が示されている[30]．

　人間はイメージ能力に長けた動物であるが，このイメージはコミュニケーションを円滑に行うためにも必須のものである．コミュニケーションを円滑化させるためには，他者の言っていることのイメージをつくることも大切であるし，自己の言語を他者に伝えるためにもイメージを持つことが重要であ

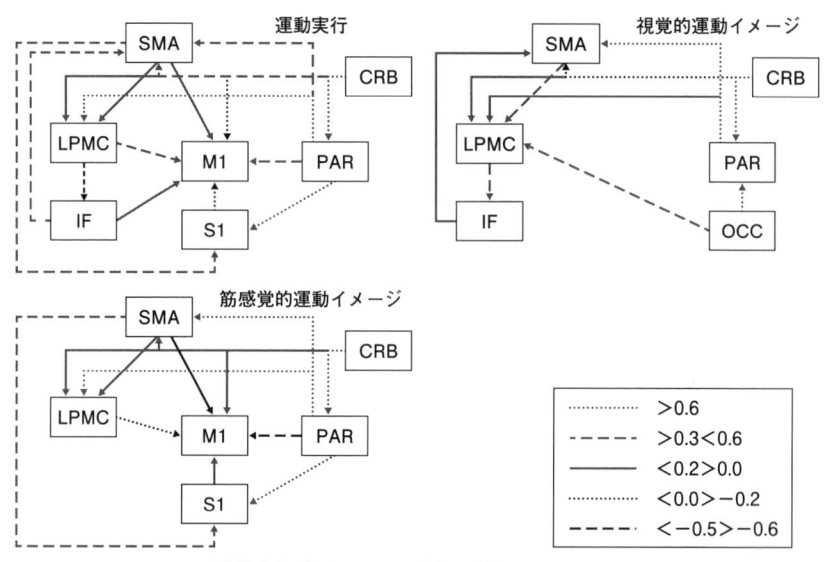

図8.12 運動実行中とイメージ中の神経ネットワークの違い
SMA：補足運動野，LPMC：背側運動前野，M1：（一次）運動野，IF：下前頭回（腹側運動前野を含む），S1：（一次）体性感覚野，CRB：小脳，PAR：上頭頂小葉，OCC：視覚野．右下の枠内の数字は相関係数．
(Soldkin A et al：Fine modulation in network activation during motor execution and motor imagery. Cereb Cortex 14:1246-1255, 2004 より)

る．コミュニケーションには現在進行形な他者の心の読み取りだけでなく，常に相手の視点に立って，発話を理解したり，説明したりすることが必要である．そのためには自己から見た視点（イメージ）だけでなく，他者から見た視点（イメージ）への変換機能が重要である．たとえば，「Aが，Bがつれていた犬に吠えられた」という一文を理解するためには，視点をAからBへ移動しないといけない．そして，その状況を心的にイメージする必要がある．このような視点移動においては，第3章に述べた自己と他者を区別し，この後で詳しく述べる視点取得の能力が必要である．これはAからはこのように見えるが，Bからはこのように見えるであろうという視点の変換能力のことである．これに特に関与するのが，側頭－頭頂接合部（TPJ）である．ここは身体イメージの責任領域でもあるが，コミュニケーションにおける他者のイメージの生成にも重要な働きをしている．

8.5 ワーキングメモリの神経機構

コミュニケーションを円滑に進めていくためには，イメージ能力だけでなく，ワーキングメモリ（作業記憶：working memory）の働きも重要である．知性の発達に代表されるワーキングメモリも社会環境，言語，そして複雑な文化の発展によるものである．進化プロセスはワーキングメモリに対してシンボリックな表象を保持させ，それを操作できる脳の領域をもたらした．そしてその脳の領域はマルチモダルな働きを担当することになった．言語的であったり，視覚的であったり，別の感覚モダリティであっても，処理する領域が同じであれば，それを統合することが可能であり，生み出された表象を同時に操作することが可能になる．

ワーキングメモリとは，ある認知活動に必要な情報を一時的に貯蔵する貯蔵庫であると同時に，その貯蔵庫上で必要に応じ貯蔵している情報の処理を行う機構のことである．他者とのコミュニケーション，問題解決行動，そしてある目的のための行動制御には不可欠である．会話や文章の理解，暗算や思考など，認知活動に一時的な情報の保持が不可欠である．このような活動における一時的な情報の保持や処理機構はワーキングメモリと呼んでいる．

8.5.1 ワーキングメモリの概念

ワーキングメモリの概念に関しては，Baddeleyが最初に提唱したが，そこでは「言語理解，学習，推論のような複雑な認知課題のために必要な情報の一時貯蔵や操作を提供するシステムであり，さまざまな活動や課題の要求に柔軟に対処できる性質を備えたもの」と説明されている[31]．また，ワーキングメモリは不必要になった情報をリセットするというプロセスも含んだものである．Baddeley[32]はワーキングメモリを説明するために，4つのプロセスから構成される図8.13のモデルを提唱している．この4つのプロセスとは，会話や文章の理解など言語的な情報処理に関わる「音韻ループ（phonological loop）」，視覚イメージなど言語化できない情報の処理に関わる「視空間的記銘メモ（visuospacial pad）」，長期記憶から取り出された情報を始めとするさまざまなエピソード情報を一時的に保持する「エピソード・バッファー（episodic buffer）」，そしてこれら3つのプロセスを制御する「中央実行系（central executive）」である．人間はさまざまな情報を言語で表現し，

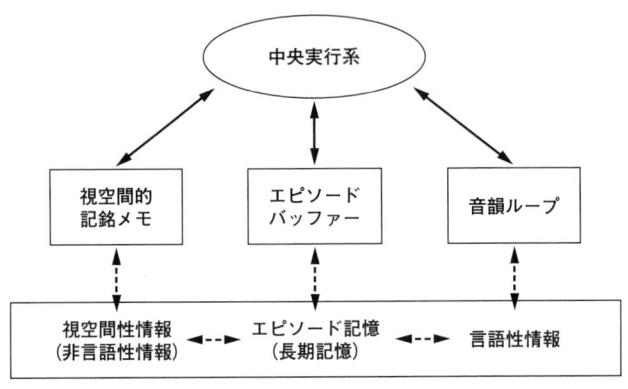

第8章 私は心の中に世界をつくる

図8.13 ワーキングメモリ・モデル（Baddeleyによるモデル）
(Baddeley AD : The episodic buffer : A new component for working memory? Trends in Cognitive Science 4 : 417-423, 2000 より)

それを脳内で繰り返すことにより一時的に保持することができる．このように脳内で言語を反復することにより情報を一時的に保持するメカニズムが音韻ループである．しかしながら，情報は言語化できるものだけではないので，周囲の環境を視覚イメージとして一時的に保持することもできる．この保持が視空間的記銘メモである．一方，会話や文章の理解，そして，外部環境に現れるさまざまな非言語的な情報の処理には，長期記憶として貯蔵している情報が不可欠である．それらは知識や経験として，場面に応じて長期記憶から取り出され処理に使われる．このように今行っている作業に関連して長期記憶から取り出した情報やこれに関連した他の内的な情報を一時的に保持する仕組みがエピソード・バッファーである．

中央実行系はこうした3つのプロセスをその時々の重みづけに応じて調整する．いわゆる二重あるいはマルチタスクを同時に行うことを可能にするのが中央実行系の作用である．すなわち，注意機能の働きによって，音韻ループを強めたり，視空間的記銘メモを強めたりする．たとえば，車の運転をしていて，助手席に乗せている人がとても大切な人であれば，音韻ループを高めるし，目の前の工事中という看板が現れると，途端，音韻ループを弱めて，視空間的記銘パッドを強める．これの操作を行っている中央実行系の役割を担っているのが前頭前野である．ワーキングメモリとして考えられてい

る情報処理メカニズムが前頭前野に存在すると考えると，それは長期記憶には何ら影響を起こさないが，現在進行形の問題解決能力に問題が生じてしまうだろう．現に，前頭前野の損傷でそれはよく観察される障害である．

8.5.2 ワーキングメモリの神経基盤

ワーキングメモリに基づいて行動を発現する神経システムは図8.14のように提唱されている[31]．点線内がワーキングメモリである．さまざまな情報から，今行われている活動に直接関わる情報を多くの情報の中から必要な情報を取捨選択し，貯蔵機構に入力する神経機構（情報の選択・収集機構）が必要である．ワーキングメモリは，短期間ではあるが，ある期間中必要な情報を能動的に保持するメカニズムであり，それを機能させるためには，情報を能動的に貯蔵する神経機構（情報の一時貯蔵機構）が必要である．さらに貯蔵されている情報は，必要とする脳部位に出力され，長期記憶として保存されたり，制御信号として他の脳部位で行われている情報処理に影響を与えたり，運動や行為として表出される．ワーキングメモリには，貯蔵している情報を必要とする部位へ効率よく出力する神経機構（情報の出力・提供機構）

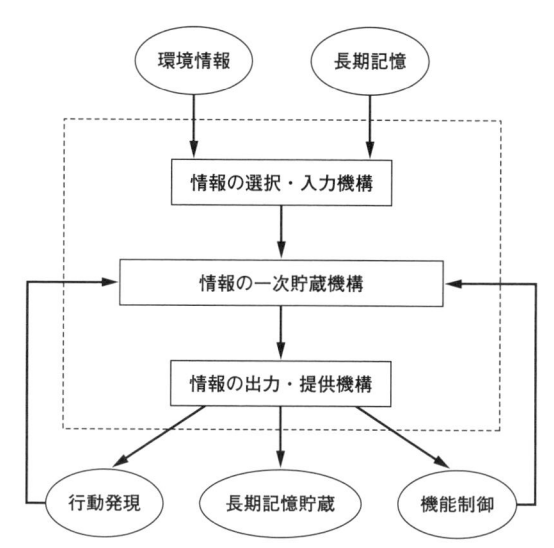

図8.14 ワーキングメモリの遂行に必要な神経機構
（船橋新太郎：前頭葉の謎を解く．京都大学学術出版会，2005 より）

が必要である．一時的に貯蔵されている情報は，今行われている認知活動に直接関わる情報であるが，活動の進行に伴い必要な情報も変化する．このような変化に対応するためには，貯蔵している情報を更新・置換したり，操作を加えたり，そして情報を統合して新たな情報を生成したりしなければならない．よって，ワーキングメモリには情報の操作や統合に関わる処理機構（情報の処理機構）が必要である．

ワーキングメモリに関与する前頭前野にはさまざまな種類の感覚情報が入力される．そして，いずれも他の連合野，感覚連合野において処理された情報であり，一次感覚野からの情報を直接受けとることはない．すなわち，前頭前野への入力する感覚情報は，複合モダリティ連合野を経由して入力される．また，感覚情報と同時に，大脳辺縁系を構成する帯状回，扁桃体，内嗅皮質などから情動や注意や記憶に関わる情報も受ける．前頭前野と他の領域との間の情報は双方向性の結合関係を示している．一方，運動出力のための結合に関しては，これも直接一次運動野には出力せず，運動連合野に相当する前補足運動野，帯状皮質運動野，運度前野を経由し，補足運動野，運動前野，一次運動野などに出力される．

いずれにしても，前頭前野の特徴は，側頭葉・頭頂葉の複合モダリティ連合野から入力を受けるわけで，前頭前野は外界から入力したあらゆる感覚情報を取り込める．しかし，前頭前野への入力情報は，一次感覚野への入力内容と同一でなく，高次処理に基づいた注意により選択され，他の連合野，感覚連合野で統合・再合成などさまざまな処理や意味づけを受けたものである．同時に，大脳辺縁系を構成する帯状回や扁桃体を経由して，情動や動機づけに関わる情報も大いに受け，それによって修飾される．このようなことから，脳内での情報処理に必要なあらゆる情報を取り込むことが可能な線維結合を有し，前頭前野は感覚情報処理の最終段階に位置づけられる構造と考えられる．すなわち，前頭前野は認知，予測，注意，判断などの統合機能を担うと同時に，深部の大脳辺縁系との密な連結によって意欲や情動のコントロールにも関与する．前頭前野は他の連合野で処理された情報，皮質下や大脳辺縁系で処理された情報からの投射を受け，それら情報を統合することで，多様な運動行動の中から文脈性に最も適応するものを選択する機能を有

概念・言語・イメージ・ワーキングメモリの神経機構

する．

　サルの前頭前野では，4つの領域において機能が異なることが明らかにされている（図8.15）[33]．主溝は自己の順序づけ課題に強く働き，ワーキングメモリ機能を担う．主溝は人間のブロードマン・エリアでは46野（背外側前頭前野）に相当する．同じく46野に相当する領域である下膨隆部は環境刺激に対する問題解決や抑制のプロセスに働く．46野の機能を調べたものとして有名なものが，遅延反応課題である（図8.16）[34]．サルの46野を破壊すると遅延反応課題の成績が著しく低下することが証明された．また，図8.17aに示した遅延交代反応課題[35]では，前の試行で自分の行った反応とは逆の反応を数秒の遅延をはさんで交互に行うことをサルに要求した．たとえば，手を右方向に動かしたのであれば，遅延後，左方向に動かす必要があるというものである．よって，以前にした自分の行動を一時的に記憶，つまりワーキングメモリにとどめておく必要がある．背外側前頭前野のダメージでこの遅延反応

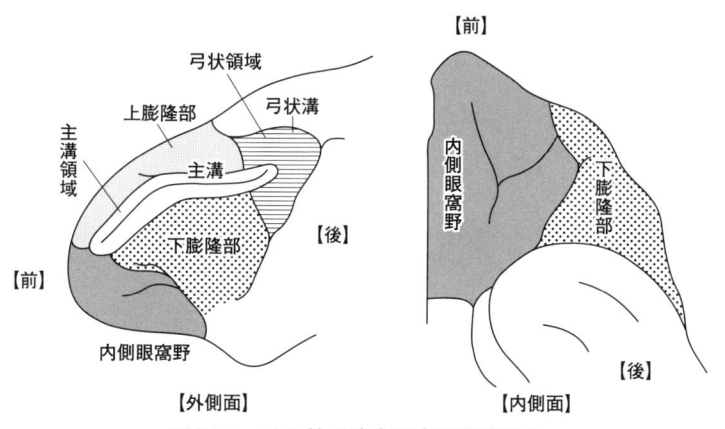

図8.15　サル前頭連合野内の機能分化
左（外側面）は脳を左側から見たものであり，右（内側面）は下側から見たもの．
主溝：自己順序づけ課題・・・ワーキングメモリ機能
眼窩野：報酬課題・・・情動反応・社会行動
下膨隆部：Go/No課題・・・問題解決・抑制
弓状領域：視覚課題：反対側の視野の刺激に応答

（渡邊正孝：思考と脳－考える脳のしくみ－．サイエンス社，2005；Rosenkilde CE：Functional heterogeneity of prefrontal cortex in the monkey: A review. Behav and Neur Biol. 25:301-345, 1979 より）

第8章　私は心の中に世界をつくる

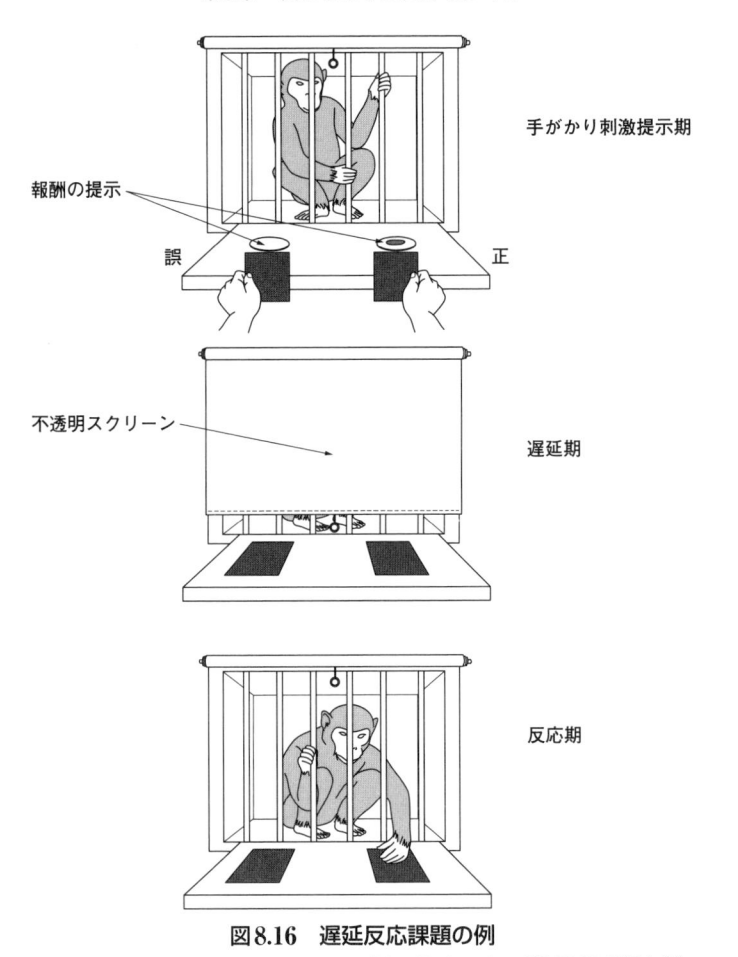

手がかり刺激提示期

報酬の提示

誤　　正

不透明スクリーン

遅延期

反応期

図8.16　遅延反応課題の例

(Goldman-Rakic PS：Working memory and the mind. Scientific American 262:72-79, 1992より)

にエラーが生じるのは，自己の行動をワーキングメモリに保持することができないと考えられている．また，46野を破壊した後に観察される障害では，十分に課題を学習した後，左右両半球の主溝とその周辺部を外科的に破壊すると，1秒の遅延時間の挿入でも報酬の入ったエサの皿を正しく選択できないだけでなく，遅延反応の再学習も不可能となることがわかっている．これに対して図8.17bのように図形の弁別学習課題には障害が認められなかった．

　これらの結果からわかることは，46野の破壊で障害される遅延反応や遅延

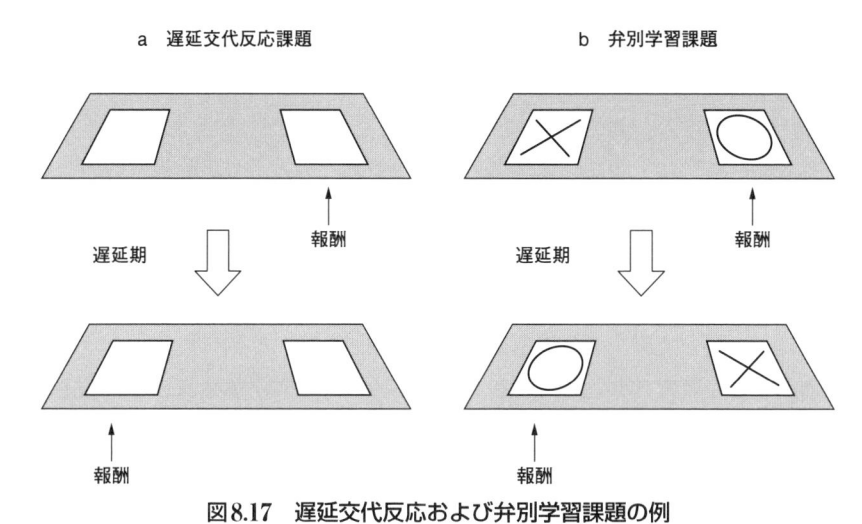

概念・言語・イメージ・ワーキングメモリの神経機構

図8.17 遅延交代反応および弁別学習課題の例
(久保田競・編：記憶と脳．サイエンス社，2002；Petrides M, Pandya DN：Comparative architectonic analysis of the human and the macaque frontal cortex. Handbook of Neuropsychology. Vol.9, Elsevier Science, pp17-58, 1994より)

交代反応は，正しい反応のための手がかりとなる情報が反応に数秒から数十秒先行して提示され，反応期には正しい選択肢を示唆する情報は一切ない．そこで，反応期に正しい選択をするため手がかりとなる情報を記憶する必要がある．さらに，反応の手がかりとなる情報が試行ごとに変化するため，サルは試行ごとにその情報を保持し，反応選択に用いると同時に思考の終了ごとに情報を消去し更新する必要がある．よって，46野の破壊により遅延反応や遅延交代反応が障害される原因は，反応選択に必要な情報を遅延期間の間一時的に貯蔵する仕組みと同時に，その情報を絶えず消去・更新して行く仕組みが障害されたことが示唆される．

　人間の脳においてもワーキングメモリ課題を用いた研究は盛んに行われている．Smithら[36]は，ワーキングメモリ課題で賦活の見られる皮質領域を調べているが，この際，空間情報では右側の前頭葉と頭頂葉，物体情報では左側の前頭葉と頭頂葉が活性化することを示した．また，Courtneyら[37]は，空間情報では右側中前頭回に，非空間情報では両側中前頭回と下前頭回に活性化を認めることを報告し，課題によって責任領域が違うのではないかという

第8章 私は心の中に世界をつくる

仮説を示した．さらに，前述のSmithら[38]は，視覚入力に基づく空間情報や非空間情報の課題，さらに言語課題の両方において，両側背外側前頭前野の活性化を報告し，46野がその責任領域であることを示した．また，D'Espositoら[39]は，意味判断課題と空間課題の単独要求では前頭前野の活性化を認めないが，二重課題が要求されると活性化を認めることを報告した．また，図8.18のようなn-バック課題を用いた研究[40]では，位置条件では，背外側前頭前野，運動前野，補足運動野，頭頂連合野に活性化を認め，文字条件では，ブローカ野，背外側前頭前野，頭頂連合野，小脳に活性化を認めることが報告された．共通して活動しているのが，背外側前頭前野と頭頂連合

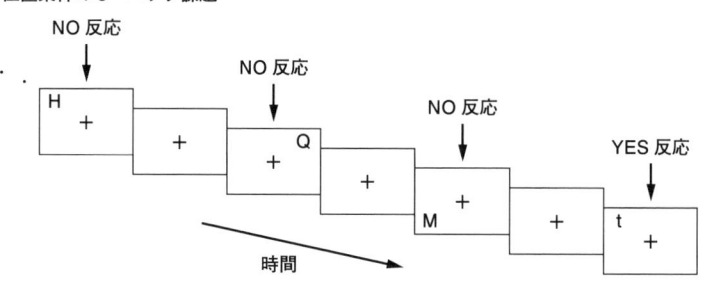

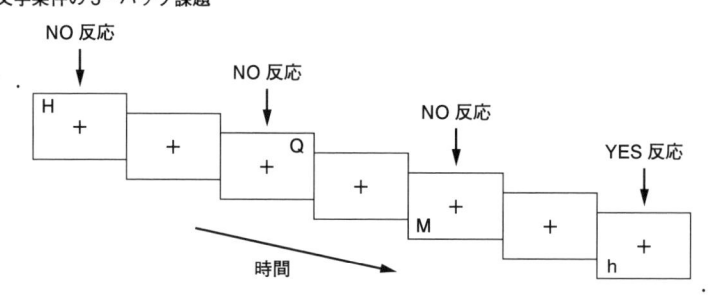

図8.18　n-バック課題の例

A：提示された文字の3つ前のものが同じ位置であればボタンを押す．
B：提示された文字の3つ前のものが同じ文字であればボタンを押す．
大文字，小文字は関係ない．

(Smith EE et al：Dissociating verbal and spatial working memory using PET. Cereb Cortex 6:11-20, 1996 より)

野である．現在のところ，腹外側前頭前野は物体ワーキングメモリ課題，背内側前頭前野は空間的ワーキングメモリ課題，背外側前頭前野はどちらのワーキングメモリ課題にも関与することが示唆されている[41]．Courtenyら[37]は，人間で前頭前野外側部内の「空間的ワーキングメモリ」活性部位と「色・形情報ワーキングメモリ」活性部位の間に違いを報告しているが，多くの研究で，前頭前野外側部内での領域特異性は認められていない．一方で，ワーキングメモリ課題での活性化部位の違いが，前頭前野外側部内でなく，空間的課題では右側前頭前野が，色・形での課題では左側前頭前野が活性化するという，半球間左右差の報告もある．多くの研究では，機能分化として腹外側部は「情報の保持」，背外側部は「情報のモニターや操作」を担うという「2段階説」を支持する報告が多い．現在ではワーキングメモリ課題で活性化が見られた領域に関しては図8.19のようにまとめられている[31]が，

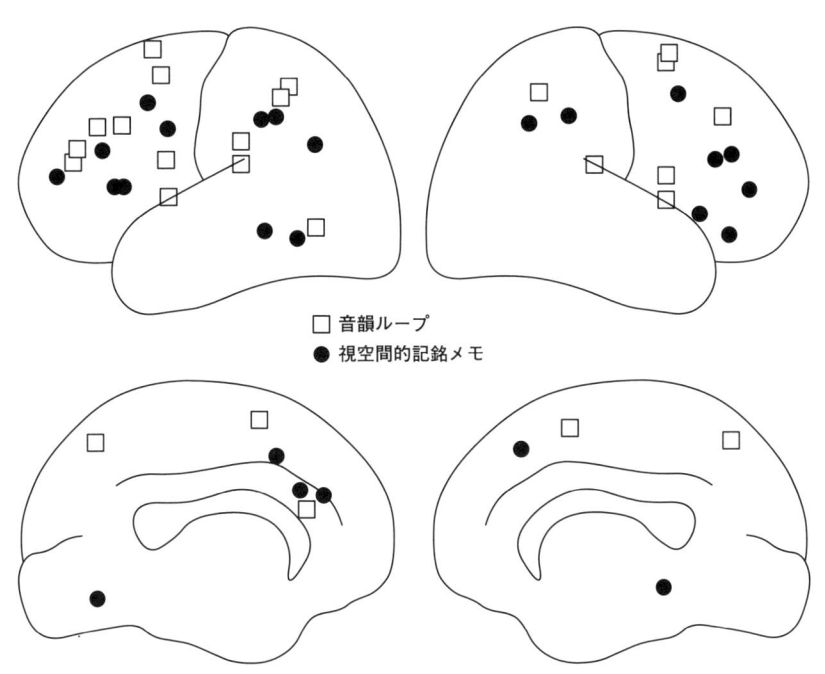

図8.19　ワーキングメモリ課題で賦活の見られる皮質領域

(船橋新太郎：前頭葉の謎を解く．京都大学学術出版会，2005より)

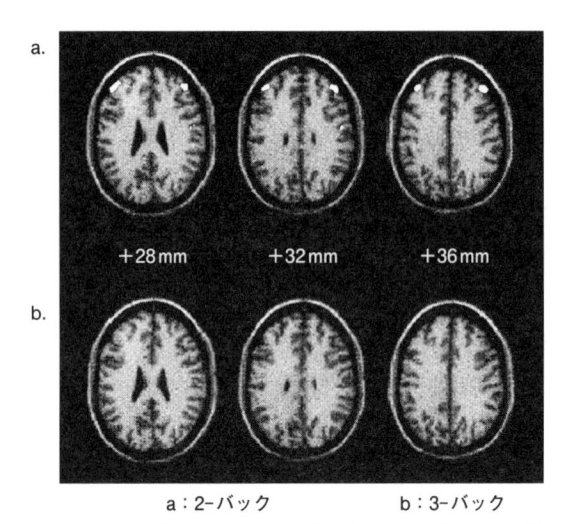

第8章 私は心の中に世界をつくる

a:2-バック　　　b:3-バック
図8.20　ワーキングメモリ課題の難易度と前頭前野の活動の関係
(Callicott et al：Physiological characteristics of capacity constraints in working memory as revealed by functional MRI. Cereb Cortex 9:20-26, 1999 より)

　保持する情報の種類により，活性部位に微妙な相違や半球差が認められるが，ほぼ例外なく背外側前頭前野に活性化が認められることを示し，この領域がワーキングメモリ機能を担う中枢であると考えられている．
　しかしながら，ワーキングメモリ課題において前頭前野の活性化が常時得られるわけでない．たとえば，図8.20は，n-バック課題において，2-バックでは背外側前頭前野が活性化されたにもかかわらず，3-バックの際にはその活動が認められなかった[42]．これは負荷が過大な場合は働かないことを意味している．一方，負荷が小さい時にも背外側前頭前野の活性化は小さく，通常，図8.21のような逆U字型の関係があるとされている[33]．前頭前野が効率的に作用するためには，ドーパミン量が多すぎても，少なすぎても好ましくなく，最適レベルにする必要がある．これは覚醒度が高すぎても，低すぎても作業成績は悪く，中等度の覚醒度で作業成績が最もよくなるという心理学において古くから知られてきた「ヤーキス・ドッドソンの法則」に当てはまる．要するに，難しすぎる，あるいは優しすぎるワーキングメモリ課題では，被験者のやる気がそがれ，十分に頭を使おうとしなくなるために前頭前

概念・言語・イメージ・ワーキングメモリの神経機構

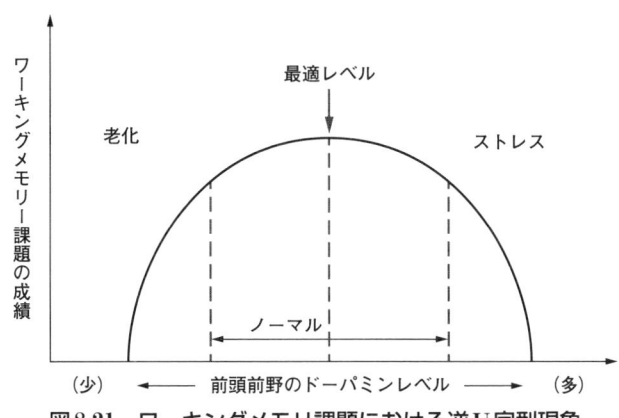

図8.21 ワーキングメモリ課題における逆U字型現象
(渡邊正孝：思考と脳―考える脳のしくみ―. サイエンス社, 2005より)

野の活性化が生じないのかもしれない．前頭前野の高次機能に関係が深い神経伝達物質としては，ドーパミン，セロトニン，ノルエピネフリン，GABA（ガンマアミノ酪酸）などがあげられる．これらの物質が欠乏すると，サルや人間でワーキングメモリ課題の障害が出現する．中でも，ドーパミンは前頭葉で最も多く分布している神経伝達物質である．サルの前頭前野にドーパミンとノルエピネフリンの両方を阻害する薬物を投与すると，ワーキングメモリ課題である遅延交代反応がまったくできなくなる．この障害は前頭前野の物理的破壊に匹敵するほどである．また，パーキンソン病患者に対して，ドーパミンを投与した後においては，ワーキングメモリ課題の成績が向上する．一方，ドーパミンの欠乏だけでなく，過多によってもワーキングメモリ課題に障害の生じることがサルでもラットでも示されている．前頭前野が効率的に働くためには，ドーパミン量が多すぎても少なすぎても好ましくなく，ある「最適レベル」（安静レベルの20％増）にある必要がある[33]．いずれにしても，前頭前野は大脳辺縁系からの強い投射を受けることから，ワーキングメモリ能力は，気分や心の状態に大きく影響される．

他方，前頭前野におけるワーキングメモリ能力は，環境刺激の意味（行動的意味）を捉え，行動を制御（促通・抑制）するのに役立つ．たとえば，図8.22はNo-go課題であるが，第1刺激（S1）で赤（R）が提示され，第2刺激

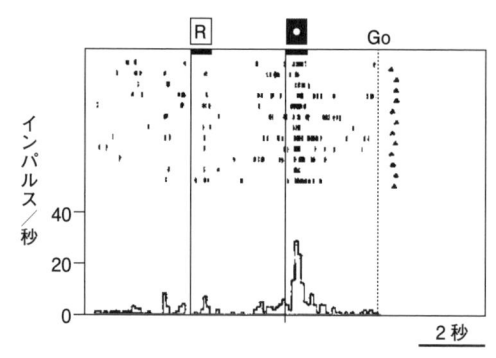

第8章　私は心の中に世界をつくる

図8.22　刺激の意味（行動的意味）を捉えるサル前頭前野ニューロン
Rは赤い光
Gは緑の光
図は前頭前野のニューロンのインパルス
S1でRの提示，S2で○の提示であれば，Go反応．縦縞ではNo-go反応
S1でGの提示，S2で○の提示であればNo-go反応，縦縞ではGo反応
S1が違えば，同じ刺激が異なった意味を持ち，異なった刺激が同じ意味を持つ．
(Watanabe M : Prefrontal unit activity during delayed conditional Go/No-Go discrimination in the monkey. I. Relation to the stimulus. Brain Res 382:1-14, 1986 より）

(S2) で○の提示であればボタンを押す（Go反応）が，第2刺激が縦縞ではボタンを押さない．すなわち，No-go反応を起こす．一方，S1で緑 (G) の提示，S2で○の提示であればNo-go反応，縦縞ではGo反応を起こすように，ワーキングメモリは刺激の意味を捉えるのに関与する[43]．すなわち，S1が違えば同じ刺激が異なった意味を持ち，異なった刺激が同じ意味を持つわけである．

　ワーキングメモリの要求と注意のバランスについては，Lavieら[44]は被験者の心的能力に重い負荷を与えると，注意散漫になることを明らかにした．この際，注意散漫と妨害刺激を符号化する脳領域の活動レベルが相関することを報告した．また，Vogelら[45]は高いワーキングメモリ容量を持つ被験者は上手に妨害刺激を無視することを報告した．その際，頭頂葉の神経活動がどのようにワーキングメモリの情報負荷によって変わるかを調べた結果，低いワーキングメモリ容量を持つ被験者は無関係情報と関係情報の間の区別をつけることが困難であることが示された．そこで，McNabら[46]は無関係刺

激に対してどのようにフィルターがかかっているかを調べた．その際，ワーキングメモリ課題の数秒前に，次の試行が排除すべき妨害刺激を含んでいるか，あるいは呈示される情報を覚えるべきか知らせる手がかりを与えた．すると，この手がかり教示によって，前頭前野，そして大脳基底核の活動が高まった．この活動は，その後，被験者が上手に無関係な情報を抑制するかどうかを予測するものである．そして高いワーキングメモリ容量を持つ被験者はこれらの領域で高い活動を示した．この領域はいずれも抑制に関連する場所であり，ワーキングメモリへのアクセスをコントロールする「スパムフィルター」としての役割を持っている可能性がある．つまり，頭頂葉において複数の感覚モダリティの統合処理がされている中，こうした活動が予測的に働くことで，重要な情報とそうでないものをフィルタリングし，不必要な情報を抑制することで，注意散漫を防止していると考えられている．現に，注意欠陥多動性障害（AD/HD）においては，前頭前野だけでなく大脳基底核の機能不全も指摘されている．

　いずれにしても，現在のところ，ワーキングメモリに関わる神経システムが図8.23のように整理されている[31]．課題や行為に必要な情報は選択・収集機構を通して一時貯蔵機構に入力される．これは感覚入力や長期記憶の情報が入力されるわけである．一時的な貯蔵機構は作業台や作業机として機能し，そのうえでさまざまな情報が関連し合って処理される．情報の一時的貯蔵は，ニューロンの持続的発火として捉えられ，貯蔵されている情報の相違は持続的に発火するニューロンの選択性の相違として捉えられる．そして，行動計画を含む情報処理に必要な情報の一時的保持と同時に，一時的に貯蔵機構同士の相互作用や，選択・入力機構からの入力情報との相互作用，調節信号として入力されたさまざまな内的情報との相互作用などにより，情報の処理や生成が実施される．このような情報処理は，異なる機能や刺激選択性を持つニューロン間の相互作用によって生じている．行動の目的，目的達成のための行動計画などは，情報の一時的貯蔵機構により保持されると同時に，状況の変化や行動の進行に伴って刻々と変更，亢進される．さまざまな機能系からの情報は選択・入力機構により選択され，一時的に貯蔵機構の集合体による作業空間に出力されるわけである．一方，前頭前野に入力してく

第8章　私は心の中に世界をつくる

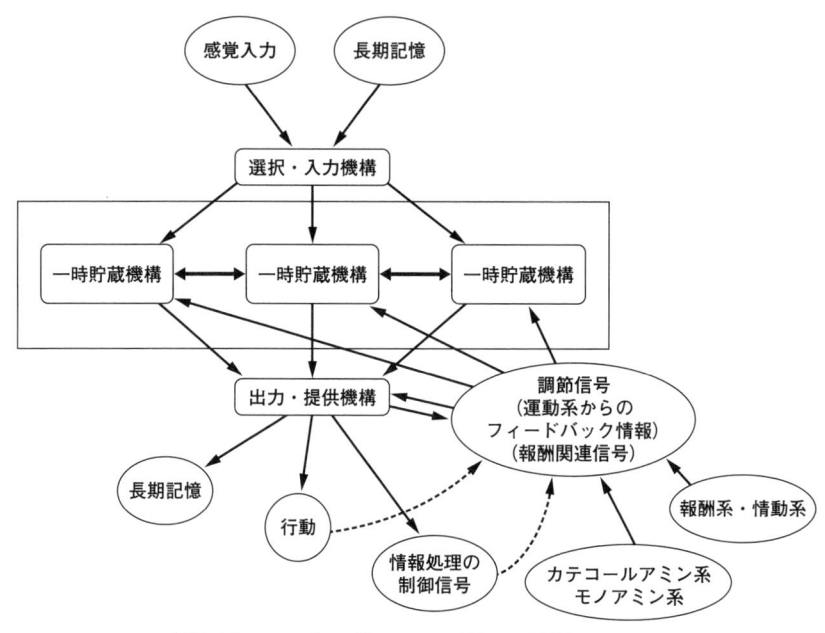

図8.23　ワーキングメモリに関わる神経システム
(船橋新太郎：前頭葉の謎を解く．京都大学学術出版会，2005より)

る情報で，前頭前野のニューロン活動を変化させるものとして最も重要なものが，報酬系あるいは情動系の入力である．情動系の中枢として扁桃体が知られている．情動に関わる情報は，扁桃体から視床背内側核や眼窩前頭皮質を経由して外側前頭前野へ入力する経路や，前帯状回を経由して背外側前頭前野へ入力する経路が知られている．すなわち，視床背内側核，眼窩前頭皮質，前帯状回からの情動性入力が，前頭前野ニューロン間の機能的相互作用の強さを変化させている可能性がある．また，ドーパミン，ノルアドレナリン，アセチルコリンなどの神経伝達物質は，報酬の有無，報酬出現への期待，注意などに深く関わり，ワーキングメモリ課題の成績にこれらの伝達物質の濃度変化が影響することがわかっている．この事実は課題や行動の時間的な流れに依存したものアミン系，カテコールアミン系伝達物質の放出量の変化により，前頭前野内の情報処理が影響を受けることを示している．このようにして，これらの神経基盤がシステムとして機能することで，人間の

ワーキングメモリ能力を支えているわけである．いずれにしても，人間は進化プロセスにおいてワーキングメモリ能力を獲得してきたわけであるが，この能力は他者コミュニケーションを繰り返し行うことで培われたものである．すなわち，他者との身体を介した交流によって，ワーキングメモリ能力は発達してきたわけであり，言語の進化・発達とともに人間らしさの基盤をつくる能力になったのである．

引用文献

1) 入來篤史（編）：［シリーズ脳科学③］言語と思考を生む脳．東京大学出版会，2008．
2) Carlson N（中村克樹，他・訳）：第2版 カールソン神経科学テキスト．丸善，2008．
3) Ochipa C et al：Conceptual apraxia in Alzheimer's disease. Brain 115 (Pt 4)：1061-1071, 1992.
4) Tanaka M et al：Macaque parietal neurons coding meaningful action of self and others. Society for neuroscience Abstract 82：14, 2004.
5) Catani M et al：Perisylvian language networks of the human brain. Ann Neurol 57：8-16, 2005.
6) 楠見 孝，他：痛みの比喩表現の身体感覚と認知の構造．心理学研究80：467-475, 2010.
7) 瀬戸賢一：メタファー思考．講談社現代新書，1995.
8) Ramachandran VS（山下篤子・訳）：脳のなかの幽霊，ふたたび 見えてきた心のしくみ．角川書店，2005．
9) Sotillio M et al：Neural activity associated with metaphor comprehension：spatial analysis. Neurosci Lett 373：5-9, 2005.
10) Sakai KL：Language acquisition and brain development. Science 310：815-819, 2005.
11) Schwartz MF et al：The word order problem in agrammatism. I. Comprehension. Brain Lang 10：249-262, 1980.
12) Sakai KL et al：Selective priming of syntactic processing by event-related transcranial magnetic stimulation of Broca's area. Neuron 35：1177-1182, 2002.
13) Petitto LA et al：Speech-like cerebral activity in profoundly deaf people processing signed languages：implications for the neural basis of human language. Proc Natl Acad Sci USA 97(25)：13961-13966, 2000.
14) Emmorey K et al：The neural correlates of sign versus word production.

Neuroimage 36:202-208, 2007.
15) 河村　満：神経文学学―読み書きの神経科学―. 医学書院, 2007.
16) Iwata M：Kanji versus Kana; Neuropsychological correlates of the Japanese writing system. Trends in Neuroscience 7:290-293, 1984.
17) Sakurai Y et al：Kanji word reading process analysed by positron emission tomography. Neuroreport 3:445-448, 1992.
18) Sakurai Y et al：Semantic process in kana word reading: activation studies with positron emission tomography. Neuroreport 4:327-330, 1993.
19) Astington JW（松村暢隆・訳）：子どもはどのように心を発見するか―心の理論の発達心理学―. 新曜社, 1995.
20) Pavio A et al：Concreteness, imagery, and meaningfulness values for 925 nouns J Exp Psychol 76:1-25, 1868.
21) Kosslyn SM：Scanning visual images: some structural implications. Perception and Psychophysics 14:90-94, 1973.
22) Kosslyn SM et al：Visual images preserve metric spatial information: Evidence from studies of image scanning. J Exp Psychol Hum Percept Perform. 4:47-60, 1978.
23) Kosslyn SM et al（武田克彦・訳）：心的イメージとは何か. 北大路書房, 2009.
24) Farah MJ：The neurological basis of mental imagery: A componential analysis. Cognition 18:245-272, 1984.
25) Jeannerod M：The representing brain: Neural correlates of motor intention and imagery. Behav Brain Sci 17:187-245, 1994.
26) Naito E et al：Internally simulated movement sensations during motor imagery activate cortical motor areas and the cerebellum. J Neurosci 22:3683-3691, 2002.
27) Ruby P et al：Effect of subjective perspective taking during simulation of action: a PET investigation of agency. Nat Neurosci 4:546-550, 2001.
28) Guillot A et al：Brain activity during visual versus kinesthetic imagery: an fMRI study. Hum Brain Mapp 30:2157-2172, 2009.
29) Iseki K et al：Neural mechanisms involved in mental imagery and observation of gait. Neuroimage 41:1021-1031, 2008.
30) Soldkin A et al：Fine modulation in network activation during motor execution and motor imagery. Cereb Cortex 14:1246-1255, 2004.
31) 船橋新太郎：前頭葉の謎を解く. 京都大学学術出版会, 2005.
32) Baddeley AD：The episodic buffer: A new component for working memory? Trends in Cognitive Science 4:417-423, 2000.
33) 渡邊正孝：思考と脳―考える脳のしくみ―. サイエンス社, 2005.

34) Goldman-Rakic PS：Working memory and the mind. Scientific American 262:72-79, 1992.
35) 松波謙一, 他：記憶と脳（久保田競・編）. サイエンス社, 2002.
36) Smith EE：Spatial and object working memory: PET investigations. J Cogn Neurosci 7:337-356, 1995.
37) Courtney SM et al：Object and spatial visual working memory activate separate neural systems in human cortex. Cereb Cortex 6:39-49, 1996.
38) Smith EE et al：Working memory: a view from neuroimaging. Cogn Psychol 33:5-42, 1997.
39) D'Esposito M et al：The neural basis of the central executive system of working memory. Nature 378:279-281, 1995.
40) Smith EE et al：Dissociating verbal and spatial working memory using PET. Cereb Cortex 6:11-20, 1996.
41) Mottaghy FM et al：Segregation of areas related to visual working memory in the prefrontal cortex revealed by rTMS. Cereb Cortex 12:369-375, 2002.
42) Callicott et al：Physiological characteristics of capacity constraints in working memory as revealed by functional MRI. Cereb Cortex 9:20-26, 1999.
43) Watanabe M：Prefrontal unit activity during delayed conditional Go/No-Go discrimination in the monkey. I. Relation to the stimulus. Brain Res 382:1-14, 1986.
44) Lavie N et al：Load theory of selective attention and cognitive control. J Exp Psychol Gen 133:339-354, 2004.
45) Vogel EK et al：Neural measures reveal individual differences in controlling access to working memory. Nature 438:500-503, 2005.
46) McNab F et al：Prefrontal cortex and basal ganglia control access to working memory. Nat Neurosci 11:103-107, 2008.

私は世界とともに生きる

9. 社会的動物としての人間

第9章 私は世界とともに生きる

9.1 人間における社会性

　人間は他者と共存しながら生きている．人間は労働することによって賃金を稼ぎ，生活をするといった社会システムを築き上げてきた．その一方で，現代社会の人間は，たとえ労働を失っても他者から援助されることで生きるという選択をしたようにも思える．なぜなら，一人で狩猟して生きるというサバイバルの選択を現代人のほとんどがしていないからである．

　第5章において，人間がどのようなプロセスを経て歩行を獲得し始めたかについて述べた．そこでは諸説ある中，手で食料を持ち運搬するためといった意見が主流である理由を説明した．鳥や他の哺乳動物で見られる口で運ぶよりも手で運ぶという手段は絶対的に効率がよい．つまり，運搬は手段であり，目的は生存である．これは自己の生存という視点だけでなく，他者の生存も含んだ種の保存のためである．下等な哺乳動物では，獲物を得てその場で飢えをしのいでいた．しかし，高等な哺乳動物は獲物を得ても，その場かつ自分だけ餌にありつき飢えをしのぐという行動を選択しないように進化した．この選択は，食料は季節や天候に大きく左右されることを学習し，そして将来を予測し，その予測に基づいて現在進行形の行動を制御するといった脳のシミュレーション機能の発達だけでなく，食料を分け合うことで互いに生き延びるといった他者に対する意識が生まれたものと考える．すなわち，前者の未来展望は自己が生き延びるための利己的な意識，後者は自己のみならず，関係する他者の生存を意識した利他的な意識の生起である．労働し賃金を稼ぎ，その賃金を食料に変え生きるといった当たり前のこの行動も，もとをたどれば，この利己的意識と利他的意識から生まれたものではないだろうか．

　こうした意識は人間だけ持っているわけではない．チンパンジーやオマキザルにおいても食料の分配が認められている．たとえば，大人のオマキザルが子どもに食料を分け合う現象が確認されている．チンパンジーにも利益を交換するといった互酬性が見られ，これには行動のルール性が存在している．互酬性とは義務としての相互扶助関係のことである．進化のプロセスにおいて，私たちの祖先は，この互酬性の関係の構築し，そしてそれの維持のために行動のルールをつくってきた．そのルールを維持するために使用され

たのが身体によるサイン（シンボル）であり，それによって他者に意思表示する手段を獲得してきたわけである．これは社会的関係性を維持するためのシンボルとなるジェスチャーの獲得である．

　社会行動の基盤は協力関係を持つかである．社会集団は協力関係から成立している．チンパンジーはグルーミングなどの親切な行為のお返しに食物を分け与える．これは食物とグルーミングの交換というルールが成り立っているわけである．すなわち，現代社会における需要と供給の関係である．社会性の高い動物は，こうした交渉する技術を持っている．オマキザルの行動において，共同に獲物を獲得するといった協力作業が観察されているが，協力しない者に対しては獲物は分配されない．その協力度合いによって報酬が決められるが，この報酬は数値的な対価によってのみ決定し支払われるわけでなく，情動もその恩恵に対して影響する．それには社会的に親密な時間枠も関与していると考えられている．いわゆる社会的な絆である．一方，人間はこうした絆の深さを持ちつつ，その日にいきなり出会った見知らぬ人に対しても親切心がわき，交流することが可能である．これにはもちろんビジネス的な駆け引きといった交渉の要素も持つ．たとえば，家族という小さな社会単位においても，親を手伝うことによって小遣いをもらうとか，親が子に投資することで老後の援助を受けるといったこともその類である．しかしながら，人間はそうしたギブアンドテイクの関係だけでなく，他者の情動を感じ取り，その他者からまったく恩恵を求めず援助する行動に出る心を持ち得ている．現代の人間に持つ血縁関係もなく，まったく自分とは関係しない他国の人間に対する無償の援助行為は，その者からの見返りを求めず，むしろその行動を起こすことによる自己報酬系の作動，そして，その行為が未来の自己の成長，あるいは全世界の他者の成長につながるのではないかといった抽象的な思考を持つことによって生まれたものと考える．これも自己の心を磨いたり清らかにすることによる将来への投資であり，抽象的なものに対する見返りということもできよう．たとえば，「神様」「仏様」といった思想を持ち，「神様が見ていてくれる」「信じる者が救われる」という志向性を持つのもこの意識に基づいたものである．寄付行為を意図的に，つまり見返りを最初から求めて行っているのではない（そういう人間もいるが）．無意識に情

動が作動し，脳が勝手に行動を選択しているのも事実である．考えずとも行動に出るということは，意図的に見返りを求めているわけでない．

社会集団における人間性は，生まれて間もなく獲得するものでもない．そして，この人間性の獲得のないまま身体的に成長してしまった大人もいる．つまり，こうした社会的人間への成長は，人間が潜在的に有している機能であることは間違いないが，社会との関係性によって大きく成長・変化してしまう．個人の単独の脳機能だけでは，この社会性の獲得は不可能であり，異なる脳と脳との間の情報交換を通じてはじめて実在化してきたものである．つまり，社会性とは，自己が他者と相互作用する身体を通じた脳コミュニケーションによって獲得してきた人間の機能と言うことができよう．

9.2 人間における共感システム

人間は社会集団の中で他者と共存するが，その他者の意図や情動を読み取りながら，協力したり，回避したりすることができる．この能力を社会的能力あるいは社会性と呼ぶ．専門的には社会的能力は「社会的認知（social cognition）」と呼ばれることが多い．Adolpsは，「社会的認知とは，自己と同種の生物に対する行動を支える情報処理過程」と定義している[1]．すなわち，異なる人間の間の交流を通した適切な行動のための認知機能と言うことができよう．こうした社会性の獲得は，人間あるいは動物社会において種を保存するための協力と競争のバランスから得てきた．

社会生活の中で他者と協力したり，競争したりする能力を持つためには，その他者の心を類推する機能を有してなければならない．内的な他者の心を人間はどのようにして類推しているのであろうか．Baron-Cohen[2]は，他者の心を読むためのメカニズムとして，意図検出器（Intentionality Detector：ID），視線検出器（Eye-Direction Detector：EDD），共同注意機構（Shared-Attention Mechanism：SAM），「心の理論」機構（Theory-of-Mind Mechanism：ToMM）という4つの構成要素を提案した．また，Frithら[3]は心の理論は，「生物と非生物を区別する能力」「他者の視線を追うことによって注意を共有する能力」「目標志向性の行動を再現する能力」「自己と他者の行動を区別する能力」の4つを含むものであるとしている．以下，他者の心

社会的動物としての人間

```
         メンタライジング
           ↗     ↖
          ↙       ↘
    向社会的関心 ←→ 経験共有
```

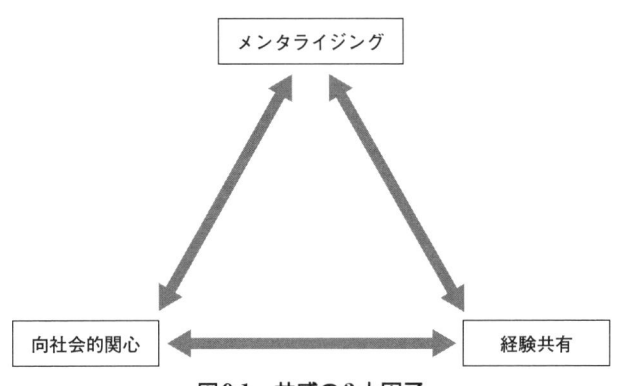

図9.1 共感の3大因子

メンタライジング，経験共有，向社会的関心の3つが相互に作用することで人間が協力し合って社会を形成することができる．

(Zaki J et al：The neuroscience of empathy：progress, pitfalls and promise. Nat Neurosci 15：675-680, 2012より)

を読み取るための人間のシステムについて述べていきたい．

最近になって，Zakiら[4]は共感に関する3大因子を図9.1のように示した．メンタライジング（mentalizing）とは，認知的共感，志向性，心の理論を包含した総称であるが，これは，自己について考えたり，他者の心について考えたりする心の機能のことであり，明示的理由や推論を立てる能力を意味し，高次な認知と感情の操作を含んだものである．経験の共有（experience sharing）とは，感情移入，自他表象の共有，情動の伝染を包含した総称であり，これは他者の情動を共有する能力のことである．向社会的関心（prosocial concern）とは，共感的動機，思いやり，共感的関心のことであり，他者のために思うといった向社会的動機のことである．これが社会性の基盤となるわけであるが，平易に言うと，人間は他者に対して関心を持ち，その他者と情動を共有し，そして他者と上手く社会的コミュニケーションを維持して行くために，他者の心を推測したり，その行動を予測したりする能力を持つことで，互いに協力し合って豊かな社会を形成することができると言えよう．

9.2.1 動きから相手の意図を読み取るシステム

他者の意図は動きから読み取ることができる．人間は動く様子を見るだけ

第9章 私は世界とともに生きる

で，それが生物か，風に吹かれる木の葉かを見分けることができる．Johanssonら[5]は，人間の関節に14個の電球をつけ，その電球をつけた人間に対して暗闇で歩くように要求した（図9.2）．映像に映るのは光の点のみであるが，その光の点から，それを観察している人間は，その光の点を歩いている人間と認識した．さらに，それが男性であるか女性であるか，走っているか，歩いているかを読み取ることも可能であった．そして，その人間が悲しそうか，楽しそうかといった情動も読み取ることができた[6,7]．この光の点が1つだけでも読み取れないし，静止していても読み取れない．他者の心を読み取るためには，あくまでも他者の身体と動きが必要であることを示したのである．人間はこの生物学的運動（biological motion）の観察によって，その動きから心を類推できる．もし，目の前の人が表情もなく，目も動かず，手足も体幹も動かなければ，その人間の心がなかなか読み取れない．そして，その経験に基づき，その対象は心がない人と認識してしまうだろう．なお，生物学的運動に関する映像はクイーンズ大学のTroje教授の研究室のホームページに詳しい[8]．

　動きを視覚的に捉えることは重要な感覚入力源となる．自然環境において，生命体の動きを物体の動きと区別することは，他の生命体の行動を予測

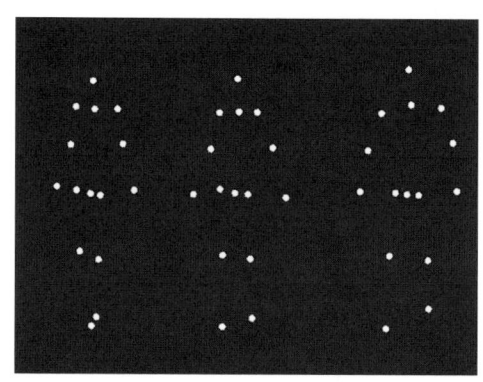

図9.2　生物学的運動（biological motion）
点の集まりを人間の身体として捉え，この点が動けば，その動きから何を行っているか，その意図を読み取ることができる．

(Johansson G：Visual perception of biological motion and model for its analysis. Percept Psychophys 14: 201-211, 1973 より)

するのに不可欠になる．生物の生存は，獲物や侵略者や仲間の動きを同定でき，それによって相手の次の行動を予測することに依存している．その予測の違いは根本的に異なる結果をまねくため，場合によっては命取りにすらなる．すなわち，動きから意図を類推することは，身を守るために不可欠なのである．さらに，人間は社会的な動物として，他者の行為の解釈と文脈に基づく予測によって行動している側面が大きい．これが円滑に生活するため大切な機能である．

　生物的運動の知覚は，成人に限って可能なわけではない．生後3カ月の乳児でも，生物的運動としての人間を模した点の動きと，非生物的運動としてのランダムな点の動きを識別することができる[9]．すなわち，この時期の乳児は人間に対する反応と物体に対する反応を区別し始める．また，生後6〜9カ月になると，人間が自発的に動き始めても驚かないが，物体がひとりで動き始めると驚く．そして，生後9〜12カ月になれば，行為者が目標指向性を持つことを理解し，目的に近づくためにより合理的あるいは節約的な動きをする予測が可能になる．このような乳児期の機能獲得は将来的な他者の意図を推定する能力へと導かれる．こうした研究成果は，生物運動の認識が発達初期の段階に人間の脳に組み込まれていることを示唆している．これは他者に対して，自己を接近させるかを判断するための認識および行為システムである．

　生物学的運動を察知することが進化のうえで重要になるには，それを知覚するための特別な神経メカニズムがどうしても必要だったわけである．サルの上側頭多感覚野（superior temporal polysensory area：STP）における単一細胞研究では，生物学的運動に選択的に反応する細胞が確認されている[10]．また，人間を対象にした脳のイメージング研究において，特定の神経ネットワークが生物学的運動を知覚するのに働いているか調査されている．たとえば，fMRIを用いた研究では，被験者に生物学的運動を示す点と同じ方向に同じ速度で動いて集まる点を見せ，その時に活動する脳領域を比較している[11]．その結果，生物学的運動に特異的に働く領域は上側頭溝（STS）であることがわかった（図9.3）．その活動は左脳よりも右脳でより明確であった．これは人間の顔を認識する側頭葉領域の紡錘状回が右脳優位である

第9章　私は世界とともに生きる

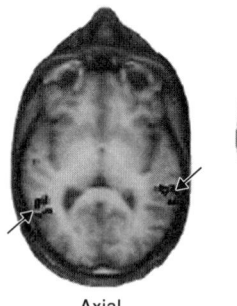

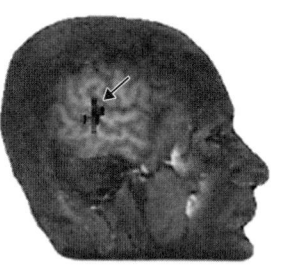

図9.3　生物学的運動を観察している際の脳活動
側頭葉の上側頭溝が反応している（矢印）．
(Grossman E et al：Brain areas involved in perception of biological motion. J Cogn Neurosci 12:711-720, 2000より)

ことに似ている．面白いことに，局所脳損傷がある108人の患者の脳損傷部位と表情を認識する各患者の能力との相関が調べられた結果，表情を認識する能力に最も重い障害を生じるのは，右半球の体性感覚野に障害がある場合であることが判明した．さらに右半球に損傷がある患者の表情による情動表出を理解する能力は，体性感覚の知覚能力と相関することも報告されている．すなわち，右半球損傷による体性感覚障害のある患者は，情動認識にも障害が認められる[12]．これはSTSの働きではないが，後述するように，頭頂葉領域と側頭葉領域は他者に共感するという神経システムを有しており，それらは相互に情報を連絡し合う．よって，そうした神経システムの破綻は他者の心的状態の類推を不可能にする要因となる．

　また，生物学的運動と物体がその場で回転しているように見える固定的な運動が点の動きで示された場合，固定的な運動時には生物的運動時よりも後頭-側頭連合部（occipito-temporal junction）のより後方の部位が活発に活動した[13]．生物学的運動を見た時に特異的に活性化する領域はSTS後部であり，右半球におけるその領域と，左半球の内側頭頂葉（intraparietal cortex）の活動が顕著であることが示されている．さらに，生物学的運動をイメージするだけでSTSの同じ領域が活動することも示されている[14]．それ以外のニューロイメージング研究においては，手，目，口の動きを見ることでSTS

後部が活性化することが示されている[15-17]．これまでの研究から，右のSTS後部が生物学的運動を見分けるのに重要であることは明らかである．類人猿のSTP野に相当すると考えられるこの領域は，視覚の背側および腹側経路からの情報（背側経路は対象の動き，腹側経路は対象の同定に関与）を受けるが，この領域は，対象同定の知覚と運動の知覚のインターフェイスの役割を持つ．この視覚情報の統合は，他の生命体の動きを認識し，それを威嚇とか誘惑などの範疇に分け，次の自己の行動を予測し，その予測に基づいて適切な反応を行うために有益になることは言うまでもない．人間のSTSは，生物学的には他者のさまざまな動きに対応した機能を有していることがわかっている（図9.4）[18]．

9.2.2 他者の情動を類推するための視線検出システム

生物学的運動を観察した際には，扁桃体にも活動を認めている．これは「歩いている」や「走っている」などの動作の意図の認識にはSTSが働くが，その歩いている姿が悲しそうだといった情動の類推には扁桃体が関与しているわけである．扁桃体は自己の情動を発生させる機能を有するとともに，他者の情動の理解に関わることは第7章で述べた．すなわち，扁桃体は社会的シグナルである他者の表情やジェスチャーを受け，その他者の心情を理解するとともに，外部環境刺激，そして内部環境（身体知覚や記憶）の情報に基づいて査定し，そして自己の情動を発現し，それに伴い情動的な関わり（行動）を生み出すといった他者コミュニケーションにおいて重要な脳領域である（図9.5）[19]．

情動的な行動を起こすうえで，他者の動きだけでなく，その表情は重要な要素である．Meerenら[20]は，怒りと恐怖を示す表情と身体的なしぐさを用い，それらがマッチングしている場合とそうでない場合の身体反応を調べたところ，マッチングしている場合で有意な反応時間の短縮を認めている．したがって，社会的な認知において，動きだけでなく，その者の顔の表情は重要な要素である．Allison[18]は社会的知覚（認知）に重要と考えられている脳領域を図9.6のようにまとめているが，このうちSTSは認知情報に関わり，扁桃体は情動情報に関わる．それら両方の情報を眼窩前頭皮質が受け取り，そして統合し，最終的には背外側前頭前野にその統合した情報を送ることで

第9章 私は世界とともに生きる

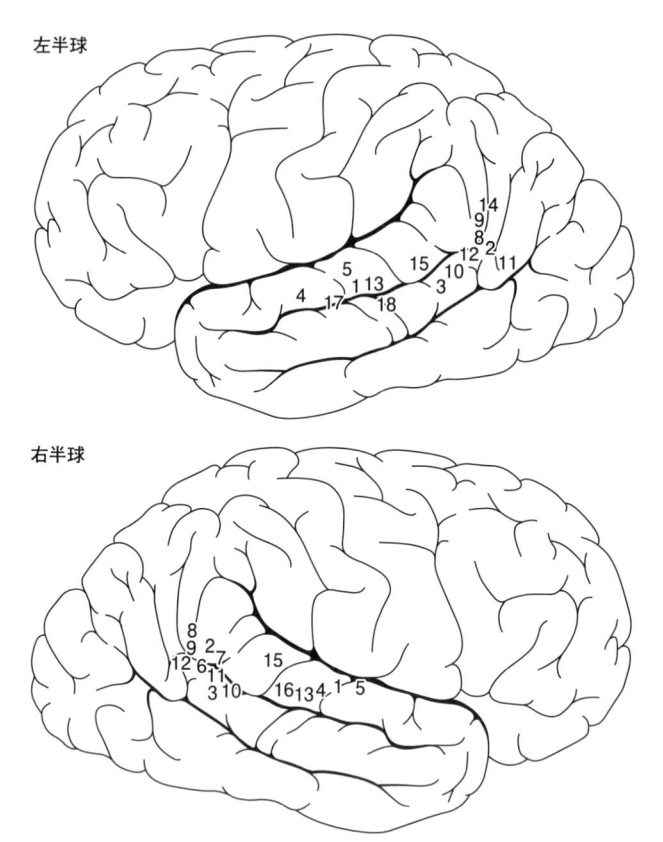

図9.4 生物学的運動（Biological motion）の視覚刺激に反応するヒト上側頭溝領域

1：読唇，2：読唇，3：口の動き，4：口の動き，5：身体の動き，6：身体の動き，7：身体の動き，8：身体の動き，9：身体の動き，10：凝視，11：凝視，12：凝視，13：米国式手話，14：手による行為，15：手による行為，16：手の動き，17：手による把握，18：手による把握

(Allison T et al : Social perception from visual cues; role of the STS region. Trends Cogn Sci 4:267-278, 2000 より)

現在進行形に適切な判断を行い，行動に移すことができるわけである[21]．
　他者の情動に関する情報は，その者の心の中を類推するために不可欠である．とりわけ顔の中でも目の観察は心を読み取るため，そしてそれによる社会交流にとって重要である．サルの扁桃体には視線に鋭敏に反応するニュー

社会的動物としての人間

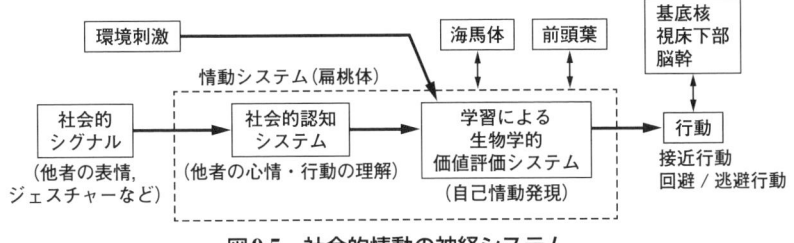

図9.5 社会的情動の神経システム
(岩田　誠, 他・編：社会活動と脳―行動の原点を探る. 医学書院, 2008より)

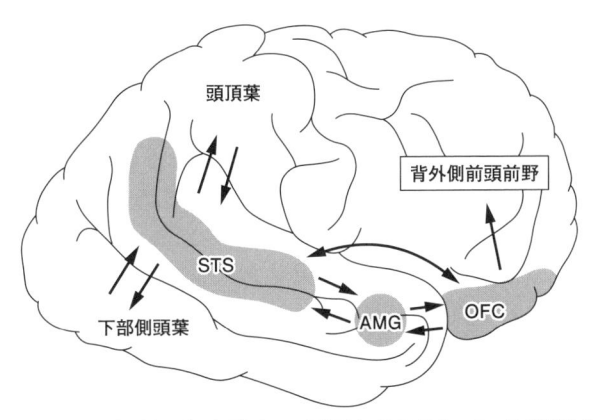

図9.6 社会的知覚（認知）に重要と考えられている脳領域
上側頭溝（STS）領域と扁桃体（AMG）, 扁桃体と眼窩前頭皮質（OFC）, 上側頭溝領域と眼窩前頭皮質は, それぞれ双方向性の投射関係にある.
(Allison T et al：Social perception from visual cues; role of the STS region. Trends Cogn Sci 4:267-278, 2000より)

ロンが存在している[22]. 人間においても他者と「目が合った」と感じた時に扁桃体が活性化することが報告されている[23]. さらに扁桃体の損傷例においては, 視線方向判断に障害が見られることが明らかにされている[24]. 一方, 視線認知は先に示したSTSも関与する. STSは生物学的運動に反応するだけでなく, 視線方向に反応するニューロンが存在することがわかっている[25]. また, サルのSTS損傷では視線方向判断能力が低下することが報告されている[26]. 筆者らも視線方向認知課題の最中にSTS領域が活性化することを報告する[27]とともに, そうした視線認知課題を施行することで, 頸部慢性

痛の改善を認めるといったユニークな研究成果を報告した[28]．この原因に関しては，原著を参照していただきたいが，後述するミラーニューロンシステムの活性化によるものと考えている．

「目は口ほどにものを言う」というが，視線を観察することで他者を理解するといった神経システムはどのようなものであろうか．まず人間は自らの視界に他者が入ったら，その他者の顔を観察する．これは乳児期からの人間のしぐさである．とりわけ，真っ先に，他者の目に視線を向ける[29,30]．外部環境にはさまざまな刺激があるが，その中でも特に目に注意を向ける行動は，新生児においてすでに認められている．Johnsonら[31]はしゃもじのような物体に人間の顔に似せた点を描き，それを新生児に観察させた．すると，一方の顔の配列とは違う物体よりも長く注視することがわかった．また，Farroniら[32]はその物体を使用しながら白黒を反転させた図形を新生児に見せたが，顔の配列の方をより注視する現象は見られなかった．こうした研究から，3つの点の並びの整合性のみに反応しているのではなく，周辺（顔）よりも暗い点に対して選択的に反応することが示された．すなわち，点に反応するのではなく，目の特徴に対して反応したのである．こうした目に対して注意を働かせる機能を担っているのは主に扁桃体である．扁桃体は先に示したように情動に関連する脳領域であるが，顔の表情の中でも特に恐怖情動（特に目）に対して強く働くことを述べた．現に，Spezioら[33]は，扁桃体損傷例では他者と会話している最中，その他者の目を観察することがきわめて少ないことを明らかにしている．扁桃体は数ある情報の中から，瞬時に他者の視線をキャッチし，自己にとってそれが安全か否かを決定する．それはその情報が粗くても素早い反応を起こすために重要なものとなる．とりわけ，自己に向けられた視線の処理は，動物的本能に基づき「回避」「攻撃」「接近」するかの情動反応にとって重要である．しかしながら，人間の場合，その視線が単に扁桃体−脳幹のシステムに基づいた情動反応を引き起こすのみでなく，扁桃体−大脳皮質のシステムに基づいた社会的行動につなげる．後者の神経システムは，他者との交流の中で認められるアイコンタクトに基づく意思疎通を行うために重要な神経システムである．特に自己に向けられた視線は，乳児の段階から強いかつ広範な脳活動を示し[34]，注意を喚起し，記憶に

残りやすく社会的認知に影響を与えることが知られている[35,36]．たとえば，こちらに視線が向けられている場合，なかなか視線を外すことができないのも社会性を獲得しているからである．人間は自己に向けられた視線を素早く検出し，それによって社会的な情報処理や社会的行動を調整するといった作用を有している．

　Senjuら[37]は自己に向けられた視線とそうでない視線に対する脳活動の違いを検討したところ，自己に対して向けられた場合，紡錘状回，STS，内側前頭前野，眼窩前頭皮質，扁桃体に賦活が認められることを報告した（図9.7）．こうした領域は社会脳に関連する神経システムを構成しているが，第7章の図7.16で示したように，人間が顔を観察した際には，情報処理の速い神経回路（網膜－中脳上丘－視床枕－扁桃体）と遅い神経回路（視床外側膝状体－後頭葉視覚野－側頭葉紡錘状回－下側頭葉－扁桃体）が働く．これらが最終的に扁桃体で相互作用し，その情報の手がかりが前頭前野に送られることで，社会的行動の制御が行われると考えられている．とりわけ，扁桃体は速い回路と遅い回路の両者に関係することから，この場所は社会情報をキャッチする上で重要な領域として認識されている．つまり，人間においては，下等な動物から受け継いできた速い回路に基づいて危険を察知し，そし

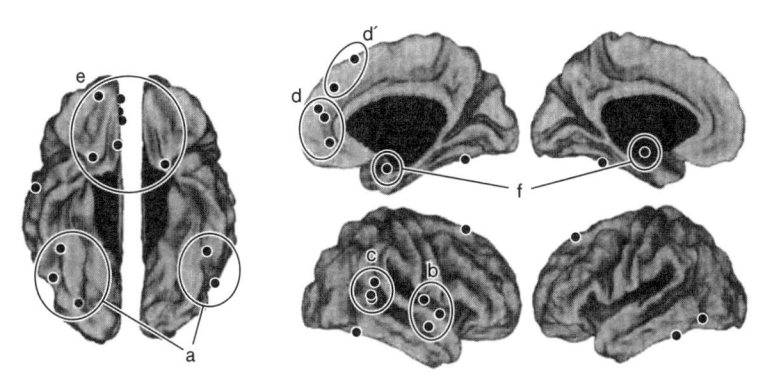

図9.7　アイコンタクトに対して活動を見せる脳部位
黒丸はそれぞれ異なる研究から得られた結果．a〜fの社会脳において広く活動が見られる．

(Senju A et al : The eye contact effect; mechanisms and development. Trends Cogn Sci 13:127-134, 2009 より)

て高等な動物，特に人間で発達が著しい大脳皮質を経由する遅い回路を利用することで，さまざまな状況の中での行動の多様性を生み出しているのである．こうした神経システムは，人間が他者と互いに相互作用することでつくられて行くものであり，脳機能におけるアイコンタクト効果と考えられている．アイコンタクトの質的な障害は自閉症の診断基準になるが，発達の初期から見られる特徴であることが知られている[37]．最近の神経科学研究では，自閉症において扁桃体の構造や発達が定型発達者とは異なることがわかってきた[38]．このように問題となる神経基盤が明らかにされることで，それを組織化されるためにはどのような治療あるいは環境・学習課題が重要かを考えることができる．

9.2.3 他者コミュニケーションにおける共同注意の意味性

たとえば，誰かが振り向きざまに周辺にある物体に対して視線を向けた際，あなたもそれを観察しようと視線を動かすだろう．これは他者の視線方向に沿って自己の注意が転導される現象であり，他者の意図を理解するうえで重要な人間の機能である．外国の店先で言葉が通じなくとも視線をその商品に動かせば，店員は自分がそれをほしがっていると意図を理解するであろう．目だけでなくその商品を指さしすれば，その意図はさらに伝わるであろう．この際，目と手の整合性が情報にとっては大切であり，それらが一致してないと不自然であり，意図が伝わりにくい．視線を動かすと同時に身体の動きを入れる．これは先ほど示した生物学的運動と視線の両面から相手に対して自己の意図を伝える手段である．その一方で，他者の注意もそれに誘導されるように対象物に向かう．店員がその商品に目を向けなければ意図は伝わりようがない．互いにその対象物に対して視線を動かすことで，関係性が成立するのである．もし，店員がその商品に視線を向けたにもかかわらず，その後，自分の要求を聞こうともせず，別の仕事をし始めたら，その店員に対して不快感をあらわにするだろう．一方，人間は視線によって相手を欺くことができる．サッカーにおけるフェイントなどはその一つである．ボールをける方向とは違う方向に視線を向けることはよく使われるフェイントである．このように，視線はまさに自己と他者を関係させる窓であるということができよう．

相手の視線方向に沿って眼球を動かした先に何かしらの対象物を見つけ，その対象を共同に注意することを共同注意（joint attention）と呼ぶ．そしてその注意を共有（shared attention）する．Baron-Cohen[2]は後に示す心の理論の形成において，この共同注意機能はその基盤となり，他者を理解するうえでとても重要であることを示した．共同注意に内在する他者の視線方向認知に関してはSTSにあるニューロン群によって処理されている[39]．これには頭部の回転に対するニューロン応答の関与も見られる．Perrettら[40]は，物体の回転刺激ではなく，頭部の回転刺激にのみに反応するのに加えて，横から正面への回転には強い応答を示すが，正面から横への回転には応答しないといった頭部の回転方向に反応選択性を持ったニューロンが存在することを報告した（図9.8）．これも他者の視線が自己に向けられた際に活性化するものである．すなわち，自己に対する他者の意図を認知する領域と言えよう．STS領域は，頭頂連合野の7a野からの視覚対象の回転という空間情報，V5（MT）野からの運動視情報，下部側頭葉からの顔情報を統合することに

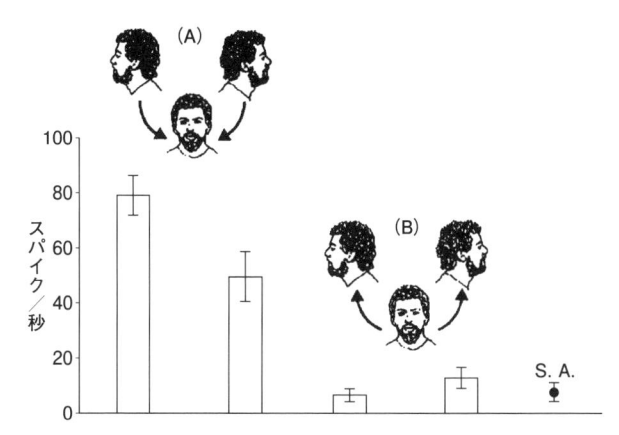

図9.8　頭部回転刺激に選択的応答を示すサルの上側頭溝領域単一ニューロン
物体の回転刺激ではなく，頭部の回転刺激にのみに反応する．さらに横から正面への回転には強い応答（A）を示すが，正面から横への回転には応答しない（B）といった頭部の回転方向に反応選択性を持ったニューロンが存在する．S.A.：自発的活動．

(Perrett DI et al：Visual cells in the temporal cortex sensitive to face view and gaze direction. Proc R Soc Lond B Biol Sci 223：293-317, 1985 より)

より，頭部の回転方向の認知＝視線方向の認知という社会的認知に関する機能を担うと考えられている．

さらに他者理解の神経基盤において，STS後方の側頭-頭頂接合部（TPJ）が関与していることが示されている[41]．この領域は第4章でも示したように自己と他者を区別しているところである．たとえば，目の前に何らかの対象物があり，それに視線を向けるように自己の眼球運動を起こすと体性感覚フィードバックが入る．この情報は一次体性感覚野を通じて最終的にTPJに向かう．また同時に，対象物の視覚情報も一次視覚野を通じてTPJに向かう．一方，目の前の対象物に対して，他者がそれに対して追従するように視線を向ければ，その視覚フィードバック情報も一次視覚野を通じてTPJに向かう．最終的にTPJで自己の体性感覚フィードバックおよび視覚フィードバックと他者から与えられた視覚フィードバックに整合性があるかを識別する．同じ方向に向けられたのであれば，自己と他者との興味が合致したと判断し，同じ方向に向かわなければ合致しないと判断される．この最終的な判断は前頭前野で行うが，TPJは感覚情報を統合するうえで重要な領域であり，その情報処理プロセスに問題があれば，他者理解に影響する．

このような神経基盤を有していることから，人間は自己と他者が同じ興味を持つことを理解し，共感的態度を身につけるとともに，共同注意しないものを経験することで，自己と他者の信念は必ずしも異なるといった自己と他者の心の違いについて学習する．この両者の学習が社会性を身につけるうえでとても重要である．他者と自己には異なる内部表象があることを知らないと，自己と他者の区別ができず，エゴが前面に出てしまい，感情をうまくコントロールできない．

先のアイコンタクト，そしてこの共同注意は言語の学習にとって重要である．親が子に対して言語を学習させる場合，子が興味ある対象物に視線を動かしたり，指差ししたりすれば，親はそれに対して共同注意し，ことばを付与する．そうすれば子はそれを模倣する．こうした学習をCsibraら[42]は「自然な教授法（natural pedagogy）」と呼んだ．この理論では，自然な教授法に基づく社会的学習は，顕示（ostension）と参照（reference）のシグナルに分かれるとし，前者がアイコンタクトや呼びかけ，後者が対象物に向けられる

視線や指差しであるとした．この自然な教授法は，まずは顕示行動によって注意を喚起し，その後，対象物を示し参照行動に出て，そのものの名前を口頭で説明するといった手続きによって行われるものである．この際，最初アイコンタクトを行ってから対象物に視線を向ける場合では視線追従が行われるが，アイコンタクトがない場合（顕示刺激がない場合）は視線追従が起こらず，注意が喚起されないことがわかった（図9.9）[43]．こうした顕示から参照行動への反応性に関しては前頭前野の関与が示されており[44]，実行的な注意の関与が示唆されている．

また，最近になって，二者のfMRI同時計測システム（Dual functional MRI）を利用し，目と目で通じ合う二人の人間から同時に脳活動を記録する実験が行われた[45]．この実験では，健常人と高機能自閉症者から2名でペアをつくり，お互いに目を見つめ合い，一方が目配せによって自分が注意を向けている場所を相手に伝え，両者が同じ場所に共同で目線（注意）を向ける（共同注意）時の脳活動がリアルタイムで計測されている．その結果，健常人同士のペアでは，共同注意時に右下前頭回およびSTSの活動の同調が見られた．一方，高機能自閉症者と健常者のペアでは，同調が認められなかった．さらに，高機能自閉症者では相手の目を見て反応する際に視覚野の活動の低下が認められ，健常人では高機能自閉症者が相手であると，むしろ視覚野およびSTS，右下前頭回の脳活動の上昇が認められることが示された．STSと下前頭回は後述するミラーニューロンシステムを構築する領域であり，これらの領域の活性化によって，共同注意の中で他者の意図や感情を類推することが可能になると考えられる．

9.2.4 心の理論の生成メカニズム

相手の気持ちや意図を察して自己の行動を決定する働きを心の理論と呼ぶ．この心の理論は先に示した動きから他者の意図を検出するシステム，視線からその者の興味を読み取るシステム，そして互いに注意を共有する共同注意システムから成り立つ．心の理論は他者の心の読み取り（mind reading）だけでなく，自己と他者の信念の違いに気づくことが必要である．最初に心の理論を定義したのはPremackである．彼は心の理論を「自己あるいは他者に意図や欲求，信念などといった"心の状態"を帰属すること」と定義

第9章 私は世界とともに生きる

ベースライン

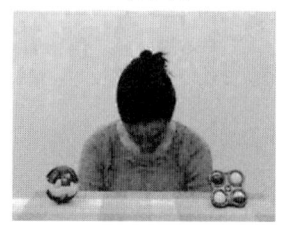

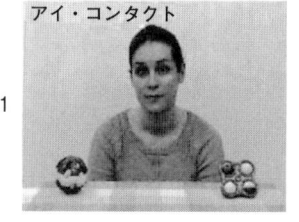

顕示刺激　　　　　　　非顕示刺激

実験1　アイ・コンタクト　　アニメーション

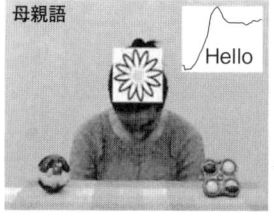

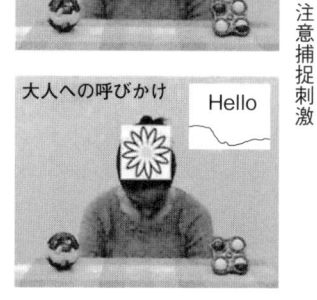

注意捕捉刺激

実験2　母親語　　　　　大人への呼びかけ

参照的視線

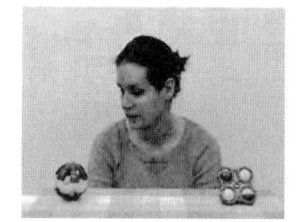

図9.9 Senjuらによる顕示行為と乳児の視線追従行動を調べる実験
(Senju A, Csibra G : Gaze following in human infants depends on communicative signals. Curr Biol, 18:668-671, 2008より)

している[46]．

　心の理論は，人間の行動は知識（〜ということを知っている），信念（〜だと思っている），疑い（〜ではないかと疑っている）などの認知と，欲求（〜したい，〜がほしい），義務感（〜しなければならない），希望（〜となってほしい）といった意思の2つによって理解できるという枠組みになっている[47]．このような心的プロセスを通じて相手を理解しようとするのが心の理論である．現実世界の出来事と，相手の心の中で表象されている世界が別のものである，あるいは切り離されていることを理解することが必要である．つまり，自己が現在進行形で見ている世界を他者は見ていない，あるいは自己が表象している世界を他者は同じようには表象していない，ということを知っている状態が心の理論の基盤となる．Dennett[48]はこの基盤に基づいて誤信念という概念を提案した．これは現実世界に起こっていることを他者が知らなければ，その信念は自己とは違ってしまう（あるいは誤ってしまう）ということを心に表象することである．これは自己と他者が必ずしも同じ経験をしていないことから，違った信念を持ち行動することを理解することの基盤となる．この心の理論の根幹となる誤信念の概念は，他者がその情報を知らないことがあれば，教えたり，援助したり，あるいは説得や議論をしたりと，現代の人間の社会的コミュニケーションを支える．親子の教育もこの基盤がないと成立しない．また，しつけによって子は親と必ずしも同じ信念を持たないことを知ることも，心の理論の形成にとっては重要なプロセスである．誤信念に関する課題として有名なものがサリーとアンの課題である（図9.10）[49]．通常は5歳頃までには獲得されるが，これには言語理解といった認知能力との関係が大きい[50]．認知能力と心の理論には深い関係があるが，人間と同じような言語を用いないチンパンジーがまったくもって誤信念の理解がないかとは思えない．記憶の発達に伴う心的シミュレーションに基づく認識（内言語）能力によってある程度の誤信念の概念を持っている可能性もある．しかしながら，人間は複雑な社会的コミュニケーションによってこれだけの文明を築いてきた．よって，類人猿の誤信念の概念に比べ，相当な発達を起こしていると考えることができるが，現在のところチンパンジーあるいは誤信念課題を通過しない子どもに心の理論があるかは不明である．

第9章 私は世界とともに生きる

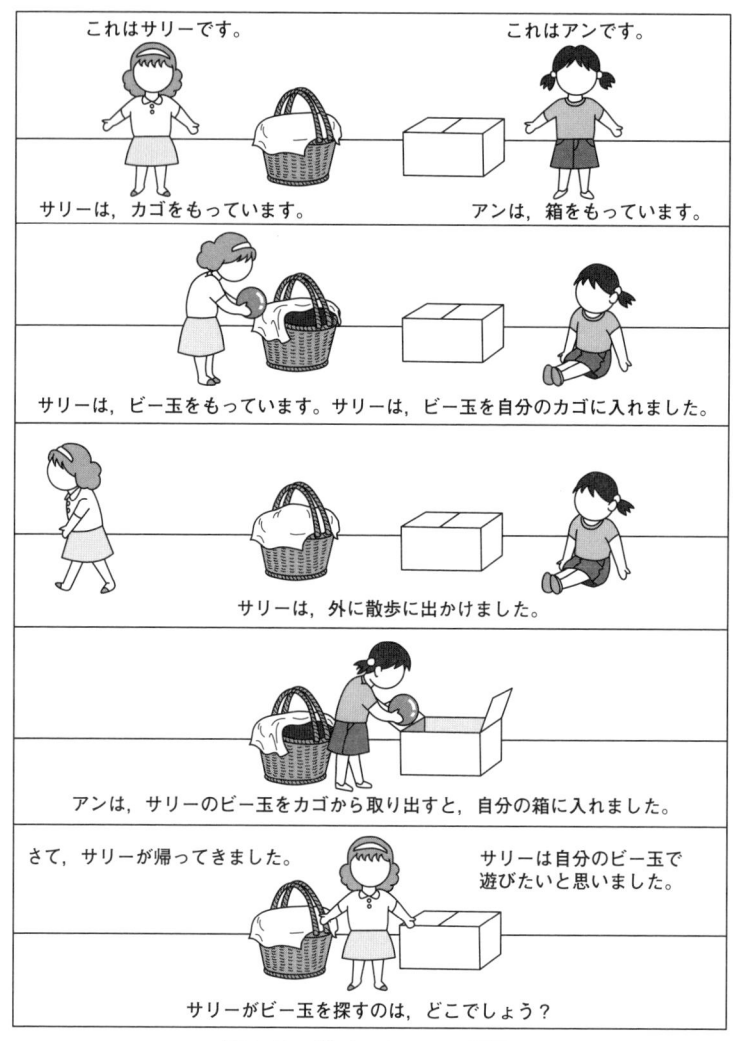

図9.10 サリーとアンの課題
(Frith U：Autsim; Explaining the enigma (2nd ed.), Oxford, Blackwell, 2003より)

　人間は対象が人間でなくても，あるいはそれが時に生物学的運動でなくとも，その物体に心を帰属させることができる．風に吹かれ舞い上がる木の葉であっても，その木の葉に「心がある」ように感じることができる．このように，人間は物体が動くことで，その運動する物体に心的状態を付与するこ

とができる．Castelliら[51])は2つの三角形で構成されたランダムな動画，目標指向的動画，心の理論動画を呈示したところ，心の理論動画を観察している最中には，内側前頭前野，STS，側頭極で活性化を認めた．この心の理論課題は2つの三角形が人間の行動のように振る舞い関係するように動く動画を観察するものである．これに関してはFrithの研究室のホームページに詳しい[52])．Völlmら[53])は図9.11のような四コマ漫画を利用して，それを読んでいる際の脳活動を記録した．図のAは心の理論課題，Bは共感課題として用いられているが，これを見ている最中に共通して活性化する領域が図9.12である．一方，心の理論課題で特異的に活性化したのは内側前頭前野，共感課題

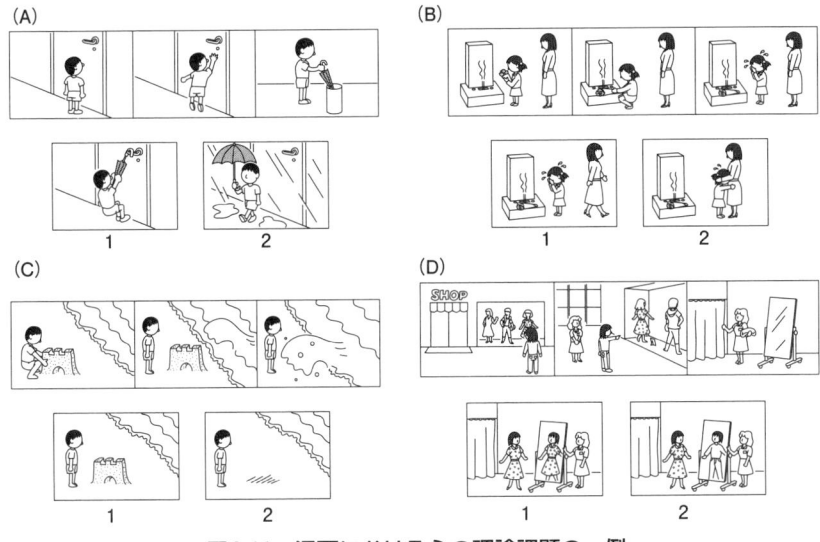

図9.11 漫画における心の理論課題の一例

(A) 心の理論課題：男の子の身長が足りず，ドアノブを持ちドアを開けることができない．近くにあった傘を見て，それを取った後，どのような行動に出るかを推測するもの．1を選択すれば男の子の意図を理解できたことになる．
(B) 共感課題：女の子が墓に花を手向けて泣いている．その後，近くにいた母親はどのような行動に出るかを推測するもの．2を選択すれば女の子の感情に共感することができたことになる．
(C) と (D) はコントロール課題である．

(Völlm BA et al : Neuronal correlates of theory of mind and empathy: a functional magnetic resonance imaging study in a nonverbal task. Neuroimage 29:90-98, 2006 より）

第9章 私は世界とともに生きる

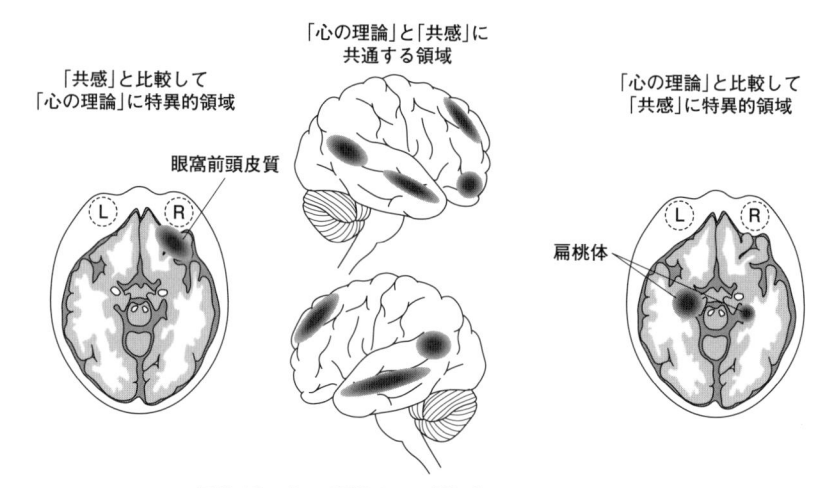

図9.12 心の理論および共感における脳活動
(Völlm BA et al：Neuronal correlates of theory of mind and empathy：a functional magnetic resonance imaging study in a nonverbal task. Neuroimage 29：90-98, 2006 より)

では扁桃体であった．この結果から，Bは女の子の「悲しい」という情動を読み取ることになるが，Aでは男の子がその後どのような行動をとるか予測しなければならない．この際，この男の子（他者）の「ドアを開けたい」という欲求と，自己の「傘をドアノブに引っかけることでドアが開くかもしれない」という認知を照合する必要がある．つまり他者の欲求を自己の経験あるいは予測に基づく行動シミュレーションと照合するプロセスが必要となる．

現在のところ，心の理論には複雑な情報処理プロセスが必要であることが知られており，さまざまな脳領域のネットワークによって成立すると考えられている．Carringtonら[54]は，心の理論の脳領域に関する先行研究をレビューした結果，眼窩前頭皮質から頭頂葉下部領域という広い解剖学的領域に及んでいることを示す一方で，そのほとんどで内側前頭前野の活性化を認めることを示した．さらに半数近くでは前帯状回，STSに3割強で扁桃体に活性化があったことを報告した．内側前頭前野の機能が最終的に他者の心を読み取り適切な判断を下すために重要であることは言うまでもない．そして，それに情報を送る前帯状回，STS，扁桃体も他者の心を察知するために重要な領域である．八木[21]は過去の脳研究をまとめ心の理論に関連する脳領

社会的動物としての人間

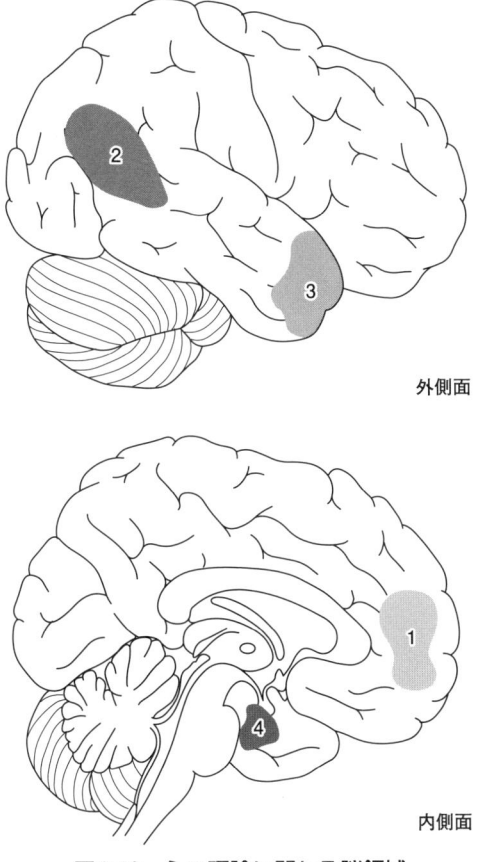

図9.13　心の理論に関わる脳領域
1：前帯状回，2：上側頭溝，3：側頭極，4：扁桃体
(八木文雄：神経心理学．認知・行為の神経機構とその障害．放送大学教育振興会，2006より)

域を図9.13のように整理している．

　近年，定藤[55]は心の理論の形成を社会性の発達の中核とし，図9.14のようにpreとpostを追加し，社会能力の発達のプロセスを整理している．この図によれば，外界に対する生物学的運動や視線に対して反応する生物学的基盤がまず形成される．次いで，アイコンタクトによる二項関係の成立，そして他者と自己との関係における共同注意の成立につながり，さらには第4章で述べた自己認知や自他の区別から他者理解の形成へと発達する（pre-

第9章 私は世界とともに生きる

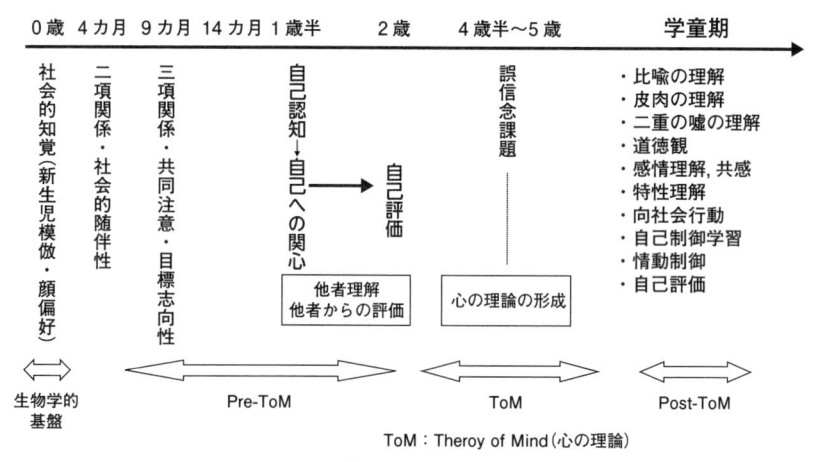

図9.14　社会能力の発達の変遷
(定藤規弘：社会能力の発達過程―脳機能画像法によるアプローチ．脳と発達 42：185-190, 2010 より)

ToM)．そして自己と他者の信念が異なる心の理論の形成期（ToM）へと進み，最終的には言語や道徳的観念など認知的意識を包含した自己の情動や行動を制御するように発達する（Post-ToM)．この一連のプロセスが社会性の発達の基盤として考えられている．

9.2.5　心を読み取るための神経基盤

先に示した心の理論の神経基盤に加えて，人間の社会性を支える神経基盤として認識されているのがミラーニューロンシステムである．ミラーニューロンとは，他者の運動を観察している際に自己の心的シミュレーションを行うことであり，最近では他者の意図を推測するニューロンであると考えられている．そもそもは，人間のブローカ野に相当するサルのF5上部領域において，自らが対象物をつかむ時に活性化するニューロンが，他者が同じ動作を行っているのを見ている時にも活性化することが発見されたことに端を発する．頭頂葉のPF野（posterior parietal cortex)，側頭葉のSTS，前頭葉の腹側運動前野の3領域のネットワークを総称して，ミラーニューロンシステムと呼ぶ（図9.15)[56]．

他者の運動を観察することは，自己の運動制御システムを作動することであることから，観察者の運動レパートリーに含まれていない他者行動を観察

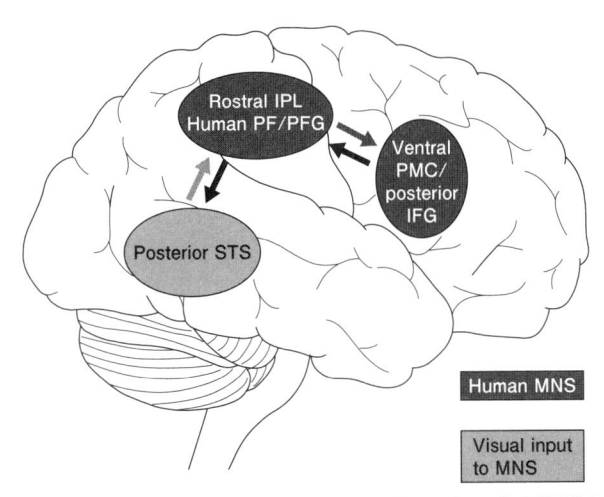

図9.15 人間におけるミラーニューロンシステム（MNS）と主要視覚入力（薄い網部分）の図式

薄い網の矢印：STSからのMNSへの視覚入力，濃い網の矢印：頭頂MNSから前頭MNSへの情報の流れ，実線矢印：運動の遠心性コピーを示す（予測される運動感覚と観察した運動の視覚情報間の適合を行うために，STSへ情報を送る）．

(Iacoboni M et al : The mirror neuron system and the consequences of its dysfunction. Nat Rev Neurosci 7：942-951, 2006 より）

した場合は，ミラーニューロンシステムの活性化は起こらない．Buccinoら[57]は，人間がサルやイヌが食べ物をかじっているのを観察した際には，下頭頂葉と下前頭回後部，そして隣接する中心前回が活性化することを報告した．その一方で，人間がしゃべっているのを観察している際に働いた下前頭回の後部（ブローカ領域）が，サルが唇を鳴らしている最中には減弱し，イヌが吠えているのを観察した際には，その活動が消失することを明らかにした．吠えるという行為は人間の運動行為レパートリーにないのである．Calvo-Merinoら[58]は，バレエダンサーとカポエイラダンサーにバレエとカポエイラをそれぞれ観察させ，その際の脳活動を調べた．その結果，ミラーニューロンシステムを構成する左運動前野，左下頭頂小葉，左STSの活性化は，バレエダンサーがカポエイラを観察している時よりも，バレエを観察している時の方が有意に強く，逆にカポエイラダンサーはバレエを観察している時よりもカポエイラを観察している時の方が有意に強いことが明らかに

第9章 私は世界とともに生きる

なった．この研究から，ミラーニューロンシステムは，視覚経験に依存するのか，それとも運動経験に依存するのかという疑問が出されたために，男性と女性のカポエイラダンサーに，それぞれのカポエイラダンスを観察させ，その際の脳活動が調べられた．その結果ミラーニューロンシステムは，男性は男性のダンスを見ている時に，女性は女性のダンスを見ている時に強く活性化したことから，ミラーニューロンシステムは観察者の運動経験（運動レパートリー）に依存することが示された[59]．

またIacoboniら[60]は，文脈と行為と意図を表す動画のそれぞれを観察している際の脳活動を測定したが，右下前頭回後部は意図条件で最も強い活性化を示すことが明らかになった．すなわち，ミラーニューロンは観察された行為をコードするだけではなく，どのような意図でその行為が行われたかをコード化していると言えよう．観察者は対象となる他者の行為を視覚的に観察している一方で，その動きに連続するであろう一連の行為をすでに予測しているのである．現在のところ，ミラーニューロンシステムは以下のようにまとめられている．1) 他の個体や実験者の手や口の動作を観察している時に活動する．2) 観察した運動と同じ運動をサル自身が実行した時に活動する．3) 視覚と運動の反応一致性がある．4) 目標指向運動を観察した場合のみに活動する．5) 運動の最終ゴールが明らかであれば，その途中経過は見えなくても反応する．6) 動作の視覚的観察ばかりでなく，その動作に関連する音にも反応する．人間が他者の意図を読み取ることができるのも，この脳の中に存在するミラーニューロンシステムを用いることで，その行為を予測することができるからである．

上記のミラーニューロンの特徴は，運動に関連したものであるが，近年，感覚に関連したミラーニューロンの存在も明らかになっている．たとえば，実際に触覚刺激を受けている時と他者が触覚刺激を受けているのを観察している際の脳活動が測定されたところ，二次体性感覚野が共通して活性化することを明らかにされた（図9.16）[61]．また，Blakemoreら[62]は二次体性感覚野だけでなく一次体性感覚野においても触覚のミラーニューロンがあることを発見した．さらに共感覚者においては，一次体性感覚野，二次体性感覚野，運動前野に加えて，一般の被験者には認められない島皮質前部の活性化が強

社会的動物としての人間

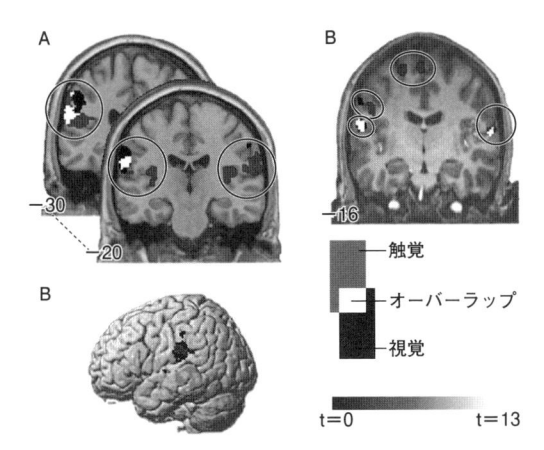

図9.16 触覚のミラーニューロン

グレーは実際に脚に触覚刺激を受けている時の活動部位．クロは他者が脚に触覚刺激を受けているのを観察している時の活動部位．シロが実際と観察で共通して活性化している部位．Bに共通して活性化した部位を示す．二次体性感覚野（S2）に触覚のミラーニューロンがあることが判明した．

(Keysers C et al：A touching sight: SII/PV activation during the observation and experience of touch. Neuron 42:335-346, 2004 より)

く生じることを認めた[63]．島皮質前部領域は味覚中枢や嗅覚中枢と緊密に結びつくとともに，STSからも情報を受け取る．さらに，内臓運動の中枢であることは先に示したとおりであり，さまざまな感覚情報を受け取る領域である．こうした機能特性によって共感覚が出現すると想定されている．触覚だけでなく痛覚に関連した脳活動を検出されている．Singerら[63]は，女性被験者の手に電気刺激を与え，それにより痛み惹起させた，その際の脳活動を記録した．その後，その被験者と強い絆のある（夫，婚約者，彼氏）男性に同じ電気刺激による痛みを与えることを告げ，その電気刺激を男性が受けているのを観察している際の脳活動も記録した．その結果，自己の痛みの際にも他者の痛みの際にも共通して活性化したのは，前帯状回と両島皮質前部であった（図9.17）．また相手との関係性（友好関係か否か）によって，その共感を表す両島皮質前部の賦活の度合いが異なった．さらに，女性の方がより共感しやすい傾向が明らかになった[64]．Jacksonら[65]も他者が痛みを経験しているのを観察している際の脳活動を測定したが，前帯状回と島皮質前部に

第9章　私は世界とともに生きる

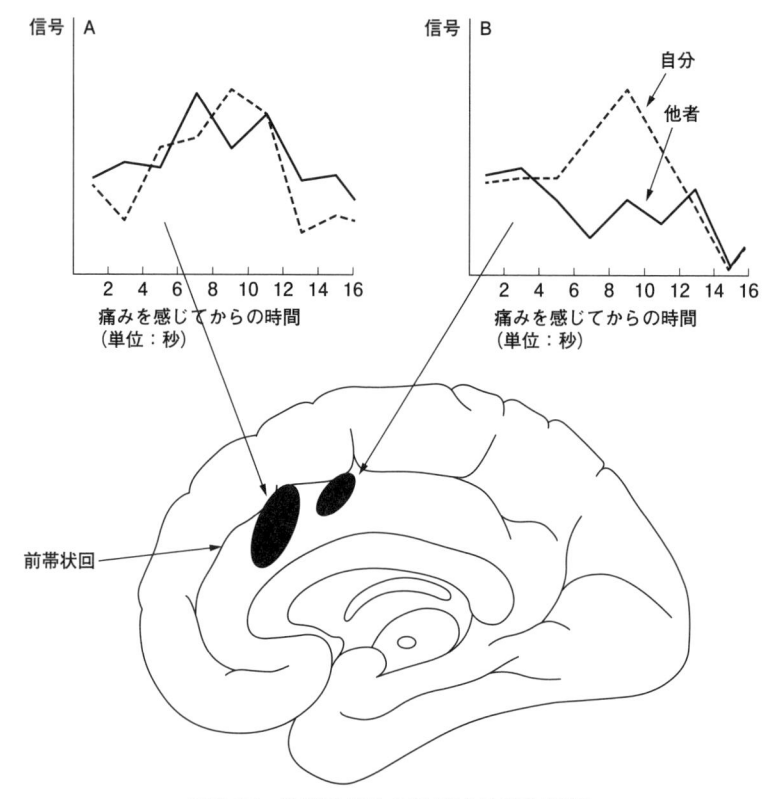

図9.17　他者の痛みに共感する神経基盤
前帯状回は痛みを感じた時に活動する．親愛の情を向けた相手が苦痛を感じていると知った時，この部位の前の方が活動する．しかし，この部位の後ろの方では，自分の痛みにしか反応しない．

(Gallagher HL et al：Reading the mind in cartoons and stories: an fMRI study of 'theory of mind' in verbal and nonverbal tasks. Neuropsychologia. 38:11-21, 2000 より)

活性化を認めることを報告した．特に注目すべきは，前帯状回の活動の強さと観察者によって想像された主観的な痛みの強さに相関関係が発見されたことであろう（図9.18）．また痛み映像を観察した場合の脳活動から恐怖映像を観察した場合の脳活動を減算することで，他者の痛みに共感する領域を調べた研究では，右島皮質前部と両側二次体性感覚野，小脳の活性化が生じることが報告されている[66]．島皮質は嫌悪に関連することを先に示したが，前帯

社会的動物としての人間

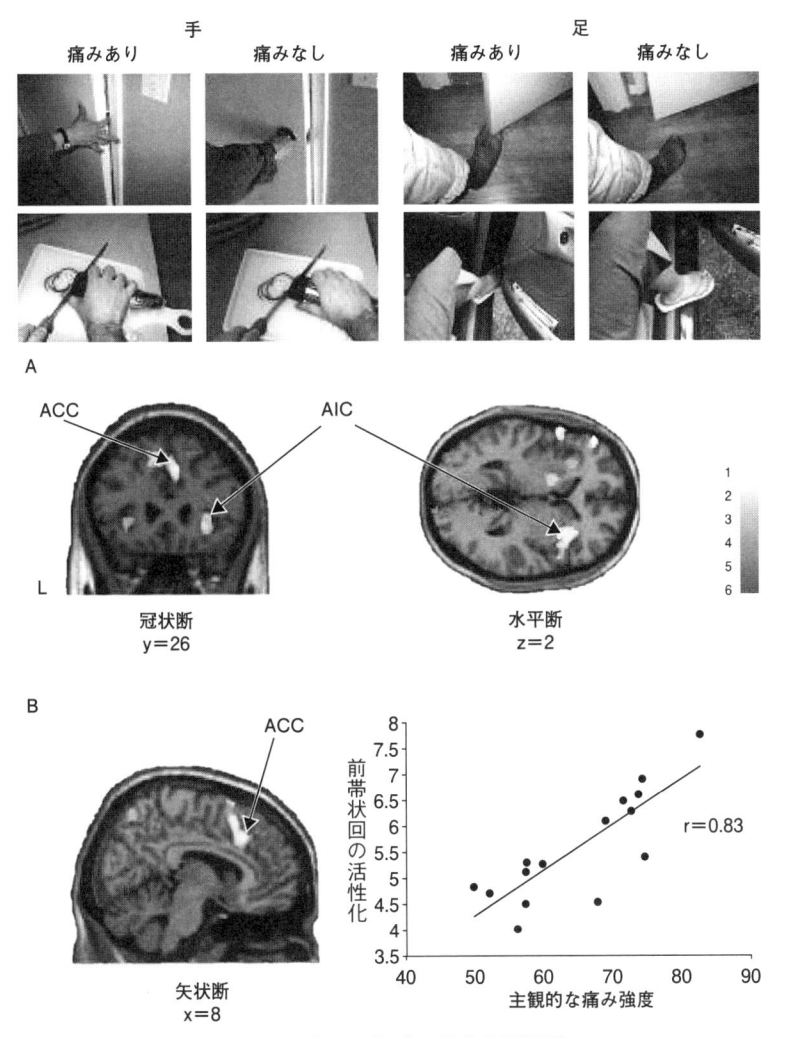

図9.18 痛みの共感の程度と脳活動

上は観察に使われた動画.
下Aは痛み場面を観察中の活性化部位. ACC：前部帯状回, AIC：島前部.
下B：ACCの活動の強さと観察者によって想像された痛みの強さには相関関係がある.

(Jackson PL et al : How do we perceive the pain of others? A window into the neural processes involved in empathy. Neuroimage 24:771-779, 2005 より)

第9章 私は世界とともに生きる

状回はとりわけ情動をモニターするところであり，正の結果を予測していたにもかかわらず，負の結果が生じた際の誤差（エラー）に反応する．こうした感覚に関連したニューロンシステムは，先述した運動行動に関連するニューロンシステムと違って，行為の予測から意図を検出する仕組みではない．よって，心の理論というべきものでなく，その基盤を支える他者に対する共感を起こす神経基盤であると考えられており，情動が社会的に伝染していく神経システムとして想定されている．他者の痛みに対して共感する脳領域は，最近のメタ分析の結果，前内側帯状回，島皮質前部，下前頭回であることが示されている[67]．

たとえば「もらい泣き」などもその一つである．とりわけ，嫌悪や苦痛は伝染する情動として知られており，島皮質と前帯状回はそれに関連する脳領域として知られている．情動の伝染として有名な実験がチンパンジーのあくびである．チンパンジーたちに他のチンパンジーがあくびをしているビデオを見せると3分の1のチンパンジーがあくびをすることが発見されている[68]．人間も同様のことが示されているが，これは単純な模倣行動というよりもむしろ「心の理論」と自己意識に関係する脳領域を活性化させたのではないかと考えられている[69]．つまり環境のムードを含めた社会性を基盤とした共感システムの作動である．人間が持つ利他的で意識的な共感も，こうした神経基盤が存在していることによって生み出されるわけである．

ミラーニューロンシステムに加えて，他者の心の読み取りにおいて，メンタライジング・ネットワークの関与が示唆されている．メンタライジングとは先に見てきた行為の処理や，基本的情動よりも，より抽象的な心的プロセスを想起することも含む．それは他者が持つ知識，信念，思考内容，あるいは性格などといった認知と情動が絡み合った複雑な心的プロセスの想像である．メンタライジングに関連する実験手法は，特定の知人の心情や性格を考えさせたり，ゲームなどで対戦相手の心理を考えるといったものが多く用いられている．そのうち有名なGallagherら[70]の実験で用いられた文章は以下のとおりである．

「ある夜，一人の泥棒が盗みを働いた．逃走している最中に，道に手袋を落としてしまった．ちょうどそれを見ていた見回り中の警官が，彼に向かって

叫んだ．「おい，とまりなさい！」この声に泥棒は振り向き，警官の姿を認めた．すると彼は，両手を差し出して，自分がたった今盗みに入ったことを白状した．」

この文章に続いて，「なぜ泥棒はこのような行動をとったのか？」と問いが出される．この際の実験参加者がその問いに答えている際の脳活動が調べられた．その結果，内側前頭前野，側頭-頭頂接合部（TPJ），後頭葉内側部の活性化を認めた．この領域は，他の研究においても共通して活性化が認められており，メンタライジングの神経基盤として認識されている．このうち，内側前頭前野の機能に関してはこれまで述べてきたとおりであり，他者の心の推察には欠かせない領域である．一方，TPJは自己と他者の区別にとって大事な領域であることはすでに述べたが，ここには，自分はこのように見えるが他者からはどのように見えるか，あるいはある出来事が他者にはどのように経験されるかといった視点の変化に関わる．こうした能力を視点取得（perspective taking）と呼ぶ[71]．他者からみた視点を持つことは「他者の身になる」「他者の気持ちになる」といった他者理解の根本を支えることになることは言うまでもない[72]．後頭葉内側部の活動に関連したエビデンスはまだ足りないが，ここはデフォルトモード・ネットワーク（default mode network）に関与することが示唆されている．デフォルトモードとは課題の最中には脳が活性化しないが，その課題を準備している時，あるいは休止しているときに活性化する状態を示し，それらの領域の神経ネットワークをデフォルトモード・ネットワークと呼ぶ．この機能としては注意の集中，意識の内省に関与することが知られており，自己意識に関与することが示唆されている．自己の意識と他者の理解は関係することが示唆されており，その基盤となる活動かもしれない．

9.3 道徳・倫理的な心の神経メカニズム

人間は社会集団を形成していくうえで倫理的行動を獲得してきた．そしてその倫理的行動を継承してきた．人間は他者を傷つける行為を倫理的に排除する（たとえば，殺人，盗み，裏切りなど）．Eisenbergerら[73]は，バーチャルゲームにおいて，ある一人に途中からパスを回さないといった社会的排斥

第9章　私は世界とともに生きる

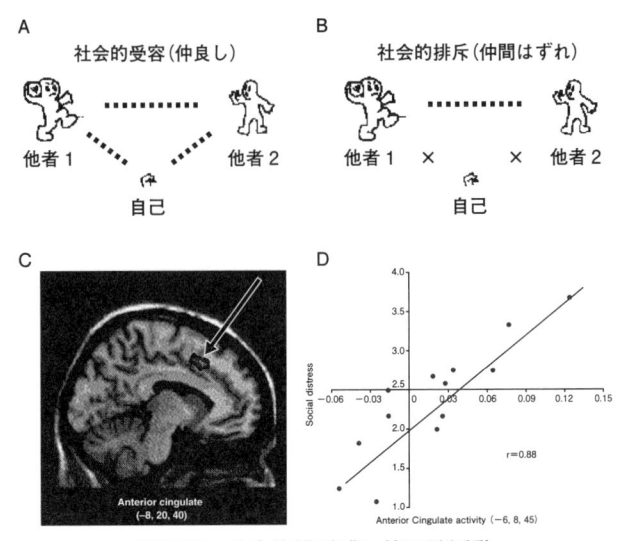

図9.19　社会的排斥感に伴う脳活動
上段：与えられた課題．A：パスが全員に回る状況．B：途中からパスが回らない状況．
下段：C：前帯状回の活性化（矢印）．D：前帯状回の活動（横軸）とストレス度合い（縦軸）の相関関係
(Eisenberger NI et al：Does rejection hurt? An FMRI study of social exclusion. Science 302：290-292, 2003 より)

感を与えた際には，前帯状回，島皮質前部，右背外側前頭前野が活性化し，特に前帯状回の活動の変化とストレスの変化に正の相関を認めることを明らかにした（図9.19）．これは社会的な痛みに伴う脳活動として考えられており，他者の身体の痛みや心の痛みに共感するシステムとして考えられている．「他者の痛みを感じる」といった心理状態が基盤となって，人間は「人を傷つけてはいけない」といった倫理観を生み出す．その一方で，仇討ちや正当防衛という意識を持ち，その倫理的な心の神経メカニズムはとても複雑なようにも思える．つまり，白黒はっきりしないジレンマに対して何とか決断し，それが適切かどうかはわからないが，文脈と経験から行動に起こしているように思える．

　道徳的判断について「トロッコ問題」に関するジレンマ課題から考えてみたい．図9.20には2種類のマンガが描かれてある[74]．(a)は「トロッコが五人

318

社会的動物としての人間

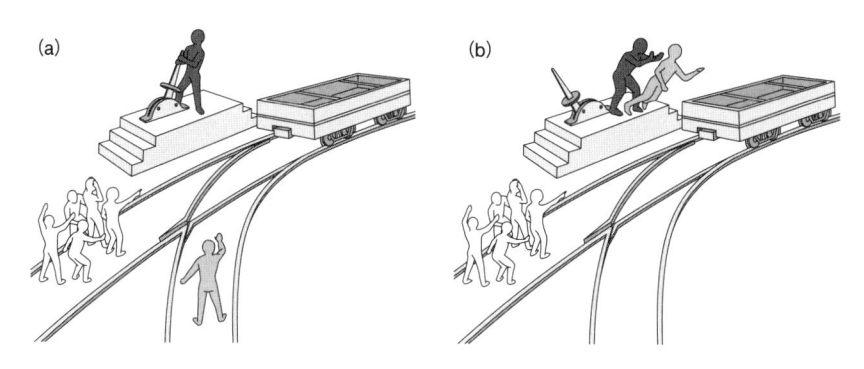

図9.20　トロッコ問題に関連する漫画
(Thomson JJ. Rights, Restitution, and Risk: Essays in moral theory. Cambridge, MA. Harvard University Press, 1986 より)

の作業員に向かって暴走している．このままだと五人が轢かれてしまう．彼らを助ける唯一の手段は，レバーを引きポイントを切り替え，トロッコの進路を変えることだ．しかし，それをすると五人は助かるが別の一人が犠牲になる．この一人を犠牲にしても五人を救うべきだろうか？」という問題である．一方，(b)は「トロッコが暴走し，作業員五人の命は風前の灯火だ．あなたの隣には見ず知らずの人間（原典では太った人間）がいる．その人を線路に突き飛ばせばトロッコは止まる．その人は亡くなるが，五人の命は助かる．あなたはその見知らぬ人を線路に落として五人を助けるべきだろうか？」

(a)は「イエス」と答える人が多く，(b)は「ノー」と答える人が多かった．たとえば，Hauserら[75]による120か国500名を対象にした実験では，(a)の場合，被験者の85%がレバーを引くと回答した．一方，(b)の見知らぬ人間を突き落とすことが許されると回答した被験者は12%であった．文化を超えて人間は，1人の人間をトロッコの前に突き落とすことと，トロッコを1人の人間の方に向かわせることとは，何かが異なるようだと直観的に感じてしまうわけである．この両者のシナリオでは人数は同じなのになぜ答えが異なるのであろうか．(a)のシナリオは最終的に機械がそれをするといった間接的であるのに対して，(b)のシナリオは直接的に手を下すという点が異なる．また，(a)は自己責任のもとレバーを引くことができるが，(b)は責任を

その見知らぬ人間に押しつけることもできる．いずれにしても，(a)にしろ，(b)にしろ明確な正解はない．人間関係において，道徳的ジレンマはつきものであり，それら解決できない問題を関係性から決断するプロセスこそ，人間たらしめる能力と言えよう．Greenら[76]は，この道徳的シナリオに遭遇した時の脳活動を調べているが，(a)の非個人的ジレンマに遭遇し，人数の問題で合理的に考えた場合は，客観的な功利的判断に関わる脳領域（背外側前頭前野）の活動増加が見られるが，(b)の個人的ジレンマに遭遇した場合は，情動や抽象的な社会的認知を司る脳部位（内側前頭回，後帯状回，角回）の活動増加が見られることを示した．後者は罪もない人を犠牲にするために，それらの領域に活性化が見られたのであろう．一方，Borgら[77]は，この問題において，自ら手を下すといった難しい個人的シナリオの場合は，STSの後部が，やさしいものには前部が働くことを示した．この際，彼らは，後部は初めての問題に直面した時に働き，前部は以前に解決したことのある，似たような問題の場合に働くのではないかと仮説を立てた．これまでのシナリオは，人を傷つけるといった究極のものであるが，Koenigsら[78]は，3つのシナリオから人間の道徳的判断に関与する脳領域を示した．この研究で使用されたのは表9.1のシナリオである．「道徳に関係しないシナリオ」「感情を交えずに道徳的判断ができるシナリオ」「感情を交えた道徳的判断を必要とするシナリオ」が用意されている．図9.21は各シナリオで「はい」と答えた人の割合である．感情を交えた道徳的な判断が必要な場面であっても，腹内側前頭前野損傷患者は功利的な判断をすることが分かる．道徳的判断の最終的な決断には腹内側前頭前野が関与しているわけである．現在のところ，道徳的判断に関連する脳領域は図9.22のようにまとめられている[21]．

いずれにしても，明確な答えが出ない社会的関係において，人間が倫理的に生活することができるのは，この白黒つかない問題をよき方向に導き出そうと協力体制をとってきたからである．そして，できるだけ公平・公正性を保とうと意識してきたのである．それが家族，種族，民族，そして人間を守るといった種を保存していく手続きであることを知ったからである．一方，白黒つかないことから，社会的なストレスを感じたり，あるいはそこに齟齬（そご）が生まれ，他者を傷つける行動をとってしまうのも人間である．だか

表9.1 実験で使用されたシナリオ

ブラウニー(ナッツ入りのチョコレートケーキの一種)（道徳的判断を必要としないシナリオ）
ブラウニーをつくることにしました．レシピ集を開いてブラウニーの項を見つけました．そこに書かれたレシピでは1カップの砕いたクルミが必要です．しかし，あなたはクルミはきらいでマカデミアナッツが好きです．今，両方のナッツがあなたの手元にあるとします．
あなたはクルミのかわりに，マカデミアナッツを使いますか？
スピードボート（感情を交えずに道徳判断ができるシナリオ）
離島での休暇の際，海岸そばの埠頭で釣りをしています．あなたは観光客の一群が小さなボートに乗り，すぐ近くの島に向けて出発しようとしているのを見かけます．彼が出帆してすぐ，ラジオから強い嵐が近づいている知らせを聞きました．この嵐は間違いなく観光客に襲いかかることでしょう．観光客の安全を確保する唯一の方法は，すぐそばにあるスピードボートを借り，彼らに警告を与えに行くことです．しかし，そのスピードボートが欲深い地主の所有物で，財産であるスピードボートを親切に貸してくれそうにありません．
あなたは嵐のことを警告するためにスピードボートを借りますか？
救命ボート（感情を交えた道徳的判断が必要なシナリオ）
あなたはクルーザーに乗っていて，そのときクルーザーが出火しました．もはや船を捨てて避難しなくてはなりません．今，全ての救命ボートには，乗船可能な人数より多くの人が乗っています．あなたの救命ボートも水面すれすれまで沈んでいます．あと数センチ沈めばおそらく沈没してしまうことでしょう．波が高くなってきて，船内に水が入ってきました．何もしなければ，救助船が来る前に沈没してしまい，乗っている人は誰も助からないでしょう．一方，船内には負傷者がいて，その人はもはやどうやっても助からない見込みです．もし，その人を海中に放り出せば，ボートは浮き，残る乗客も助かるでしょう．
あなたはほかの乗客を守るためにこの人を海に放り出しますか？

(Koenigs M et al : Damage to the prefrontal cortex increases utilitarian moral judgements. Nature 446: 908-911, 2007 より)

らこそ，人間は生まれながらに持ち合わせている道徳律だけでなく，環境や家族と相互作用しながら，教育的に学ぶ道徳律を追加してきたわけである．国が違えば，文化が異なれば，民族が変われば法律も変わる．それは後者の道徳律の違いであり，共有できる倫理観もあれば，できない倫理観もあるのが現代の地球上における人間関係なのである．

倫理的行動は共感，協調と分配，利他的行動，公平・公正性，低攻撃性から成るが，倫理を逸脱した行動に出た者を罰するものとして法律が生まれ

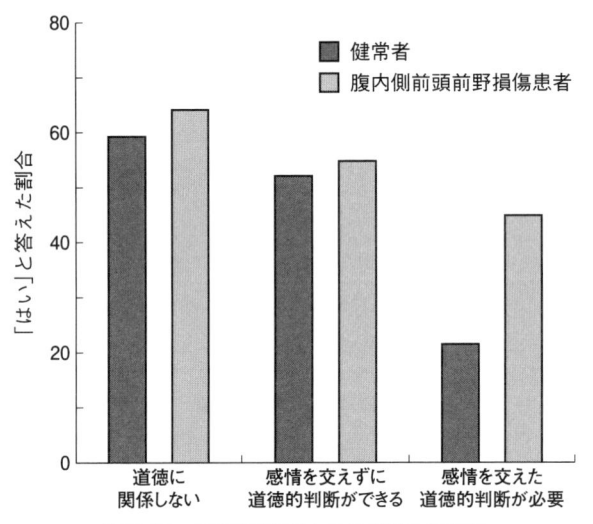

図9.21 道徳的判断と腹内側前頭前野

各シナリオで「はい」と答えた人の割合．感情を交えた道徳的な判断が必要な場面であっても，腹内側前頭前野損傷患者は「はい」と答える割合が多い．すなわち，功利的な判断をしていることがわかる．

(Koenigs M et al：Damage to the prefrontal cortex increases utilitarian moral judgements. Nature 446：908-911, 2007 より)

た．現代社会において，法律は秩序をつくり，社会集団を守るために不可欠なものであるが，これは暗黙の監視という役割を持つ．つまり，もとをたどれば親が子を見守るとともに，道徳を教えるうえで叱るという関係の延長ということができる．このような道徳的見地による倫理的行動の形成は，これまでに述べてきた自己の情動形成，嫌悪感の発達，共感システムの発達，心の理論の形成，そして，それらと知能の発達が相互作用することで起こる．他者を監視することで，行動の倫理観を養い，逸脱した行動を抑制するといった関係は，親子の関係からつくられてくる．他者に見られる（見られている）というのは正の報酬になるとともに，行動の抑制を起こす倫理観の形成につながる．Batesonら[79]は面白い実験を行っている．研究室の共同スペースに共同購入していたコーヒーなどを置き，それを自由に飲んでよいが，一定のお金を支払わなければならない．その際，ある週は花の写真を，そしてある週は人間の写真（特に目が強調された）をそのスペースに貼り付

社会的動物としての人間

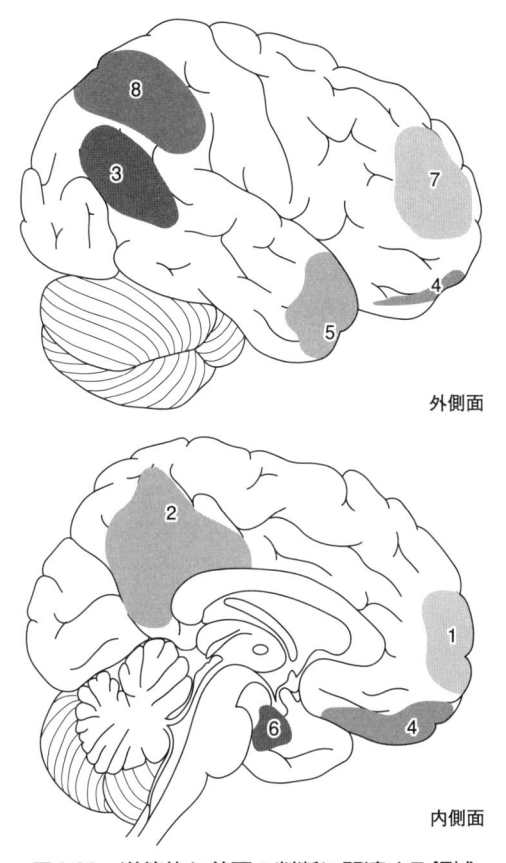

図9.22 道徳的な善悪の判断に関連する領域
1：内側前頭回，2：後帯状回，楔前部，脳梁膨大部後方皮質，3：上側頭溝領域，下頭頂小葉，4：眼窩前頭皮質，腹内側前頭前野，5：側頭極，6：扁桃体，7：背外側前頭前野，8：上頭頂小葉.
（八木文雄：神経心理学．認知・行為の神経機構とその障害．放送大学教育振興会，2006より）

けた．その結果，人間の写真が貼られた時に支払われた金額が多かったことが明らかにされた（図9.23）．こうした研究から，人間は他者からの視線を感じることで，より利他的に，そして協力的かつ構成的に振る舞うことがわかる．社会性の中で起こる道徳的かつ倫理的行動は，もとをたどれば他者の視線を感じることから培ってきた人間の意識なのである．

　一方，倫理的行動を逸脱した場合の脳活動はどのようなものになっている

第9章　私は世界とともに生きる

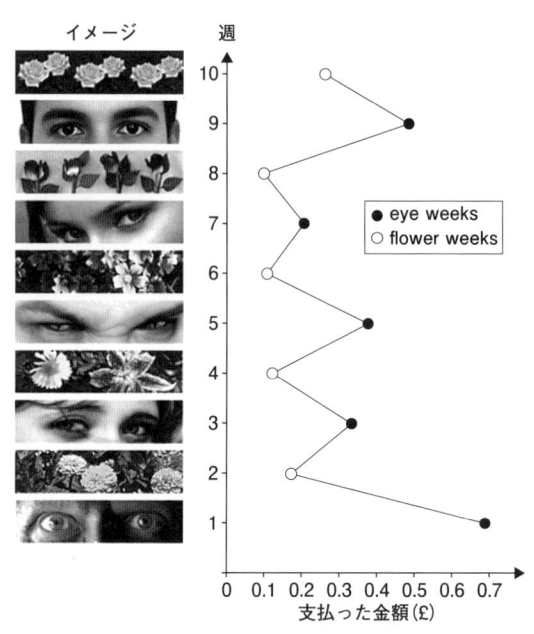

図9.23　向けられた視線に基づく社会的行動
左図：用いられた写真・絵．右図：金額を払った率（横軸）と，経時的変化（縦軸）．eye weeks（目を貼っていた週）が，flower weeks（花を貼っていた週）よりも金額を払う率が多いことがわかる．
(Bateson M et al：Cues of being watched enhance cooperation in a real-world setting. Biol Lett 2：412-414, 2006より)

のであろうか．有名なものとしてゲージの症状がある．フィニアス・P・ゲージは，工事現場の火薬の暴発による爆発事故によって，鉄の棒が左頬から頭蓋底部に突き刺さり，そして大脳前部を貫通する事故に巻き込まれた．この領域は後の研究で腹内側前頭前野であることが証明された．ゲージは2カ月程度で治癒を宣言され，身体に麻痺はなく，五感や言語もほぼ問題がなかった．そして，感覚・運動・言語・知能に問題はなく歩けるようになった．当時のHarlowの記述によると「彼は健康状態であり，治ったといいたい．しかし彼は人格が変わってしまった．知性と衝動のバランスは破壊されてしまったようだ．彼は発作的で，無礼で，以前はそんなことはなかったのに，ときおりバチあたりな行為に走る．仲間たちに敬意を払わず，自分の欲

求に相反する束縛や忠告にがまんがならない．ときおり，どうしようもないほど頑固になったと思うと，移り気に戻るし，優柔不断で，将来の行動をあれこれ考えはするが，計画を立ててはすぐにやめてしまう」と記されている．すなわち，この事例は脳の一部が欠損あるいは損傷すると，たとえ基本的な生活上の知能や言語は無傷であっても，それまでに身につけた社会的観衆や倫理上のルールを守ろうとする能力が失われてしまうことを表している．

　人間が社会の中でうまく行動できなくなるパターンは，上記の自己破滅型だけでなく，他者に対して直接的に危害や損失を与える行動を起こす反社会的行動を示すパターンである．たとえば，Blairら[80]によって，右前頭葉の損傷を受けた患者が，その後に病院スタッフに対して危害を与えたり，他の患者に対して攻撃的行動を示すことが報告されている．前頭前野が扁桃体の過活動による衝動に対して，抑制的に作用することはいくつかの研究で明らかになっている．また，受刑者の脳が調べられたところ，衝動を抑えきれず倫理的行動を逸脱する要因に対して，眼窩前頭皮質の機能不全が問題ではないか仮説立てられている．ここは扁桃体や視床下部の働きを抑制するわけであるが，扁桃体などの大脳辺縁系と前頭前野の神経連絡がうまくいかないと人間は強い衝動的な情動を抑えられないわけである．扁桃体を過活動にさせる要因としては，男性ホルモンであるテストステロンの関与が示唆されている．このように扁桃体の過活動もその要因の一つであるが，それとは相反するように扁桃体の機能不全の関与も考えられている．扁桃体が機能低下をきたすと，自己の情動の形成に問題を起こすと同時に他者の情動の読み取りに影響することをこれまでに述べた．特に「恐怖」という情動に強く反応するわけであるが，恐怖を感じるためには，他者の「怒り」をキャッチする必要がある．怒りの情動はその相手に対して抑制の作用を持つ．したがって，他者の「怒り」の情動の読み取りが低下すると，自己の行動を抑制することができないのである．扁桃体の機能不全は，怒りの情動の読み取りだけでなく，相手が痛みを感じていることも読み取れなくなる．身体的あるいは心理的に痛みを感じている相手を読み取れないということは，危害をそれ以上に加えてしまう可能性を秘めている．先に示した腹内側前頭前野は意識によってコントロールできるところであるから，幼少期に発育が止まらないことは

第2章で示した．言葉を通じて理解させることで，この領域の組織化を図ることが可能というわけである．一方，扁桃体は大脳辺縁系に属していることから，言語の理解による機能形成では難しい場合がある．むしろ，言葉を介さない情動的な関わりによって成長させる必要がある．第7章では扁桃体はアイコンタクト，特に親近者の意図を持った視線によるものによる活性化が強いことを示した．動物的本能にも関わるこの場所を組織化させるためには，幼少期からのシンプルなより動物的なアタッチメントが必要であることは言うまでもない．

しかしながら，扁桃体の活動は文化的学習による影響も大きい．fMRIを用いた人種によって扁桃体の活動が影響を受けるかを調べた研究では，参加者が白人の場合では，扁桃体は写真が黒人であった場合に強く反応した[81]．一方，黒人が黒人の写真を見た時にも強く扁桃体が反応した．アフリカ系アメリカ人（黒人）とコーカサス系アメリカ人（白人）のいずれの参加者もアフリカ系アメリカ人（黒人）の写真を選ばせた時に右の扁桃体が強く反応したのである．人間は意識的には偏見や差別を善とは言わない．しかし，無意識的に反応する扁桃体が活性化したことは，意識の下でそれが起こってしまうのである．これは身の危険性を察知する無意識の脳活動である．このような偏見が起こり，人種間のトラブル（戦争を含めて）が起こることはよくあるのもこうした問題が内在しているのかもしれない．その一方で，いわゆる表情だけでなく，扁桃体の活動が人種によって左右されることは，扁桃体の活動は他の人種に対する新奇性よりも文化的学習の結果であることと言える．つまり，学習の要素を含んでいることから，環境依存の脳活動とも考えることができる．また，有名な黒人に対しては反応しないのに，そうでない（知らない）黒人には反応することもわかっている．記憶や文脈に伴う認知の影響も大きく受けていることがわかる．

9.4 社会的関係に基づいた相対的な報酬

人間社会においては社会的互恵関係を形成するうえで，ごまかしをする者を見抜く能力が必要である．そして，現代の人間は社会生活を安全かつ円滑に営むために，規則を設け，ごまかしをした者を罰するといった法律を作成

した．さもなければ，ごまかしをする者が努力をせずに同等の利益を受けたり，あるいはそれにより自己が損益を受けることになるからである．人間は社会的互恵関係を長続きするために，互恵的な社会的交換に必要になる2つの能力を進化させてきた．それは行動をしばらく抑制する（つまり満足感を先送りする）能力と，互恵的交換でごまかしをする者を罰するものである．

一方で，人間はそうした社会的認知・行動能力だけでなく，微妙な感情を持つようになった．第7章では情動と感情の区別を行ったが，感情は万国共通の情動を基盤にしながら，文化や思想に大きく影響され，環境と相互作用することで，学習してきたものでもある．尊厳，妬み，恨み，羞恥，嫉妬，自尊などは，似ているようで他人とは異なる．それはなんとも言いがたい感情とも言えよう．近年，これら人間が持つ高次な感情の神経基盤が明らかになってきたが，ここでは妬みという感情から生まれる他者が不幸に陥った時に喜ぶという視点を取り上げ，心の痛み後の報酬作用について考えたい．

本来，人間は他人に不幸が起こると，共感や同情を示し，その者を心配し援助しようとする．この神経メカニズムについてはこれまで述べてきた．しかしながら，他人に不幸が起こるとそれを喜ぶといった非道徳的な感情を抱くことがある．現代社会が協力だけでなく，競争という視点からも成り立っていることが背景として考えられる．ドイツ語には「損害」と「喜び」を合わせた"Schadenfreude"という単語があるが，これを意訳すると「他人の不幸は密の味」となる．他人の不幸に対して共感せず，むしろそれを喜びに変えるという背景には人間が持つ妬みという感情が深く関わっていると考えられている．Takahashiら[82]は，人間の妬みを起こす神経基盤を発見した．この実験では3つのシナリオが用意され，そのシナリオを提示した時の脳活動がfMRIによって測定され，提示後，妬みの主観的強度との関係を調べたものである．そのシナリオは以下のとおりである．

「学生A（自己との関連が高く，上級）：被験者と同性で進路や人生の目標や趣味が共通で，かつ被験者より優れたな物や特性（学業成績，所有する自動車，異性からの人気）を多く所有」

「学生B（自己との関連が低く，上級）：被験者と異性で進路や人生の目標や趣味はまったく異なるが，被験者より優れた物や特性（学業成績，所有す

る自動車，異性からの人気）を多く所有」

「学生C（自己との関連が低く，平均）：被験者と異性で，進路や人生の目標や趣味はまったく異なり，被験者と同様に平均的な物や特性（学業成績，所有する自動車，異性からの人気など）を所有」

　学生Cに対してはほとんど妬みの感情はなかった．一方，学生A，Bに対してはそれよりも妬みの感情が強く，前帯状回が賦活することがわかった．特に，学生Aに対しては強い妬みの感情がわき，同部位の活動もより高いことが判明した．さらに，興味深いことに学生Aに対する妬みの強さと前帯状回の脳活動の間には正の相関関係が見られた（図9.24）．その後，最も妬みの強かったAと低かったCに不幸が起こったシナリオが提示された際の脳活動が測定された．学生Cに対してはうれしい気持ちは生じなかったが，学生A

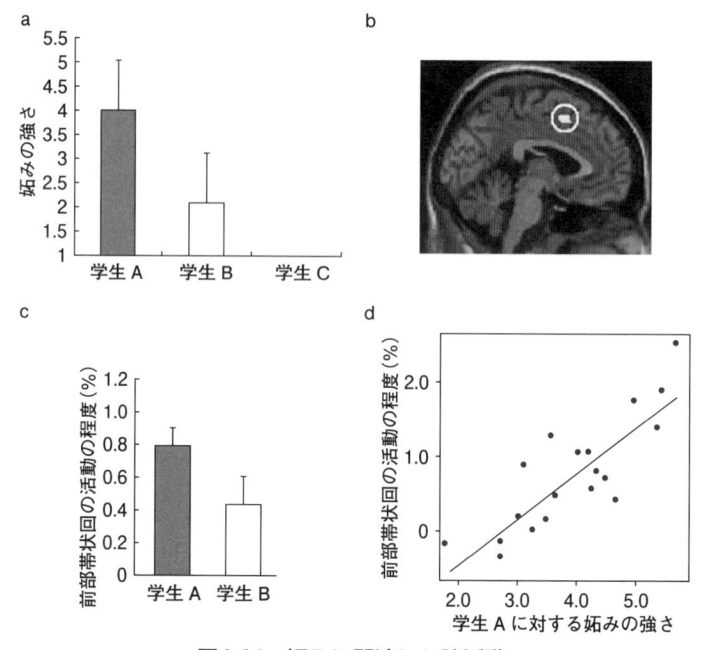

図9.24　妬みに関連した脳活動
a：妬みの主観的な強さ．b：妬みに関連する前帯状回の活動．c：学生AとBに対する前帯状回の活動の大きさ．前帯状回の活動と妬みの強さの相関関係．

(Takahashi H et al：When your gain is my pain and your pain is my gain: neural correlates of envy and schadenfreude. Science 323:937-939, 2009 より)

に対しては中等度のうれしい気持ちが起こり，その際，線条体の活動が認められた．学生Cに対しては線条体の活性化は見られなかった．さらにおもしろいことに，先ほどの妬みのシナリオの際，前帯状回の活動が高い者ほど，腹側線条体の活動が高いといった関係が見られた．すなわち，妬みの感情が強い者ほど，他人に不幸が起こった際に報酬系を構成し，快楽中枢である腹側線条体（側坐核）の活性化を認めたのである．前帯状回はこれまで述べてきたように主観的な痛みの強さに相関する．すなわち，他者の幸福との相対的な関係に基づき，自らは劣等感を感じてしまう．妬みは社会的な痛みとも捉えることができ，対象者の不幸により，その相対的な劣等感が軽減されることで，心の痛みが緩和されたことを示している．人間は物質的な報酬だけでなく，社会的な報酬によって心の痛みが緩和されることを示しており，それらの脳内基盤は基本的に共通している[83]．通常，妬みは負の感情として捉えられているが，他者との関係において，妬みの感情を通じて，自らが劣等感を感じつつ，他者より優れているところを探し，そしてその優れていることを活かして，他者よりも優越感を感じる．これは競争に打ち勝つという視点というよりは，むしろ現代社会の多様化の意味でも大切な人間が有する機能であると思われる．

　また，社会的絆による関係において，故人である近親者の写真を見ることで背側前帯状回を含む神経ネットワークが賦活することが報告されている[84]．さらに，死産を経験した女性に対して，幸福感を持つ乳幼児の写真を見せると背側前帯状回が賦活することがわかっている[85]．一方，母親に乳児の泣き声を聞かせると背側前帯状回が賦活するが，おもしろいことに，子を持つ母親だけでなく，未婚の女性においても乳児の泣き声を聞くことにより，背側前帯状回を賦活させることがわかった[86]．この実験結果から，乳児の泣き声を聞いた際に起こる脳活動は，直接の親子関係といった社会的絆だけでなく，その種に共通した社会的排斥の兆候を認識するプロセスであると考えられる．

　社会的な痛みをコントロールする見解としてはいくつかの研究成果があがっている．たとえば，温熱による痛み刺激を受けている時に，恋愛パートナーの顔写真を見るだけでも，主観的な痛みが低下する[87]．あるいは，既婚

の女性を対象にした研究では，電気による痛み刺激に対する情動関連領域の賦活が，手を握られることによって軽減することがわかった[88]．この際，夫が手を握った条件の方が他人よりも不快さが低かった．しかしながら，夫でも見知らぬ他人でも手を握った条件の方が，手を握らなかった条件よりも痛みに対する覚醒度が小さくなることが示された．この際の脳活動が記録されているが，夫が握らなかった条件に対して他人が握った条件においては，腹側前帯状回，左尾状核，上丘，後帯状回，左縁上回，右中心後回に活動の低下を認めた．また，夫が手を握った条件では見知らぬ人が握った条件と比べて，右背外側前頭前野の活動が減弱化したが，夫にしろ他人にしろ，いずれにしても，手を握った条件では握らなかった条件と比べ，腹側前帯状回，後帯状回，左縁上回，右中心後回において活動の低下を認めた．この結果から，夫に手を握られることは不快感が少ないが，他人であっても手を握るという行動は痛みを軽減する社会的サポートになることが示された．

いずれにしても，前帯状回は社会的排斥の兆候を検出する警告システムとしての機能を持つが，その警告システムを制御するのが腹内側前頭前野であることが示されている[73]．すなわち，前帯状回（特に背側）の賦活は社会的な痛みを反映したものであるが，それを制御するメカニズムが人間において適応的に機能するように進化・発達したものと考えられている[89]．

9.5 意思決定の神経メカニズム

人間が社会に適応していくためには，その都度にて適切に状況を判断して行動を起こしていかなければならない．適応行動には「状況の正確な把握，それに対してなし得る行動の想起，最適な行動の選択，行動の実行，行動の結果生じた状況の認知とフィードバック，次の行動の選択」といった認知プロセスが含まれる[19]．この認知プロセスに加えて，自らの情動や欲求が加わることで，その選択が変わることもある．情動・欲求と認知の両面から適宜自らの意思を決定しているのである．大人が子どもに比べて意思決定に優れているのは，その両面を統合する能力が高いからである．

意思決定に関わる要因としてよく知られているのが報酬である．報酬を最適化かつ最大化させて行くように生活を営むのも人間である．報酬と意思決

定について調べる課題としてよく知られているのがギャンブル課題である．人生においては，十分に考えている時間がなかったり，必要な情報が決定的に不足し，いくら考えても「これしかない」というような解が見つからない場合が多い．このような普段，限られた情報の中から，何かを決めないといけない場合や論理だけで考えられないことに関して意思決定する時に，過去の経験やとった行動の結果やその時の感情が意思決定に大きく関わり，その時の「良い」あるいは「悪い」という感じの善し悪しと曖昧なものが，意思決定に関わっていることがほとんどである．たとえば，結婚して幸せになれるか，仕事で重要な決断をする時に必ず成功するかなどもそれにあたり，患者のリハビリテーションの効果もそれに相当する．

ギャンブル課題では，危険なギャンブル（例：危ない組のカードを取る）を行おうとすると，それに対して「自律系，内分泌系，内臓系，骨格筋を含むソマティック反応」が生じ，そのカードを取らないという意思決定が導かれる．つまり身体から発せられる情報から脳が危険を察知して行動の選択を行うというものである．複雑な状況での意思決定において，意識されるか否かにかかわらず，ある重みづけ信号によりその選択を制限しており，この信号は，その際の体性感覚と密接に関連することからソマティックマーカーと呼ばれる．これは体性感覚を介して，行動とその帰結を感知して「あり得ない選択」を排除，もしくは「好ましい選択」をより重みづけして感知しているという仮説である．

腹内側前頭前野，扁桃体，頭頂葉は情動と感情のネットワークに関与している．Damasioによれば，この腹内側前頭前野は刺激が入力されると，経験に基づいたソマティック（身体的）反応を身体や内臓系に生じさせる信号を出す．そして，この信号は「良い」「悪い」という価値に従いマークされている．このマーク機能が意思決定を効率的にするよう作用するというわけである[90]．人生は意思決定の連続である．無限の自由度のあるこの世界の選択肢の中で，このソマティックマーカーはその「素早く出る」という特性を生かし，論理的な判断の前に，無意識に自動的に適切な選択を検出する．そうすることで選択肢を刈り込み，少数の中から選択できるようにしている．すなわち将来が非常に不確実で曖昧な状況下において，ソマティックマーカーは

第9章　私は世界とともに生きる

主体の意思決定を援助していると言える．

　最近になって，被験者にある一定の金額を持たせ，グループ全員共通の基金にどのくらい投資するか決めなければならないテストが実施された[91]．その際，10秒以内に意思決定した者は寄付金が多かった．さらに意図的に寄付額を10秒以内に決めなさいと言われた被験者は，10秒待ちなさいと言われた被験者に比べるとより多くの寄付を行うことが明らかになった．この結果は，理性的な思考によって，より協力的になるというわけではなく，むしろ瞬時の直感的な判断によって，より他者に対して貢献的に振る舞うことができることを示した．即座の決断に長ける人間は，より利他的行動を振る舞うことができるのかもしれない．

　ソマティックマーカーを表す課題として有名なものがDamasioによって開発されたアイオワギャンブリング課題である．図9.25にアイオワギャンブリング課題を示した．健常者がAとBが危険と意識的に思う50枚目ぐらいのカードからであるが，皮膚電位活動を測定すると20枚目ぐらいからすでにABを選択する時に上昇することがわかった．つまり危険を認識する以前に身体は危険を察知しているのである．健常者では皮膚電位活動が上昇し，その際，腹内側前頭前野の活性化が認められ，その後，ロウリスク・ロウリターンのカードを選択するようになる．一方，腹内側前頭前野が損傷している患者では，皮膚電位活動に変化が起きず，このままAとBのカードを選んでも駄目だと認識していながら（認識はできている），AとBを選択し続けゲームに負けることが判明している．つまり，腹内側前頭前野が身体に向けて信号を与え，それによる身体反応を感じることで意思決定される神経システムである．さらに近年になって，腹内側前頭前野だけでなく，前帯状回の活性化も認められている（図9.26）[92]．この図は被験者が危険な山の方からカードを選ぶ時の脳活動を示している．そのような脳活動から安全な山の方からカードを選ぶ瞬間の脳活動を引き算することで，これから自分が下す判断の結果起こるかもしれない危険を予期する時の脳活動部位を明らかにしたのである．前帯状回がリスクの大きい選択をまさに自分が行おうとしている時に強く活動することが明らかになったわけである．

　最近では前帯状回の領域別に機能的差異があることが報告されている．

社会的動物としての人間

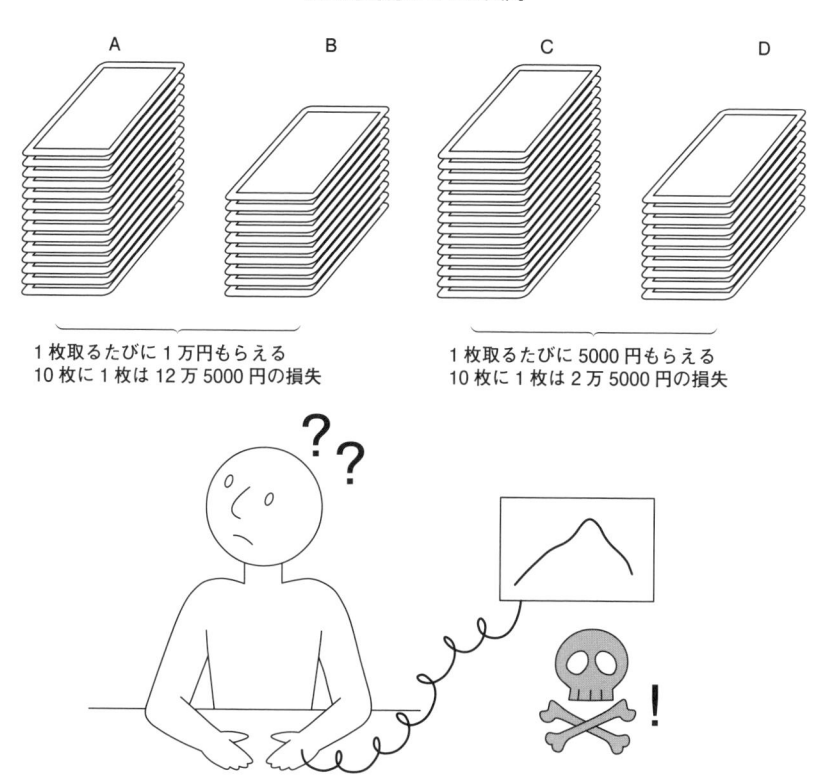

A　　　　B　　　　　C　　　　D

1枚取るたびに1万円もらえる　　　1枚取るたびに5000円もらえる
10枚に1枚は12万5000円の損失　　10枚に1枚は2万5000円の損失

図9.25　アイオワ・ギャンブリング課題
A, B：ハイリスク・ハイリターンなカード．C, D：ロウリスク・ロウリターンなカード．

「利得特異的活動（得をすればするほど活動は高まるが，損に対しては変化を示さない）」は，前帯状回の脳梁膝前部，後帯状回の脳梁膨大部で認められた．また，「損失特異的脳活動（損をすればするほど活動は高まるが，得に対しては変化を示さない）」は，前帯状回の後方部で認められた．さらに，「損得統合型脳活動（得をするほど活動が高まり，逆に損をするほど活動が弱まる）」は，前帯状回背側部と内側前頭前野の一部で活性化が認められた[19]．

Koenigsら[93]は，腹内側前頭前野損傷者とそれ以外の脳損傷者，そしてコントロール群として健常者を参加者に最後通牒ゲームを実施した．このゲームは10ドルを二人で分けるが，決定権は参加者にはない．ゲームの相手から

第9章　私は世界とともに生きる

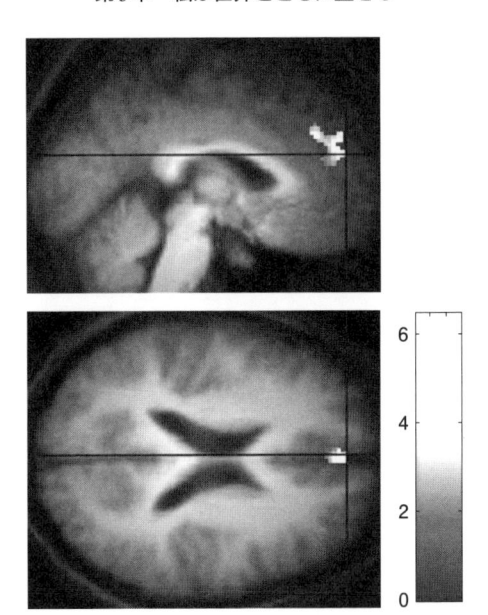

図9.26　アイオワ・ギャンブリング課題におけるリスク予測に関係した活性化領域
(Fukui H et al：Functional activity related to risk anticipation during performance of the Iowa Gambling Task. Neuroimage 24：253-259, 2005 より)

「私が8ドル，あなたが2ドル」といった提案がなされ，参加者には提案を受け入れるか拒否するかの判断を求めるものである．受け入れれば提案どおりの金額が手に入るが，拒否すれば2人ともお金は受け取れない．この結果，5ドル，4ドルまでの提案は3群間で差を認めなかったが，「あなたは3ドル」の提案からは差を認めた．たとえば，健常者では3ドル85％，2ドル55％，1ドル33％と段階的に減少するが，腹内側前頭前野損傷者では3ドルで62％，2ドル26％，1ドル5％と拒否する確率が高いことが判明した．それ以外の脳損傷者では健常者と大きな差がなかった．この結果から，腹内側前頭前野の機能が低下すると曖昧な場合に対して受容することができないことが示された．一方，最後通牒ゲーム時に起こる不公平感に関しては，公平な提案に対して不公平な提案の際に両側島皮質前部，背外側前頭前野，前帯状回に活動が見られることが明らかになった[94]．特に，島皮質前部は，最も不公平な9ドル対1ドルの提案時に大きな活動を示した．右島皮質前部の活動と不公平

な提案に対する受け入れ率の関係が検索された結果，その活動が高い者ほど拒否率が高いことが明らかになった．島皮質は嫌悪感に関連した脳領域であり，不公平感に対して特に嫌悪感を抱く者は島皮質の反応が強いことがわかった．一方，右背外側前頭前皮質の活動は受け入れ時にも拒否時にも同様の活動を示すことから，意思決定に作用していると考えられる．最近の研究結果において，こうした金銭の分配に関しては，利他的にお金を分配した人間と利己的に分配した人間に対して，側頭－頭頂接合部（TPJ）に高い割合の灰白質を認めることが明らかになった[95]．この領域は視線取得に関わる脳領域であることを述べたが，他者から見られる自己を意識している結果であると言えよう．

　Gallagherら[96]は，ジャンケン課題を被験者に実施し，被験者は相手が人間と思う場合と，相手がコンピュータと思う場合とで脳活動を測定した．そして，人間相手と思っている時の脳活動から，コンピュータ相手と思っている脳活動を引き算すると前帯状回の活動が明らかとなった．さらに最近になって，人間相手のギャンブル課題であるチキン・ゲームを行う際，前帯状回とSTSが活性化することがわかった[97]．この結果を受けて，STSは冷静に他者の行動を予測し続けるための機能を有し，前帯状回は自己と他者の利害がぶつかり，そこに大きな危険が予期される場合でこそ大きな役割を持つと考えられている．つまり前帯状回は社会的あるいは対人的場面での危険予測の機能を有していると考えられている．前帯状回は動物的な機能として，身体の痛みに関与することで，一般的な危険予知を行うものであったのが，人間へと進化するにつれて，その役割は社会的な痛み，そして社会的な状況での危険予知を行う機能を追加したものと考えられる．腹内側前頭前野のソマティックマーカー機能と前帯状回の社会的な危険予測機能の両方を用いて人間は曖昧な社会関係の中で安全に暮らすよう意志決定しているのである．Kanaiら[98]は，政治的志向において，リベラル（自由主義）派と保守派の相違は脳の構造に差があるかについて成人90名を対象に比較した．その結果，リベラル派ほど前帯状回の灰白質の容積が大きいことがわかった．前帯状回は先に示したように複雑性の理解に関連しており，白黒つかない不確実性や対立をチェックする機能を持つ．前帯状回が大きい人ほど不確実性や対立へ

の認容性が高く，リベラルな物の見方を許容しやすくなると考えられる．一方，保守派ほど右扁桃体の容積が大きいことがわかった．扁桃体は恐怖の処理に関連することは何回も示してきたが，これが大きい人ほど反感や脅すような表情に敏感で，危機的状況に際してはリベラル派以上に攻撃的に反応する傾向があるといった結果と言えよう．

その一方で，腹内側前頭前野と前帯状回は自己犠牲を伴う利他的行動にも関わる（図9.27）[99]．すなわち，出費の伴わない，つまり自己の犠牲を伴わない慈善・社会活動への賛同と単なる報酬の受け取りに働く脳領域が同じ場所であることが示された．その場所は腹側被蓋野と線条体である．要するに，自分の懐とは関係ない慈善活動はそれをすることによる自己報酬系が作動していると言えよう．とりわけ，他者の視線が社会的報酬やコストを操作することが示され，その際，腹側線条体の活動が認められている[100]．一方，自分の懐を痛めてまで社会的・公共的なことに対して動きを起こそうとした時に

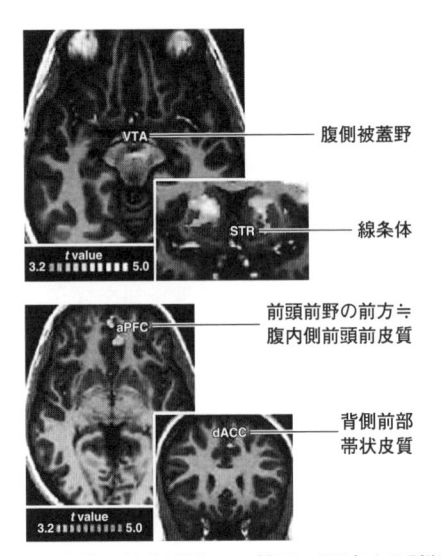

図9.27 慈善・社会活動への賛同に関連する脳活動
上：自己の犠牲を伴わない慈善・社会活動に関連する領域．
下：自己の犠牲を伴う慈善・社会活動に関連する領域．

(Moll J et al：Human fronto-mesolimbic networks guide decisions about charitable donation. Proc Natl Acad Sci USA 103：15623-15628, 2006 より）

は，腹内側前頭前野と前帯状回が活動する．特に匿名での寄付は，その行為によって社会的名声や名誉が与えられるわけでない．単純に利己的に考えれば何の得もない．にもかかわらず，人間はその利他的行動を起こすことができる．しかしながら，コミュニティー発展の欲求を持つことで，犠牲を伴う自らの行動によって社会がよりよくなるのであれば，長い目で見れば自己の安全につながる．つまり，自己の生存につながるための暗黙的な行動と捉えることができるであろう．このように利他的行動ももとをたどれば種の保存につながり，それは利己的な側面も持ちつつ，私たち人類が生存するためのものなのである．これこそが，人間が現代社会の中でより社会的に豊かに共存して行くための神経システムと言えるのではないだろうか．

引用文献

1) Adolps L：Scocial cognition. Trends Cogn Sci 3:469-478, 1999.
2) Baron-Cohen S：Mindblindness; An essay on autism and theory of mind. Cambridge, MA. The MIT Press, 1995.
3) Frith C et al：Interacting minds — a biological basis, Science 286:1692-1695, 1999.
4) Zaki J et al：The neuroscience of empathy: progress, pitfalls and promise. Nat Neurosci 15:675-680, 2012.
5) Johansson G：Visual perception of biological motion and model for its analysis. Percept Psychophys 14:201-211, 1973.
6) Koslowski LT et al：Recognising the sex of a walker from point-lights mounted on ankles; some second thoughts. Percept Psychophys 23:459, 1978.
7) Dittrich W et al：Perception of emotion from dynamic point-light displays represented in dance. Perception 25:727-738, 1996.
9) クイーンズ大学Troje研究室ホームページ：http://www.biomotionlab.ca/
9) Fox R et al：The perception of biological motion in human infants. Science 218:486-487, 1982.
10) Oram M et al：Responses of anterior superior temporal polysensory (STPa) neurons to biological motion stimuli. J Cogn Neuroscie 6:99-116, 1994.
11) Grossman E et al：Brain areas involved in perception of biological motion. J Cogn Neurosci 12:711-720, 2000.
12) Adolphs R et al：A role for somatosensory cortices in the visual recogni-

tion of emotion as revealed by three-dimensional lesion mapping. J Neurosci 20:2683-2690, 2000.
13) Grèzes J et al：Does perception of biological motion rely on specific brain regions? Neuroimage 13:775-785, 2001.
14) Grossman E et al：Brain activity evoked by inverted and imagined biological motion. Vision Res 41 (10-11):1475-1482, 2001.
15) Rizzolatti G et al：Localization of grasp representations in humans by PET; 1. Observation versus execution. Exp Brain Res 111:246-252, 1996.
16) Puce A et al：Temporal cortex activation in humans viewing eye and mouth movements. J Neurosci 18:2188-2199, 1998.
17) Wicker B et al：Brain regions involved in the perception of gaze; a PET study. Neuroimage 8:221-227, 1998.
18) Allison T et al：Social perception from visual cues; role of the STS region. Trends Cogn Sci 4:267-278, 2000.
19) 岩田　誠, 他・編：社会活動と脳―行動の原点を探る．医学書院, 2008．
20) Meeren HK et al：Rapid perceptual integration of facial expression and emotional body language. Proc Natl Acad Sci USA 102:16518-16523, 2005.
21) 八木文雄：神経心理学．認知・行為の神経機構とその障害．放送大学教育振興会, 2006．
22) Brothers L et al：Mesial temporal neurons in the macaque monkey with responses selective for aspects of social stimuli. Behav Brain Res 57:53-61, 1993.
23) Kawashima R et al：The human amygdala plays an important role in gaze monitoring. A PET study. Brain 122 (Pt 4):779-783, 1999.
24) Young AW et al：Face processing impairments after amygdalotomy. Brain 118:15-24, 1995.
25) Perrett DI et al：Organization and functions of cells responsive to faces in the temporal cortex. Philos Trans R Soc Lond B Biol Sci 335:23-30, 1992.
26) Campbell R et al：Sensitivity to eye gaze in prosopagnosic patients and monkeys with superior temporal sulcus ablation. Neuropsychologia. 28:1123-1142, 1990.
27) 信迫悟志, 他：後方観察における視線方向認知の脳内機構―機能的近赤外分光法を用いた検討―．理学療法科学 25：419-425, 2010．
28) Nobusako S et al：Effectiveness of the gaze direction recognition task for chronic neck pain and cervical range of motion; a randomized controlled pilot study. Rehabil Res Pract. 2012:570387, 2012.
29) Adolphs R et al：A mechanism for impaired fear recognition after amygdala damage. Nature 433:68-72, 2005.

30) Phillips ML et al：Visual scan paths are abnormal in deluded schizophrenics. Neuropsychologia 35:99-105, 1997.
31) Johnson MH et al：Newborns' preferential tracking of face-like stimuli and its subsequent decline. Cognition 40:1-19, 1991.
32) Farroni T et al：Newborns' preference for face-relevant stimuli; effects of contrast polarity. Proc Natl Acad Sci USA 102:17245-17250, 2005.
33) Spezio ML et al：Amygdala damage impairs eye contact during conversations with real people. J Neurosci 27:3994-3997, 2007.
34) Grossmann T et al：Early cortical specialization for face-to-face communication in human infants. Proc Biol Sci 275:2803-2811, 2008.
35) Senju A et al：Deviant gaze processing in children with autism; an ERP study. Neuropsychologia 43:1297-306, 2005.
36) Senju A et al：The eye contact effect; mechanisms and development. Trends Cogn Sci 13:127-134, 2009.
37) Maestoro S et al：How young children treat objects and people; an empirical study of the first year of life in autism. Child Psychiatry Hum Dev 35:383-396, 2005.
38) Schumann CM et al：The amygdala is enlarged in children but not adolescents with autism; the hippocampus is enlarged at all ages. J Neurosci 24:6392-6401, 2004.
39) Calder AJ et al：Separate coding of different gaze directions in the superior temporal sulcus and inferior parietal lobule. Curr Biol 17:20-5, 2007.
40) Perrett DI et al：Visual cells in the temporal cortex sensitive to face view and gaze direction. Proc R Soc Lond B Biol Sci 223:293-317, 1985.
41) Samson D et al：Left temporoparietal junction is necessary for representing someone else's belief. Nat Neurosci 7:499-500, 2004.
42) Csibra G et al：Natural pedagogy. Trends Cogn Sci 13:148-153, 2009.
43) Senju A et al：The eye contact effect; mechanisms and development. Trends Cogn Sci 13:127-134, 2009.
44) Senju A et al：The development and neural basis of referential gaze perception. Soc Neurosci 1 (3-4):220-34, 2006.
45) Tanabe H et al：Hard to "tune in": neural mechanisms of live face-to-face interaction with high-functioning autistic spectrum disorder. Front Hum Neurosci 6:268. Doi:10.3389/fnhum.2012.00268, 2012.
46) Premack D et al：Does the chimpanzee have a theory of mind? Behavioral and Brain Sciences 1:515-526, 1978.
47) 千住　淳：社会脳の発達．東京大学出版会，2012．
48) Dennett D：Cognition and consciousness in nonhuman species- comment.

Behavioral and Brain Sciences 1:568-570, 1978.
49) Frith U：Autsim; Explanning the enigma (2nd ed.), Oxford, Blackwell, 2003.
50) Happé FG：The role of age and verbal ability in the theory of mind task performance of subjects with autism. Child Dev 66:843-855, 1995.
51) Castelli F et al：Autism, Asperger syndrome and brain mechanisms for the attribution of mental states to animated shapes. Brain 125:1839-1849, 2002.
52) Frith U研究室ホームページ：https://sites.google.com/site/utafrith/research
53) Völlm BA et al：Neuronal correlates of theory of mind and empathy: a functional magnetic resonance imaging study in a nonverbal task. Neuroimage 29:90-98, 2006.
54) Carrington SJ et al：Are there theory of mind regions in the brain? A review of the neuroimaging literature. Hum Brain Mapp 30:2313-2335, 2009.
55) 定藤規弘：社会能力の発達過程—脳機能画像法によるアプローチ．脳と発達42：185-190, 2010.
56) Iacoboni M et al：The mirror neuron system and the consequences of its dysfunction. Nat Rev Neurosci 7:942-951, 2006.
57) Buccino G et al：Neural circuits involved in the recognition of actions performed by nonconspecifics: an FMRI study. J Cogn Neurosci 16:114-126, 2004.
58) Calvo-Merino B et al：Action observation and acquired motor skills: an FMRI study with expert dancers. Cereb Cortex 15:1243-1249, 2005.
59) Calvo-Merino B et al：Seeing or doing? Influence of visual and motor familiarity in action observation. Curr Biol 16:1905-1910, 2006.
60) Iacoboni M et al：Grasping the intentions of others with one's own mirror neuron system. PLoS Biol 3:529-535, 2005.
61) Keysers C et al：A touching sight: SII/PV activation during the observation and experience of touch. Neuron 42:335-346, 2004.
62) Blakemore SJ et al：Somatosensory activations during the observation of touch and a case of vision-touch synaesthesia. Brain 128:1571-1583, 2005.
63) Singer T et al：Empathy for pain involves the affective but not sensory components of pain. Science 303:1157-1162, 2004.
64) Singer T et al：Empathic neural responses are modulated by the perceived fairness of others. Nature 439:466-469, 2006.
65) Jackson PL et al：How do we perceive the pain of others? A window into the neural processes involved in empathy. Neuroimage 24:771-779, 2005.

66) Ogino Y et al：Inner experience of pain: imagination of pain while viewing images showing painful events forms subjective pain representation in human brain. Cereb Cortex 17:1139-1146, 2007.
67) Lamm C et al：Meta-analytic evidence for common and distinct neural networks associated with directly experienced pain and empathy for pain. NeuroImage 54:2492-2502, 2011.
68) Anderson JR et al：Contagious yawning in chimpanzees. Proc Biol Sci. 271: S468-470, 2004.
69) Platek SM et al：Contagious yawning: the role of self-awareness and mental state attribution. Brain Res Cogn Brain Res 17:223-227, 2003.
70) Gallagher HL et al：Reading the mind in cartoons and stories: an fMRI study of 'theory of mind' in verbal and nonverbal tasks. Neuropsychologia. 38:11-21, 2000.
71) Aichhorn M et al：Do visual perspective tasks need theory of mind? Neuroimage 30, 1059-1068, 2005.
72) Saxe R：Uniquely human social cognition. Curr Opin Neurobiol 16:235-239, 2006.
73) Eisenberger NI et al：Does rejection hurt? An FMRI study of social exclusion. Science 302:290-292, 2003.
74) Thomson JJ：Rights, Restitution, and Risk: Essays in moral theory. Cambridge, MA. Harvard University Press, 1986.
75) Hauser M et al：Dissociation Between Moral Judgments and Justifi cations. Mind & Language 22:1-21, 2007.
76) Greene DJ et al：An fMRI investigation of emotional engagement in moral judgment. Science 293:2105-2108, 2001.
77) Schaich Borg J et al：Consequences, action, and intention as factors in moral judgments: an FMRI investigation. J Cogn Neurosci 18:803-817, 2006.
78) Koenigs M et al：Damage to the prefrontal cortex increases utilitarian moral judgements. Nature 446:908-911, 2007.
79) Bateson M et al：Cues of being watched enhance cooperation in a real-world setting. Biol Lett 2:412-414, 2006.
80) Blair RJ et al：Impaired social response reversal. A case of 'acquired sociopathy'. Brain 123 (Pt 6):1122-1141, 2000.
81) Lieberman MD et al：An fMRI investigation of race-related amygdala activity in African-American and Caucasian-American individuals. Nat Neurosci 8:720-722, 2005.
82) Takahashi H et al：When your gain is my pain and your pain is my gain:

neural correlates of envy and schadenfreude. Science 323:937-939, 2009.
83) Lieberman MD et al: Neuroscience. Pains and pleasures of social life. Science 323:890-891, 2009.
84) Gündel H et al: Functional neuroanatomy of grief: an FMRI study. Am J Psychiatry 160:1946-1953, 2003.
85) Kersting A et al: Neural activation underlying acute grief in women after the loss of an unborn child. Am J Psychiatry 166:1402-1410, 2009.
86) Lorberbaum JP et al: A potential role for thalamocingulate circuitry in human maternal behavior. Biol Psychiatry 51:431-445, 2002.
87) Master SL et al: A picture's worth: partner photographs reduce experimentally induced pain. Psychol Sci 20:1316-1318, 2009.
88) Coan JA et al: Lending a hand: social regulation of the neural response to threat. Psychol Sci 17:1032-1039, 2006.
89) Eisenberger NI et al: Why rejection hurts: a common neural alarm system for physical and social pain. Trends Cogn Sci 8:294-300, 2004.
90) Damasio A（田中三彦, 訳）. 生存する脳. 講談社. 2000.
91) Rand DG et al: Spontaneous giving and calculated greed. Nature 489:427-430, 2012.
92) Fukui H et al: Functional activity related to risk anticipation during performance of the Iowa Gambling Task. Neuroimage 24:253-259, 2005.
93) Koenigs M et al: Irrational economic decision-making after ventromedial prefrontal damage: evidence from the Ultimatum Game. J Neurosci 27:951-956, 2007.
94) Sanfey AG et al: The neural basis of economic decision-making in the Ultimatum Game. Science 300: 1755-1758, 2003.
95) Morishima Y et al: Linking brain structure and activation in temporoparietal junction to explain the neurobiology of human altruism. Neuron 75:73-79, 2012.
96) Gallagher HL et al: Imaging the intentional stance in a competitive game. Neuroimage 16 (3 Pt 1):814-821, 2002.
97) Fukui H et al: The neural basis of social tactics: An fMRI study. Neuroimage 32:913-920, 2006.
98) Kanai R et al: Political orientations are correlated with brain structure in young adults. Current Biology 21:677-680, 2011.
99) Moll J et al: Human fronto-mesolimbic networks guide decisions about charitable donation. Proc Natl Acad Sci USA 103:15623-15628, 2006.
100) Izuma K et al: Processing of social and monetary rewards in the human striatum. Neuron 58:284-294, 2008.

私たちはどこへ行くのか

10. 文化・芸術を生み出す人間

第10章 私たちはどこへ行くのか

10.1 人間社会における文化・芸術

　人間はその知性を起源として文明を生み出した．文明とは「知識，信仰，芸術，道徳，法律，慣行など，人間が社会の成員として獲得した能力や習慣を含むところの複合された総体のこと」と定義される．先に示してきた道具の製作や法律の整備もそれにあたる．

　チンパンジーは木の実を割るのに石を道具として使う．その技術を群れの子どもに観察させ，模倣させる行動も発見されている．また，木の幹の中にあるオオアリの巣に小枝を差し込み，小枝を登ってきたアリをなめとるといったアリ釣りに代表されるように，チンパンジーが道具を巧みに操り，その技術を子どもに伝承するように文化の継承が行われている．このように，チンパンジー社会にも親から子に対する教育が存在しているが，これは生きて行くための知恵の伝授である．一方，人間の教育においては，各教科に代表されるように，抽象的な学問を展開することで，より創造的かつ多様化した社会を形成させるように教育が構成されているのが特徴である．

　アリ釣りに代表されるように，チンパンジーは道具を操作することはあるが，意図的に石を削って刃物として道具化する行動は発見されていない[1]．一方，社会的な毛繕いに代表されるようにチンパンジーの群れの社会で形成される特別な文化・慣習も存在する．また，地域によって毛繕いの仕方は異なる．たとえば，タイのチンパンジーは手を絡めながら毛繕いすることが慣習化していることが発見されているが，別の地域のチンパンジーでは認められていない．このように，チンパンジーは群れによって生まれた独自の文化を形成する能力を持っているが，この世に存在しない神仏を信仰するといった慣習はないとされる．

　教育にしろ，信仰にしろ，それは人から人へ伝達して行く手段をとる．ある種，ミーム（meme）の様相を示している．ミームとは，文化を形成するさまざまな情報であり，人々の間で心から心へとコピーされる情報のことである．習慣や技能，物語など，人間社会は人から人へ情報がコピーされる．その媒体は，会話や文字，振る舞い，儀式などである．文化は人間の脳から脳へと伝達されるミームからできており，ミームは文化の原子のようなものである．ミームは他者と共存し社会を形成しているからこそ生まれる現象で

ある．そもそもは，種の保存と子孫繁栄を助けるために，危機や好機を知らせたり，危険を伝えることであったミームが，現代では流行や伝統など幅広い．

　人間社会だけに普遍的に存在するものが芸術と信仰である．芸術は絵画，音楽，文学，ダンス，ファッション，建築，スポーツと多彩なジャンルに分かれ，信仰も宗教という形でそれぞれ異なった慣行が行われ信じられている．さらに，それぞれの民族に独自の文化が形成され，同じ民族の中でも住んでいる場所で大きく異なる多様性を生み出した．各地で開かれる祭りも信仰と芸術を融合させたものと言えよう．こうした文化の形成にはこれまで述べてきたいわゆる人間らしさを生み出す脳機能が基盤であることは言うまでもない．人間社会における文化は，これまでの章で述べてきた「脳の進化・発達」「自己意識」「道具の操作に伴う手の機能と二足歩行の発達」「学習能力」「イメージや言語に代表される知能」そして「情動喚起・操作や社会性」といった人間が持つ能力の融合によって生まれたと言えるだろう．すなわち，これらの機能がなんらかの損傷によって欠けることは，人間らしさの文化の形成に大きく影響すると言える．一方，いくつになっても文化的営みを行うことは，これらの脳領域を組織化させるうえで重要であると言えよう．

　文化は常に変化している．現代社会におけるアニメーション，インターネット技術はその典型的な例である．キャッチコピー文化もその一つである．たとえば，昨今，日本は外国人に「cool」と喩えられることがしばしばある．クールな日本…日本は特に冷たいわけでない．これは日本の文化に対しての「憧れ」「賞賛」「格好良さ」を汲んだメタファーである．日本人の礼儀や作法といった文化的習慣をクールだと表現する外国人も多い．そして，メタファーを利用することによって，「日本人はクールである」と概念化させることが可能である．

　メタファーの多くは異なる感覚を結び合わせた形をとる[2]．「そのアイデアは良い」と表現するのを「そのアイデアは明るい」と表現すれば，より未来を想像する意識が生まれる．明るさは光のメタファーであることはすでに述べたが，光が射してまだその先が見えないが，おそらくその先には良い結果が待っているに違いないという意識が起こる．また「折れない心」であった

第10章　私たちはどこへ行くのか

り，「心が壊れる」などは心を木や機械に喩えたりすることで，心は存在するものであると意識づけることができる．

　人間は知覚をメタファーにして言語化する能力を持っている．人間の言語は実にメタファーにあふれている．とりわけ，文学作品には多い．たとえば，日本人なら誰もが知っている川端康成の代表作「雪国」は次の一節で始まる．「国境の長いトンネルを抜けると雪国であつた．夜の底が白くなつた．信号所に汽車が止まつた．」「夜の底が白くなつた」という表現は，文字通りは理解ができない．しかしながら，夜という闇が雪によって白く明るくなることを示すことで，絶望の世界へ向かうのではなく，夢幻の世界へ向かうという読者視点の意識を喚起させる．このようにメタファーは喩えによるわかりやすさだけでなく，感情を喚起させることができることから，芸術においては欠かせない．音楽，ダンスなどさまざまな芸術作品はメタファーの世界と言ってもよいだろう．作品をつくる側だけでなく，それを聴く・見る側もメタファーの能力を持っている．音楽を聴いて情景を想像したり，絵画を見てその人の心の揺らぎを想像したりすることができる．音楽を聴いて情景を想像するという点から見ても，感覚がクロスオーバーした意識を生成していることがわかるであろう．感覚が融合する意味でこうした意識を「共感覚 (Synesthesia)」と呼ぶ．共感覚者は芸術家で多いと言われているが，そうでないものであっても起こるわけである．感覚は側頭葉（聴く），頭頂葉（感じる），後頭葉（見る）の接合部 (Temporo-Parieto-Occipital：TPO接合部) で収束される．ここの代表的な場所が角回である．角回が概念やメタファーの中枢的役割を持つことはすでに述べたが，現在のところ，左のTPO接合部が共感覚的なクロスオーバーな感覚に基づくメタファー，たとえば先ほどの「クールな日本」といったもののネットワーク・ノード，一方，右のTPO接合部が空間的配置に特徴づけられる方向性のメタファー，たとえば「首相の座から降りた」などのネットワーク・ノードではないかと考えられている[2]．

　一方，特別な共感覚者はこの限りではなく，感覚情報処理を行う神経線維がクロス配線の状態になっていると考えられている．たとえば，共感覚者の持ち主は，モノクロの文字や数字を見た際に，その文字の違いによって色が

異なることが発見されている．こうしたクロス活性化は，シナプス結合が多い，抑制が少ない，可塑性が少ないなどが指摘されている．特別な共感覚者は実際に無関係に見える領域の奥にある類似性を容易に探り当てたり，比喩的な言い回しに優れていると言われている[3]．

人間の脳において角回やTPO接合部が類人猿や他の霊長類と比べ大きく発達していることは第1章で述べた．さらにこの領域は発達的に髄鞘化される時期，樹状突起が現れる時期が最も遅く，構造としての成熟が遅い特徴を持っている．よって，他の領域の発達を待ってから発達を開始することから，さまざまな情報を収束しながら発達する特徴を持っている．この脳領域は，人間が巧みな言語を操り文化を形成してきた背景に大きく貢献してきたとも言えよう．

文化の形成は，その時々の人間の創造性の産物である．人間の祖先は狩りを効率的に行うために道具を編み出してきた．手斧もその一つである．初期は適当な手斧だったのが，同じ形の手斧に仕上げ始めてきた．大小さまざまな形の岩石を砕き整え同じ形に仕立てるためには，イメージ能力や創造性が必要になる．人間は進化のプロセスにおいて，それを磨き上げてきた．ホモ・サピエンスになると左右対称性が意識された道具も発明されており，さらにそれは使用された形跡がなかったものも存在している[4]．すなわち，装飾品として道具が製作されたのである．ここに創造性に対して美意識が加わったわけである．すなわち，人間自身が芸術としての美意識を持ったと言えよう．こうした創造性と美意識は，ホモ・サピエンスの系統における進化上の根本的な表れであると結論づけられている[1]．そして，芸術は高度な美意識といった人間らしさを生み出すだけでなく，報酬を与え快楽を生み出し，動機づけるといったように生物としての本能的な意識を生み出す．

人間社会における文化・芸術は地域の独自性を持ちつつ，国を超えた文化交流も盛んである．言語を筆頭に異文化に積極的に触れようとする行動は現代社会の人間の特徴でもある．その一方で，もとをたどれば，ミトコンドリア・イブの子孫であるにもかかわらず，民族や宗教の違いが原因で戦争が頻繁に起こってしまう．発展途上国の中で生まれる内戦は，単純な情動反応に基づいた戦争の場合もあるが，先進国同士の戦争は互いの利権が絡んだ外交

第10章　私たちはどこへ行くのか

交渉のもつれから起こることもしばしばある．後者は「駆け引きする脳機能」でもある．外交交渉では，しばしば考え方や慣習の違いが対立と誤解の原因になるが，その根底には，歴史的，文化的背景の違い，そして教育の違いが存在している．したがって，いかにしてそれを埋め理解するかが現代の人間には求められるが，なかなか一筋縄にはいかないのも知っている．これまでに述べてきたように偏見や差別については，扁桃体を中心とした無意識の神経メカニズムによって生まれることがあるからである．しかしながら，互いに文化的背景を知っているか否かは心の理論を有する人間にとって重要である．他者の意図の背景を知り，一見異なる習慣の裏に隠れている共通の考え方を見出して，理解を深め合い，交渉の妥結を生み出す能力を持っているのも人間である．現に，経済や芸能の世界ではwin-winの関係を背景に積極的に文化を超えた交流が行われている．これも人間が持つ社会脳の機能でもある．一方で，慈善活動のような国境を越えた社会活動を協力し合って行っているのも人間である．文化的行動は世代を超えて種を安定させる特徴を持っている．本来，人間以外の生物は種を保存するために文化を形成してきた．個人の利潤追求が全体にとっての最適状態をもたらすという市場のメカニズムは，いわゆる先進国と呼ばれる国々ではすでに崩れ去っているように感じられる．

　人間には利己的意識だけでなく，他者に関心を抱き，その喜びや悲しみに共感する心の働きがある．だからこそ，他者が喜んでいる姿を見たいがあまりに，他者を援助しようする．自己が豊かになろうとする利己的意識と他者が豊かになることを喜ぼうとする利他的意識のバランスがとれ，相互作用を起こしている社会には幸福感が生まれる．本来，種の保存を求める動物としての人間であれば，健康で負債がなく良心にやましいことがない状態で生活できるほどの富があれば十分である．そして，それ以上を得てもごくわずかな効用しかない．その一方で，富を得れば，その管理のわずらわしさ，背信，おごり，高慢などによって心の平静は失われてしまうことが多い．にもかかわらず，それを追究しようとするのも人間である．限られた資源の中で共存するということは実に難しく，これも自然の習わしである淘汰によって整理されていくのかもしれない．人間自身が自然淘汰されないためには，倫

第10章　私たちはどこへ行くのか

ると強く思う．

　脳機能は社会との関係性において，他者と相互作用することで実存化している．最近の脳科学者もそれに気づいている．これまでの脳機能の研究手法は，単一ニューロンの電気的測定や単独脳に対する脳機能イメージング手法が中心であった．しかしながら，今後は複数脳におけるネットワーク研究（集合脳）手法へと脳研究は進んで行く．そうでないと，文化を形成してきた人間の脳の解明にはつながらないことを研究者が知り始めたからである．リハビリテーションは文化である．そして教育でもある．脳研究が複数脳によってその機能が実存化して行くのを明らかにしようとするロマンティック・サイエンスに向かっている．リハビリテーションの世界はまさにその最前線であるように思える．「刺激を入れる」や「施す」に代表される言葉は残念ながら一方向性の関係にすぎない．リハビリテーション・プロセスにおいて，互いに共同注意しながら目標や課題を決め，そして互いに学習し成長して行く双方向性の関係こそがリハビリテーションの向かう道であると，脳を研究している者から提言したい．そして，そういう関係を構築するプロセスをロマンティック・リハビリテーションと呼びたい．

引用文献

1) Mithen A：The evolution of imagination: An archeological perspective. Substance 94/95:28-54, 2004.
2) Ramachandran VS et al：Synaesthesia- A window into perception, thought, and language. Journal of Consciousness Studies 8:3-34, 2001.
3) Daily A et al：Creativity; Synesthsia and physiognomic perception. Creativity Research Journal 10:1-8, 1997.
4) Gazzaniga MS（柴田裕之・訳）：人間らしさとはなにか？ インターシフト，2010.

理観を持った人間関係の構築が求められることは言うまでもない
心の揺らぎによって，その関係性は大きく変わってしまうわけで

10.2 リハビリテーションは文化である

　リハビリテーションは現代社会が生み出した文化である．生命を
いるが障害を持っているところに特徴がある．障害を持ちそのまま
れば社会から外れる可能性がある対象者に対して，もう一度，社会
して復帰してもらうというこの利他的プロセスは，まさに人間社会
した文化なのである．だからこそ，障害者の社会的役割が大事であ
は障害という事実を伝える役割である．これは文化を伝える役割以
でもない．障害者自身，自己の障害およびその生涯を伝えることこ
の世代（障害者だけでなく医療者を含めた全人間）の子孫繁栄のた
的役割であると強く意識することで，自分自身がコミュニティーに
いるという社会的報酬を得ることができる．そしてそれをする行為
としての美学がある．

　脳を研究する立場から言えば，障害者自身にも社会への貢献とい
的意識を持たせることが現代のリハビリテーションにおいて必要な
いだろうかと思う．人間の脳機能は社会を形成して行くことで進化
社会の中での関わり・やりとりによって，その機能を発達させた．
自分自身が社会に貢献していることを実感することで，さらなる発展
生み出してきた．一方，社会への貢献が失われれば脳機能は低下して
脳機能の低下が自己意識の低下につながり，さまざまな身体的問題が
てくる．心が身体化して行くのである．脳科学の発展によって，身体
と心の痛みは脳機能の観点から等価的であることが示された．社会的
を解決しようと共同注意するプロセスもリハビリテーション・セラピ
役割であると言えよう．一方で，リハビリテーション・セラピストの
障害者に幸福感を与えるといった一方向の関係でなく，障害者自身が
身の経験を伝えることがセラピストへの援助，ひいては医療，あるい
社会への援助になり，世の中の人々に対していずれ幸福感を与えるの
といった自己意識を持つ，この関係性こそがリハビリテーションの世

あとがき

　2005年に『リハビリテーションのための脳・神経科学入門』，2006年に『リハビリテーションのための認知神経科学入門』を発刊してからしばらく経過した．本書はその続編である．この間，特に休暇に入っていたわけでなく，リハビリテーションに携わるセラピストに対して，脳科学を身近に感じてもらいたい意図で『脳を学ぶ』シリーズ（協同医書出版社）を刊行してきた．さらには，ニューロサイエンスとリハビリテーションの接点を意識とした講演を全国で数多く展開し，それ相応の認知を得たようにも思える．
　それと時を同じくして，世界的に「ニューロリハビリテーション（Neurorehabilitation）」の潮流が起こりはじめた．ニューロリハビリテーションとは，Neuroscience-based rehabilitationの略称であり，文字通り，近年のニューロイメージング研究成果に代表されるニューロサイエンスに基づいた，あるいはそれと連携したリハビリテーション介入を意味する．巷には旧体系な神経障害に対するリハビリテーションと間違って解釈されている面もあるが，そうではなく，ニューロリハビリテーションとは，ニューロサイエンスを基盤にリハビリテーション療法を考案あるいはそれを介入し，その効果を検証する手続きである．したがって，運動器疾患もその対象になることは言うまでもない．現に，運動器疾患や疼痛患者において，ネガティブにもポジティブにも脳の中の身体地図が変化することが多くの研究によって実証されている．2005年当時から比べると，リハビリテーションに脳・神経科学の知見を取り込もうとする動きがかなり盛んになってきたように思える．
　一方，脳科学は究極の目的は「人間（人間らしさ）とは何か」という命題を明らかにすることである．ブラックボックスと称された人間の脳．脳科学は少しずつではあるが，人間が持つ脳の機能を明らかにしはじめている．たとえば，人間が特異的に持つ複雑な感情や道徳倫理観などといった機能について，ゆっくりではあるが根拠となる成果を脳科学は示してきた．そしてそれは，人間がどのように生まれ，どのように進化してきたかという文化・人類学の様を時に示す．私たちの祖先が資源を交換し合い，環境の変化に基づく危機を目前にして，他者と協力し合い，そして命をつないできた「共存」という手段，そしてより良く共存するために不可欠であった「法律」の策定，未来永劫，種が安心に生きて行くための「農耕」の獲得，さらには，共存を効率化させるために生み出した分業システムに伴う「貨幣」の制度化，このような人間独自の文化の形成は，元をたどれば，社会的に種を保存（共存）しようとする「仲間を大切に思う心」がベースにあったわけである．
　本質的なリハビリテーションとは，障害のある人間の傷ついた「人間らしく生きる権利」の全体的な回復（全人間的復権）を意味し，それは人間としての

あとがき

「権利，資格，名誉の回復」を指す．全人間的復権，すなわち人間らしさを取り戻す手段，その一時的な過程がリハビリテーションというわけである．運動麻痺や感覚障害の改善，あるいは基本動作の獲得はその一部を示すにすぎない．本書で示したように，あくまでも一説ではあるが，人間にとっての歩行は，他者と食料を分かち合うために，得た食料を手で運搬するためにとった移動手段である．すなわち，歩行獲得＝人間復権ではない．歩行は社会の中で他者と共存するための自らの意図に基づく最適化された移動手段であり，他者との共存を実現させるための一つの道具である．

リハビリテーションとは「人間らしさ」の復権・復興である．すなわち，それは社会の中で他者と共存し，生活を営むことである．「共存する」とは互いに役割を持つということでもあり，たとえ，それぞれの生活において身体的な不自由さがあったとしても，他者や社会にとって自らの役割があれば「人間らしさ」を100％失うことはない．しかしながら，身体的あるいは精神的に不自由が起これば，そのとたんに社会的役割を失ってしまう．だからこそ，身体あるいは精神の機能回復は「人間らしさ」を取り戻すために必要なわけである．

人間とは何かという本質を探る意味でリハビリテーションの概念はとても深い．人間を人間たらしめるための脳機能とはどのようなものか．それを10章にわたって記述してきたのが本書『リハビリテーションのための神経生物学入門』である．その目次は「私たちはどこから来たのか？」から始まり，「私たちはどこへ行くのか？」で終わる．このフレーズはもちろん，画家ポール・ゴーギャンの絵画からの引用である．ポール・ゴーギャンは「我々はどこから来たのか？ 我々は何者か？ 我々はどこへ行くのか？ (D'où venons-nous ? Que sommes-nous ? Où allons-nous ?)」と名付けた1枚の絵画に人間の「誕生」「成熟」「終焉」の三様の人物群像を描いている．人間は生物である．だから，生まれ死に行く．人間は「身体−脳」を持った生物である．人間はいわゆる生身の肉体と脳をつなぐ神経を持つことで，発達・成熟し，自己意識を生み出す．そして，自己意識とともに情動をより社会的に発達させることで他者を理解する心を生み出す．そこから得た他者理解や共存の視点から，手を使い，歩き，そして学習しようとする．さらには，人間はより良く効率的に種を保存するために，学習した出来事を他者に伝える言語を獲得した．これによって社会的コミュニケーションは飛躍的に広がり，単に生物学的に共存するためだけでなく，文化的に共存する社会的集団を形成してきた．私たち人間は何者か．それは文化的かつ社会的に共存することを楽しむ「神経を持った生物」である．だからこそ，リハビリテーションの目的は，その対象者が文化的かつ社会的な営みを取り戻すことである．すなわち，社会の一員としての役割を持つよう人間を復権する過程がリハビリテーションということになろう．

私の処女作とも言うべき『リハビリテーションのための脳・神経科学入門』を執筆してからのこの8年間の自分の履歴を振り返ってみると，自己意識が大

あとがき

きく変化してきた．まずは個人内意識においては，老いを感じはじめてきたというのか，一人称的に生命は終わりを迎えることを感じ始めた．「いずれはこのペースで仕事はできない」「いずれはこの仲間とも別れる」「いずれは自分はこの世界をみられなくなる」とゴーギャンの絵画では「成熟」を迎えたことによる「終焉」を意識しはじめたことも確かである．自分が人間（生物）であることを強く意識しはじめた．すなわち，「死」を意識しはじめたということになる．いずれ死にゆくまでに自分は社会にとってどのような役割を持ち，どのようにしてそれをつくり，そして演じなければならないかと本質的な自己意識が生まれはじめてきたのである．だから，自己が承認されたり，実現されるという欲求よりも，社会的な人間として，属するコミュニティーの発展を強く意識するようになった．20代の時に思った「患者のために」という意識は今の自分から見れば浅はか極まりない．しかしながら，その盲目的な勢いがあったからこそ今につながったとも言える．過去－現在－未来，時空をつなぐ脳を持ち得た生物であるからこそ，その自己の履歴を強く意識できる．

その一方で，個人間意識において，この8年の間，私が関係する環境は大きく広がった．数多くの方々と社会的な関係を結びコミュニケーションを楽しむことによって私の脳が実存化されてきた．まさにダンバーの言う「身体の大きさや行動範囲，何を食べているかといった生態学的な要因ではなく，その種がどれくらい大きな群れの中で生きているか，という社会的な要因と最も強く脳の進化は関連している」という社会脳仮説を地で行くような感じである．その一方で，高知から奈良に移動して9年，この場所で出会い，さまざまな出来事を共に味わった仲間との共同注意に基づく種々の行動によって私の自己意識は徐々に変化し，そしてその脳は柔軟になってきた．それは自己の信念すらも変えさせる威力を持った社会的絆の形成による．すなわち，「私らしさ」をつくりだすのも社会の中で自己と他者の脳が実存することで生み出されることに気づいたわけである．患者-セラピストの関係もそうではないだろうか．患者の脳を変えるという一方向性の視点でなく，セラピスト側の脳も変わり，そして互いに相互作用を引き起こすことで，互いの社会脳が形成されて行く．現時点で，この本を書いた私の社会的役割としては，最初に述べたニューロリハビリテーションの発展の一助という意味もあるが，むしろ後半の本質的なリハビリテーションの方向性を考え直すことを意識している．

さて，本書は人類の進化から社会脳まで幅広い情報のレビューによって構成されている．この膨大な情報を一人でレビューすることはできない．私が所属する畿央大学では3年前から年に4回ニューロリハビリテーションセミナーを開催している．このセミナーでは基礎から臨床までニューロリハビリテーションに関連する科学的知見を全国から集うセラピストに対して紹介している．そしてこのセミナーは畿央大学ニューロリハビリテーショングループと称されるメンバーによって行われる．そのメンバーは古典から最新の論文まで科学的知

あとがき

見を拾い，リハビリテーションというフィルターを用いて取捨選択し，それをセラピスト達に機関銃のごとく紹介している．その取捨選択に基づく情報が本書の基盤を形成することになったことは言うまでもない．ここにそのメンバーである松尾　篤 氏，冷水　誠 氏，前岡　浩 氏，岡田洋平 氏，信迫悟志 氏，藤田浩之 氏，谷口　博 氏に厚くお礼を申し上げたい．また，セミナー開催にあたり惜しみない協力をしていただいている畿央大学大学院健康科学研究科神経リハビリテーション学研究室の諸氏に感謝する．さらに，セミナー開催に快く協力していただいている畿央大学 学長 冬木智子 先生，事務局長・企画局長 冬木美智子 氏，そして企画部の皆様に深くお礼を申し上げたい．

最後に本書の執筆にあたり，企画に賛同し執筆の機会を与えていただいた協同医書出版社 代表取締役 木下　攝 氏，ならびに企画から編集まで具体的なご助言，そして構成上の詳細なご指導をいただき，出版まで導いていただいた編集長 中村三夫 氏に深く感謝を申し上げたい．

平成 24 年 12 月

森岡　周

索引

【ア】
アイオワギャンブリング課題　*332*
アイコンタクト　*298, 303*
　　――効果　*300*
アウェアネス　*61*
アウストラロピテクス　*6*
アストロサイト　*30, 36*
アスペルガー症候群　*51*
アセチルコリン　*96*
アポトーシス　*26*
アンダーマイニング効果　*195*
怒り　*53*
意識回路　*18*
意思決定　*330*
異種感覚統合　*46, 48, 75*
痛み　*313*
　　――の共感　*315*
　　心の――　*329*
　　社会的な――　*318*
一次運動野　*104, 109*
一次体性感覚野　*110*
意図検出器　*290*
意味ネットワーク　*255*
イメージ　*264*
　　一人称的運動――　*266*
　　運動――　*265, 129*
　　筋感覚的――　*266*
　　三人称的運動――　*266*
　　視覚イメージ　*264*
　　視覚運動――　*266*
　　身体――　*71*
　　歩行――　*152*
隠喩　*258*
ウェルニッケ野　*254, 256, 263*
ウルバッハ・ビーテ病　*237*

運動学習　*188*
　　・適応的学習　*188*
　　・連続的運動学習　*190*
　　・連続的学習　*188*
運動観察　*129*
運動機能回復　*129*
運動主体感　*70, 80, 82*
運動前野　*101, 102, 161, 202*
運動発現　*129*
運動優位型ニューロン　*104*
運動予測型　*129*
AIP　*104, 106*
AIP-F5系　*106*
APA　*140*
NMDA受容体アゴニスト　*227*
n-バック課題　*278*
エピソード・バッファー　*269*
F5　*310*
縁上回　*15, 73, 255, 256*
遠心性コピー　*80, 198*
オープンスキル　*189*
Old M1　*127*
驚き　*53*
オリゴデンドロサイト　*30, 36*
音韻経路　*263*
音韻ループ　*269*

【カ】
介在ニューロン　*125, 126*
概念　*253*
　　――化　*251, 253, 255*
概念失行　*255*
海馬　*4, 181, 182, 184, 222*
灰白質　*36*
海馬傍回　*4*

索　引

外乱刺激　*142*
角回　*15, 73, 255, 256, 347*
　　左──　*259*
拡散テンソルMRI　*256*
拡散テンソル信号　*36*
学習　*178*
　　──障害　*49*
　　──性無力感　*194*
　　暗黙的──　*178*
　　運動──　*178*
　　強化──　*192*
　　教師あり──　*192, 196*
　　教師なし──　*192, 199*
　　宣言的──　*178*
　　手続き──　*178*
　　認知──　*178*
仮説的協応制御モデル　*97*
下前頭回　*77*
下頭頂小葉　*12, 15, 73, 77, 88, 254-256*
悲しみ　*53*
感覚運動的段階　*47*
眼窩前頭前野　*51*
　　──皮質　*20, 233, 295, 325*
感情　*214*
間接路　*125, 127*
間脳　*2, 8, 185*
γアミノ酪酸　*33*
記憶　*179*
　　──誘導性　*203*
　　意味──　*181*
　　エピソード──　*181*
　　宣言的──　*182*
　　短期──　*179, 180*
　　長期──　*179, 181*
　　陳述──　*182*
　　出来事──　*181*
　　手続き──　*181, 188*

キネマティクス　*103*
寄付行為　*235*
逆モデル　*83, 201*
逆行性健忘　*180, 185*
キャノニカル・ニューロンシステム
　　106, 116
GABA　*33, 34, 37, 120, 122*
　　──回路　*41, 122*
ギャンブル課題　*331*
旧哺乳類脳　*2*
共感覚　*346*
共感課題　*307*
共収縮　*126*
強制的な意図　*82*
共同注意　*11, 301*
共同注意機構　*290*
恐怖　*53*
空間的誤差　*198*
具体的操作期　*48*
グリア細胞　*26, 30*
クリューバー・ビューシー症候群
　　217
グルココルチコイド　*225*
クローズドスキル　*190*
形式的操作期　*49*
芸術　*345*
嫌悪　*53, 229*
　　──感　*229*
言語情報　*115*
言語的コミュニケーション　*54*
言語ネットワーク　*261*
言語野　*15*
幻肢　*75*
原始反射　*38*
語彙経路　*263*
　　非──　*263*
行為概念系　*255*
行為産生系　*255*

356

索 引

交感神経　79, 229
高空間周波数　237
高次運動野　161
後頭 - 側頭連合部　294
後頭葉　4
広範囲調整系　96
興奮性回路　34
小刻み歩行　160
黒質　194
互恵的利他主義　12
心の理論　11, 51, 52, 290, 303, 316
　——課題　307
　——機構　290
誤差学習モデル　199
誤差信号　196
誤信念　305
古典的条件反応　181
コネクティビティ　206
互報性　288
固有感覚　129

【サ】

最後通牒ゲーム　333
作業記憶　49, 183, 269
作為体験　83, 86
サリーとアンの課題　305
参照枠　72
三位一体説　2, 138
CRPS　81
CIP　106
シークエンス　190
CPG　146, 147
視覚運動型ニューロン　104
視覚優位型ニューロン　104
視覚誘導性　202
時間的・空間的マッチング　78
時間的誤差　198
視空間的記銘メモ　269

軸索　33
自己　60
　——意識　60-62, 316
　概念的——　61
　現在——　67
　固有——　67
　時間拡大——　61
　私的——　61
　生態学的——　61
　対人的——　61
　見られる——　60
　見る——　60
自己中心的段階　47
自己報酬系　233
自己指向性行動　67
自己像認知　63, 66
自己組織化　192
視床　185
　——下部　3
歯状核　155
姿勢筋緊張　150
慈善活動　336
視線検出器　290
慈善行為　235
自然な教授法　302
自他弁別のモデル　84
失行　119
室頂核　155
シナプス　30
　——形成　28, 33, 48, 125
　——後抑制　43
　——前抑制　43, 44
　——の過剰形成　33
　——の刈り込み　33
　——抑制システム　42
自閉症　34, 51, 300
　高機能——　303
シミリー　259

索引

社会行動　10
社会性　51, 290
社会的互恵関係　20
社会的コミュニケーション　291, 305
社会的認知　290
社会的ネットワーク　14
社会的排斥　317, 330
社会脳仮説　11
ジャンケン課題　335
周期運動　165
主溝　273
樹状突起　33, 37
手話　261
順モデル　83, 202
条件恐怖反応　217
条件情動反応　217
上側頭溝（STS）　51, 84, 293, 301, 307, 310
上側頭多感覚野　293
情動　214
　　一次――　214
　　社会的――　214
上頭頂小葉　72, 103, 104
情動の固執　227
小脳　189, 202
　　――虫部　153, 155
　　――半球　155
　　――プルキンエ細胞　153, 196, 198
触覚経験　46
シングルタッチ　69
神経回路の再編成　39
神経管　26
神経溝　26
神経細胞　26
神経上皮細胞　26
神経伝達物質　96, 122

神経板　26
身体失認　75
身体所有感　78
身体図式　72
身体保持感　70
心的外傷後ストレス障害（PTSD）　224
心的回転　49
新哺乳類脳　2
髄鞘化　31
スキーマ　45
すくみ足　160
splitbelt treadmill　156
生物学的運動　292
脊髄　26
　　――介在ニューロン群　147, 149
　　――固有路　125
　　――CPG　152
　　――小脳　153
　　――前角細胞　125
　　――損傷患者　146
苔状線維　196
セル・アセンブリ　119, 255
セロトニン　96
前向性健忘　180, 185
線状体　235, 329
　　腹側――　233, 329, 336
前操作的段階　47
前庭小脳　153
前頭前野　15, 273, 325
前頭－頭頂ネットワーク　75, 101, 119
前頭葉　4
前脳　26
前補足運動野　161
相互扶助関係　288
創発現象　169
側坐核　3, 194, 232, 329

索引

測定障害 *101*
側頭極 *51, 307*
側頭-頭頂接合部（TPJ）*86, 88, 268, 302, 317, 335*
側頭葉 *4*
側抑制 *42*
ソマティックマーカー *331*

【タ】

体外離脱体験 *86*
帯状回 *4*
　前——　*15, 51, 314, 318, 328, 330, 332, 335*
帯状皮質運動野 *161*
体性感覚フィードバック *129*
大脳基底核 *158, 190, 203*
大脳小脳 *153, 155*
大脳皮質 *4, 8, 15, 184*
大脳辺縁系 *3, 8, 214*
他者理解 *302*
多種感覚モダリティ領野 *86*
ダブルタッチ *69*
短絡回路 *18*
遅延交代反応課題 *273*
遅延反応課題 *273*
知覚 *179*
チャンキング *190*
注意欠陥・多動性障害（AD/HD）*49, 281*
中央実行系 *269*
中枢パターン発生器 *147*
中脳 *26*
長期増強 *187*
直接路 *125, 127*
直喩 *259*
TPO接合部 *346*
低空間周波数 *237*
テストステロン *325*

デフォルトモード・ネットワーク *208, 317*
統合失調症 *34*
　——患者 *83, 86*
登上線維 *196*
到達運動 *97, 100*
頭頂間溝 *109*
頭頂葉 *4, 189, 202*
頭頂連合野 *46, 48, 99, 102, 109*
道徳 *322*
　——的判断 *318, 320*
島皮質 *4, 79, 229, 231*
ドーパミン *96, 279*
　——作動系 *193*
　——D2受容体阻害薬 *227*
ドーパミン神経細胞 *192, 194, 232*
　A9——　*97*
　A10——　*97*
トップダウン情報処理 *54*
Doyon&Benaliモデル *206*
努力の報酬回路 *234*
トロッコ問題 *318*

【ナ】

内臓感覚 *229*
内側前頭前野 *51, 52, 225, 227, 235, 307, 308*
内部モデル *83, 101, 198, 201*
narrative self *73*
二重課題法 *165*
二足歩行 *138, 142, 143*
　直立——　*138*
New M1 *127*
乳頭体 *3*
ニューロン *26*
認知 *179*
　——的固執 *227*
認知症 *54*

索 引

妬み　327
脳幹　2, 8
No-go課題　279
ノルアドレナリン　96

【ハ】

パーキンソン病　160
把握運動制御系　106
把握・操作運動　97, 100
パーソナルスペース　237
バイオロジカルモーション　84
背外側前頭前野　49, 227, 295
背側運動前野　103, 109
バイモダール・ニューロン　70, 77, 112
バイラテラール・ニューロン　112
白質　36
爬虫類脳　2
パニック障害　224
パペッツの回路　187, 223
半球間抑制　37, 120, 121, 123
万国共通の情動　53
PF野　310
非言語的コミュニケーション　54
皮質脊髄路　125, 161
菱脳　26
皮膚感覚　129
表象　47, 264
フィードバック型　42
フィードバック誤差学習　196, 198
　――スキーマ　200
フィードバック制御　157
フィードフォワード型　42
フィードフォワード制御　99, 157
フィニアス・P・ゲージ　324
ブーバ／キキ検査　259
副交感神経　79, 229
複合性局所疼痛症候群　81

腹側運動前野　106, 310
腹側被蓋野　97, 194, 232, 233, 235
腹内側前頭前野　12, 20, 233, 320, 325, 330, 332, 336
プリシェーピング　99, 108, 125
プリズム順応課題　189
precision grip　112
ブローカ野　256, 261
ブロードマンエリア　50
　1野　110
　2野　110
　3野　110
　4a野　127
　4p野　127
　5野　161
　7b野　256
　10野　15, 53
　22野　15
　32野　15
　39野　15
　40野　15
　44・45野　15
　46野　49, 273, 274
文化　345
　――的行動　348
文明　344
平行線維　196
Hebb則　219
扁桃体　3, 12, 17, 19, 20, 51, 214, 216, 219, 222, 227, 237, 295, 298, 308, 325, 326, 336
　――中心核　19
方向ベクトル　104
報酬系　232
報酬予測　193
報酬予測誤差　194
紡錘状回　293
歩行誘発野　150

索　引

脊髄——　*150*
補足運動野　*82, 119, 120, 161, 163, 203*
Body Weight Supported Treadmill: BWSTT　*170*
ホモ・エレクトス　*6*
ホモ・サピエンス　*7, 347*
ホモ・ハビリス　*6, 94*

【マ】

マークテスト　*65, 68*
マキャベリ的知能仮説　*11*
Maslowの欲求階層　*3*
ミーム　*344*
ミエリン　*30*
　　——形成　*31, 34, 37, 45, 48*
ミトコンドリア・イブ　*7*
minimal self　*73*
ミラーニューロン　*312*
　　——システム　*51, 83, 303, 310, 312*
無髄線維　*36*
メタファー　*252, 345*
　　——言語　*258, 261*
メンタライジング　*291, 316*
　　——ネットワーク　*316*
メンタルプラクティス　*202*
網様体脊髄路　*140, 150, 169*
Morris型水迷路　*184*

【ヤ】

ヤーキス・ドッドソンの法則　*278*
ヤコブレフの回路　*187, 223*

有髄線維　*36*
抑制性回路　*34*
喜び　*53*
予測的姿勢制御　*140, 169*

【ラ】

ラバーハンド錯覚　*77*
力量的誤差　*198*
利己的意識　*288, 348*
離散運動　*165*
利他性　*20*
利他的意識　*288, 348*
利他的行動　*337*
立位姿勢バランス　*139*
両手協調動作　*119*
倫理的行動　*317, 321*
霊長類　*10*
レキシコン　*255*
連合野　*34*
locomotion　*138*
ロマンティック・サイエンス　*350*
ロマンティック・リハビリテーション　*350*

【ワ】

ワーキングメモリ　*49, 161, 183, 265, 269*
　　——容量　*280*
　　——課題　*275*
　　色・形情報——　*277*
　　空間的——　*277*
我思う，ゆえに我あり　*60*

361

執筆者

森岡　周（もりおか　しゅう）

1971年	高知県に生まれる
1992年	高知医療学院理学療法学科卒業
1992年	近森リハビリテーション病院，理学療法士
1995年	高知医療学院理学療法学科講師
1997年	佛教大学社会学部卒業
1997年	Centre Hospitalier Sainte-Anne, Paris（France）留学
2001年	高知大学大学院教育学研究科修士課程修了，修士（教育学）
2004年	高知医科大学大学院医学系研究科博士課程（神経科学系専攻）修了，博士（医学）
2004年	畿央大学健康科学部講師
2005年	畿央大学健康科学部助教授
2007年	畿央大学大学院健康科学研究科主任・教授
2013年	畿央大学ニューロリハビリテーション研究センター，センター長

リハビリテーションのための神経生物学入門

2013年2月1日　初版第1刷発行
2021年6月28日　　　第6刷発行
定価はカバーに表示

著者	森岡　周ⓒ
発行者	中村三夫
印刷	横山印刷株式会社
製本	永瀬製本所
DTP	Kyodo-isho DTP Station
発行所	株式会社協同医書出版社
	〒113-0033　東京都文京区本郷3-21-10
	電話03-3818-2361　ファックス03-3818-2368
	郵便振替00160-1-148631
	http://www.kyodo-isho.co.jp/　E-mail：kyodo-ed@fd5.so-net.ne.jp
	ISBN978-4-7639-1068-4

JCOPY〈(社)出版者著作権管理機構 委託出版物〉

本書の無断複写は著作権法上での例外を除き禁じられています．複写される場合は，そのつど事前に，(社)出版者著作権管理機構（電話03-5244-5088，FAX 03-5244-5089，e-mail: info@jcopy.or.jp）の許諾を得てください．

本書を無断で複製する行為（コピー，スキャン，デジタルデータ化など）は，「私的使用のための複製」など著作権法上の限られた例外を除き禁じられています．大学，病院，企業などにおいて，業務上使用する目的（診療，研究活動を含む）で上記の行為を行うことは，その使用範囲が内部的であっても，私的使用には該当せず，違法です．また私的使用に該当する場合であっても，代行業者等の第三者に依頼して上記の行為を行うことは違法となります．